Schleip / Lübbe

Köstlich essen bei
Histamin-Intoleranz

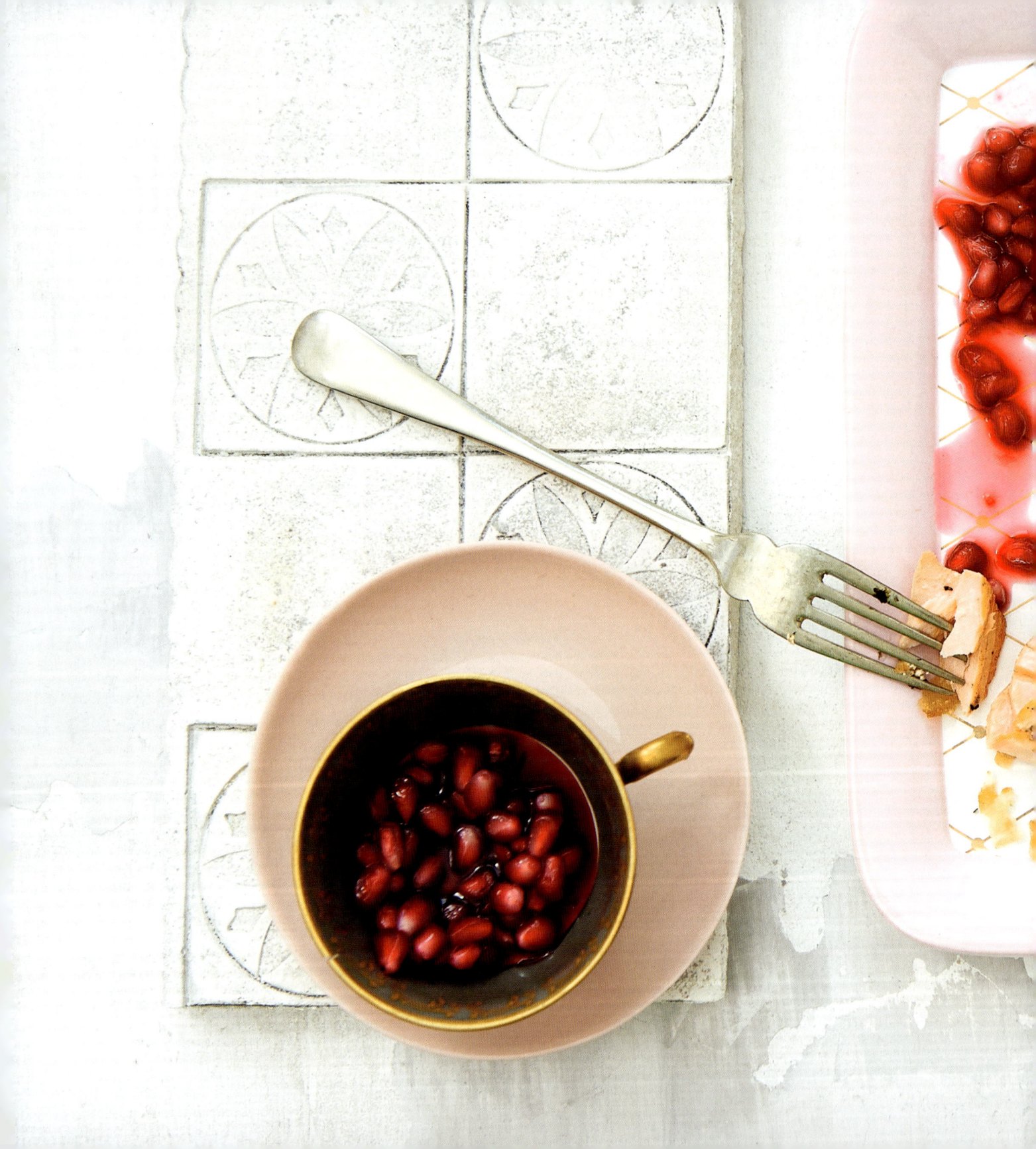

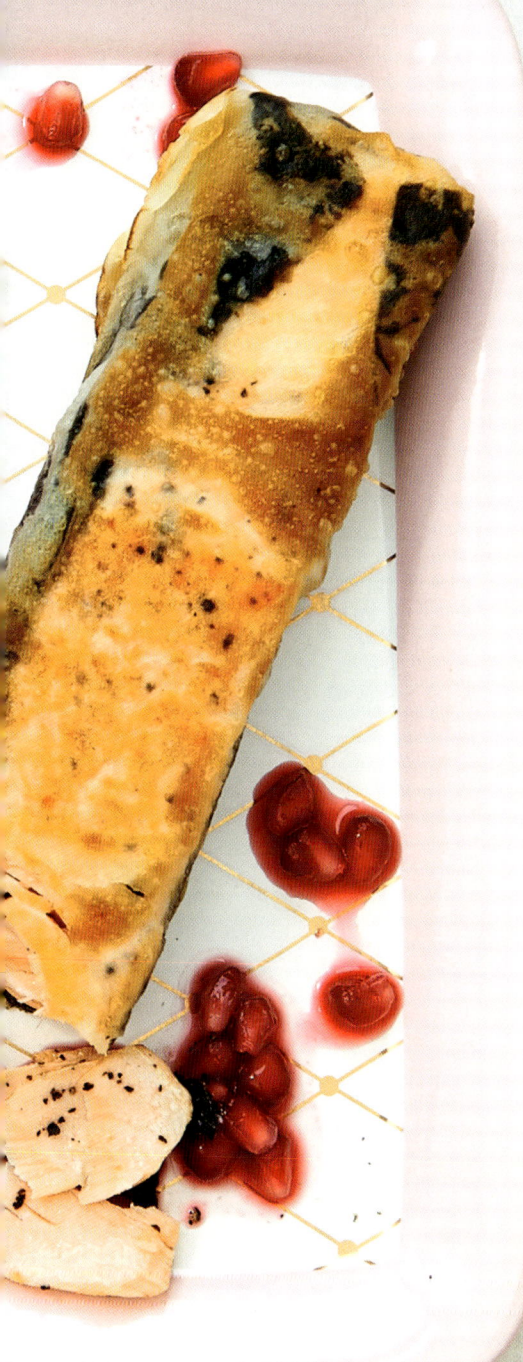

Thilo Schleip
Isabella Lübbe

# Köstlich essen bei Histamin-Intoleranz

## 130 Rezepte: Einfach unbeschwert genießen

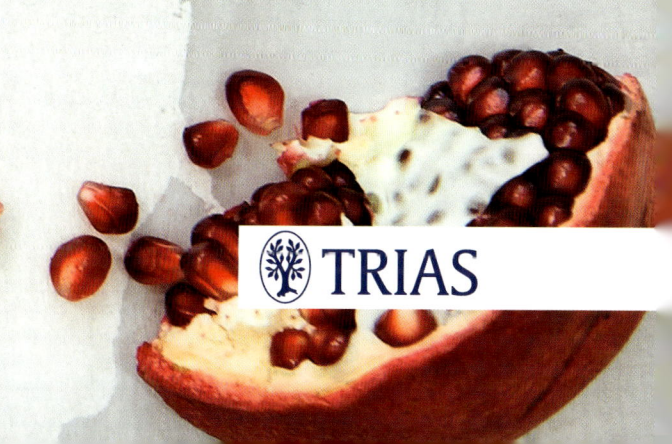

TRIAS

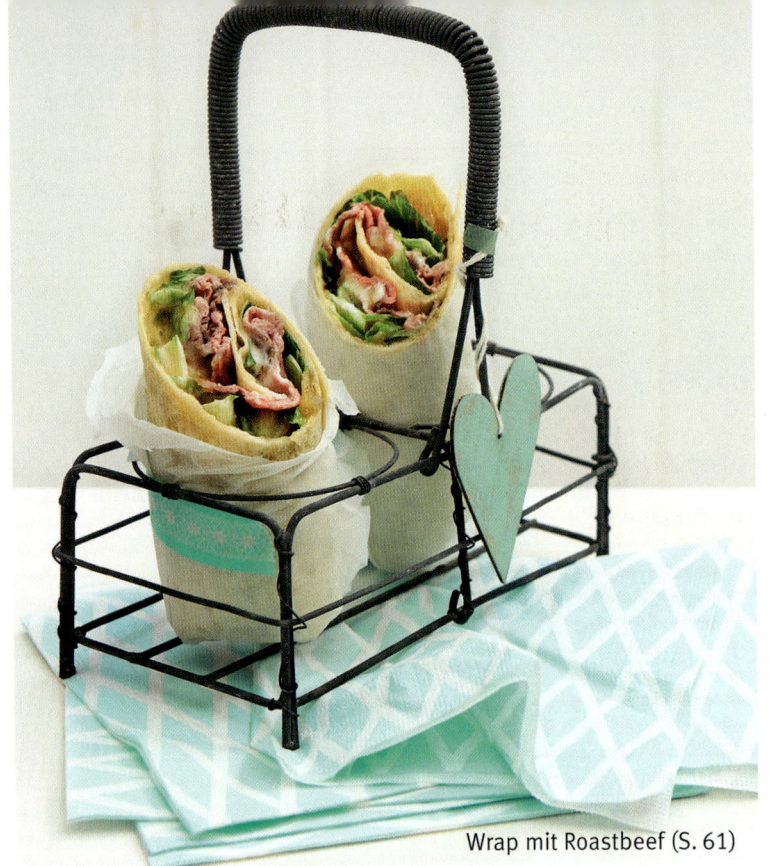
Wrap mit Roastbeef (S. 61)

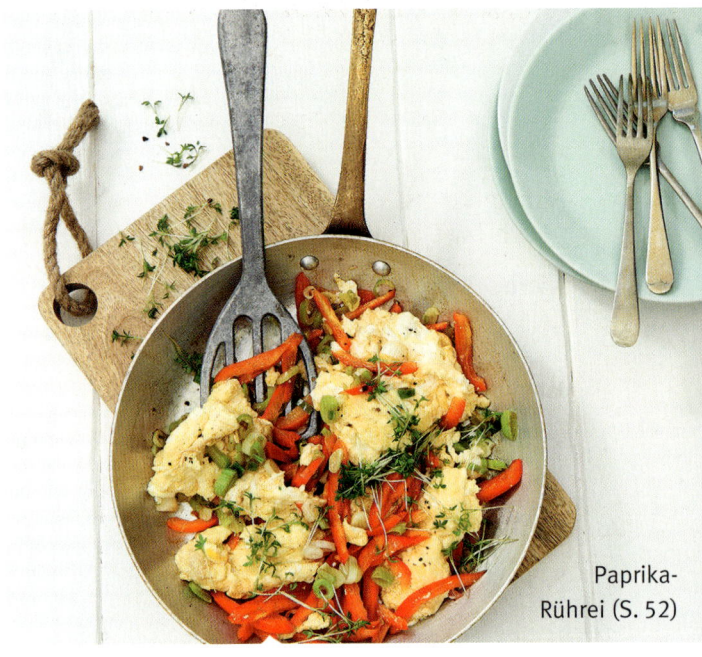
Paprika-Rührei (S. 52)

## Histamin-Intoleranz, was ist das?

- 10 Was ist Histamin?
- 11 Potenzielle Auslöser einer Histamin-Intoleranz
- 13 Was sind Histaminliberatoren?
- 13 Warum bereitet mir Alkohol Beschwerden?
- 14 Verzehr anderer biogener Amine
- 14 Wie funktioniert die Diaminoxidase?
- 15 Symptome einer Histamin-Intoleranz
- 17 Diagnose einer Histamin-Intoleranz

## Richtig essen bei Histamin-Intoleranz

- 20 Histaminarme Ernährung
- 21 Die Lebensmittel-Ampel
- 22 Fleisch und Wurstwaren
- 32 Fisch und Fischwaren
- 33 Käse und Milchprodukte
- 36 Brot- und Backwaren
- 37 Obst und Gemüse

# Rezepte – schmackhaft und lecker

| | |
|---|---|
| 44 **Frühstück** | 100 **Beilagen** |
| 45 Mit gut veträglichem Frühstück in den Tag starten | 101 Leckeres, das satt macht und die Hauptgerichte ergänzt |
| 54 **Kleine Gerichte** | 110 **Desserts** |
| 55 Zwischenmahlzeiten für den kleineren Appetit | 111 Desserts und feine Schlemmereien für alle, die gerne naschen |
| 70 **Hauptgerichte** | 120 **Backen** |
| 71 Warmes für den Bauch, das schmeckt und gut vertragen wird | 121 Raffinierte Backrezepte, die problemlos gelingen |
| 92 **Besonderes** | |
| 93 Schöne Gerichte, die sich prima für liebe Gäste eignen | |

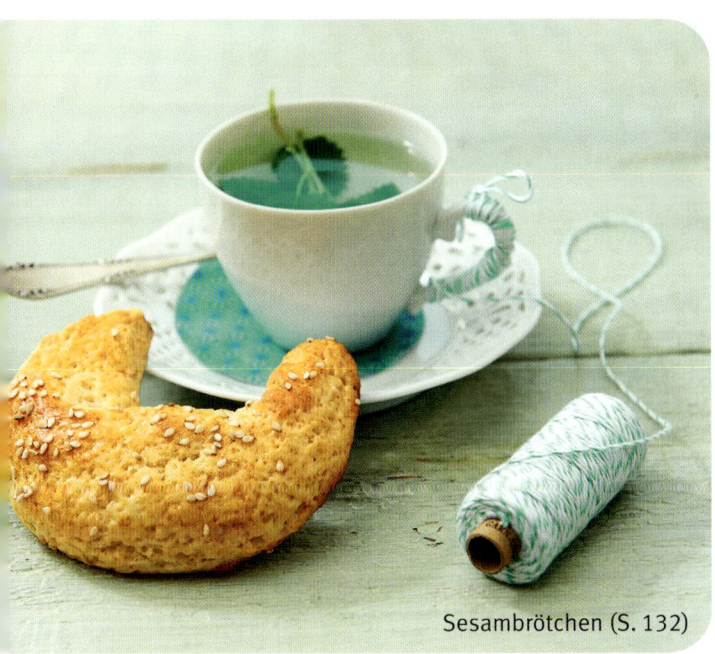

Sesambrötchen (S. 132)

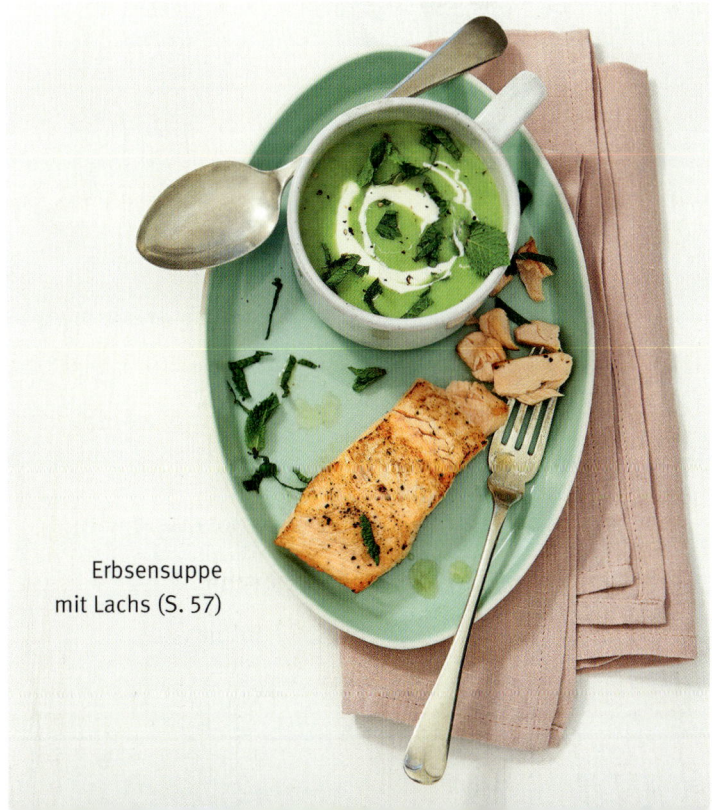

Erbsensuppe mit Lachs (S. 57)

Das Rezept zum Covermotiv, Spaghetti mit Lachs, finden Sie auf Seite 74.

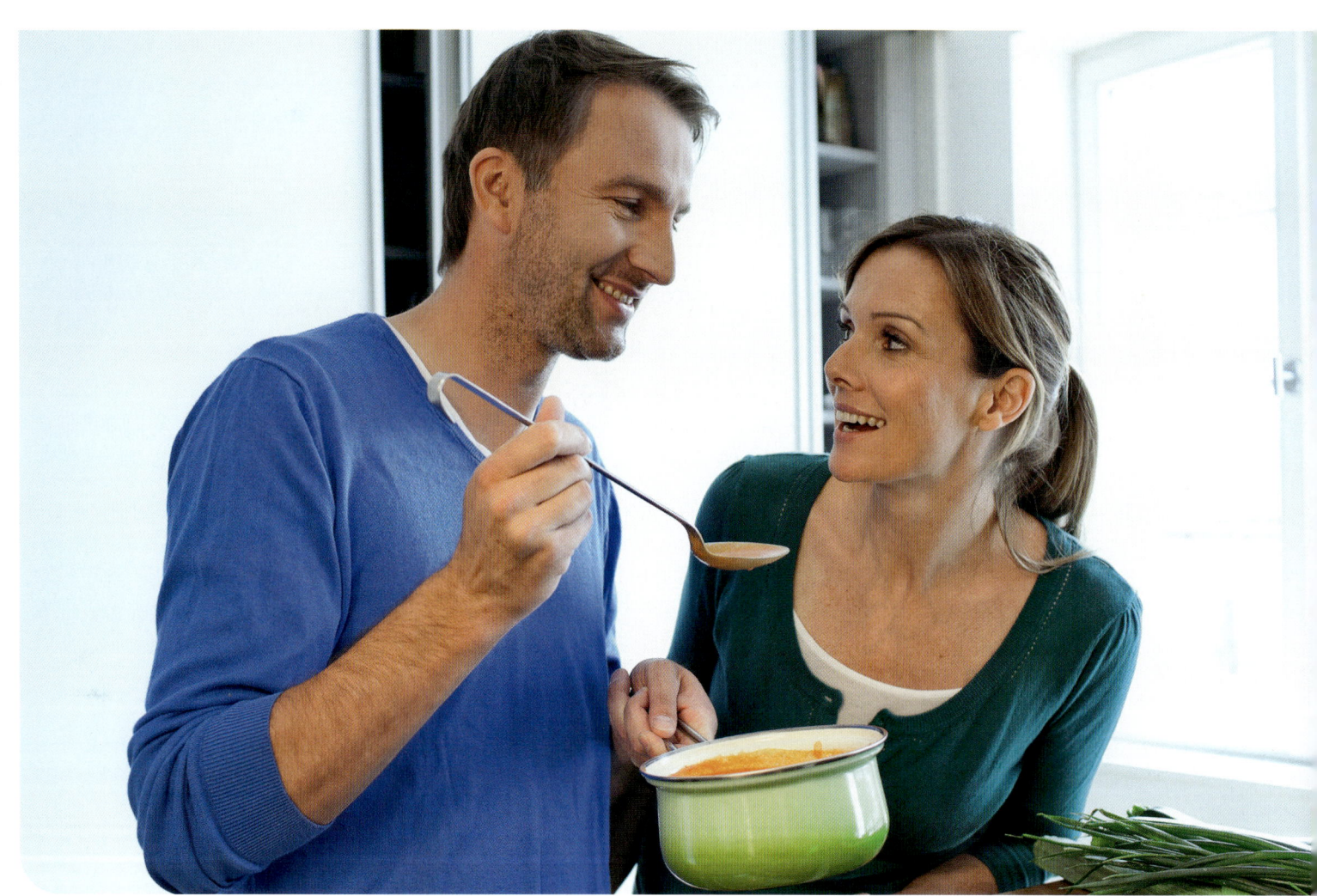

# Liebe Leserinnen, liebe Leser,

falls Sie an einer Histamin-Intoleranz leiden oder es vermuten, sehen Sie sich vielleicht vor einer langen Liste von »verbotenen« Nahrungsmitteln. Die Vorstellung, trotzdem abwechslungsreiche und schmackhafte Gerichte zuzubereiten, rückt ebenso in weite Ferne wie die Freude an geselligen Runden mit ausgefallenen Menüs. Dem möchten wir mit unserem Kochbuch abhelfen. Wir zeigen Ihnen, was Sie genießen dürfen. Und nicht einfach nur, was Sie meiden sollten.

Im ersten Teil des Buches finden Sie elementare Informationen zur Histamin-Intoleranz. Sie erfahren das Wichtigste über die Entstehung der Symptome und wie Sie damit umgehen können. Lernen Sie mit uns außerdem die Grundlagen für vollwertige und bekömmliche Ernährung bei Histamin-Intoleranz kennen. Was ist trotz Histamin-Intoleranz möglich? Welche Alternativen zu schlecht verträglichen Speisen gibt es? Lassen Sie sich durch die Vielzahl der Möglichkeiten ermutigen und inspirieren.

Der Rezeptteil enthält Vorschläge für alle Arten von Mahlzeiten, Beilagen, Desserts und Gebäck. Sie werden über die Vielfalt staunen und wieder mit Freude und Genuss kochen und essen. Mit ein wenig Ausprobieren finden Sie Ihre persönliche Toleranzgrenze der Verträglichkeit bald heraus. Vielleicht wandeln Sie das eine oder andere Rezept nach Ihren Bedürfnissen ab!

Im Rezeptkapitel steht jeweils unter dem Rezepttitel, ob das Gericht für die Karenzphase oder die Testphase geeignet ist. Mit dieser Hilfe können Sie sich rasch einen Überblick verschaffen. Sie werden feststellen, dass Sie die Zutaten in Ihrem Supermarkt, beim Metzger oder im Bio-Laden einkaufen können.

Auch mit den Herausforderungen einer Histamin-Intoleranz kann und soll essen Freude und Genuss bereiten. Wir wünschen Ihnen viel Spaß beim Bekochen der gesamten Familie und beim Bewirten Ihrer Gäste.

Guten Appetit!
Thilo Schleip und Isabella Lübbe

# Mein perfektes Dinner

## Vorspeise
### Blattsalat

**Geeignet für die Karenzphase**
Für 4 Personen • geht schnell
🕑 10 Min.

4–6 Hand voll gemischter Blattsalat vom Markt • Mandeldressing (Seite 65)

● Die Salatblätter gründlich waschen und anschließend mithilfe einer Salatschleuder trocken schleudern.

● Das Mandeldressing zubereiten und mit den Salatblättern vorsichtig vermischen.

## Hauptgericht
### Risotto

**Geeignet für die Karenzphase**
Für 4 Personen • braucht etwas mehr Zeit
🕑 15 Min. + 30 Min. Garzeit

1 große Zwiebel • ½ l Gemüsebrühe (hefefrei) • 1 EL Olivenöl • 250 g italienischer Rundkornreis • 40 g Butter • 50 g Tilsiter oder Gorgonzola (gerieben) • Salz • schwarzer Pfeffer, frisch gemahlen

● Die Zwiebel abziehen und sehr fein hacken. Die Brühe erhitzen und während des gesamten Kochvorgangs sieden lassen. Die Zwiebeln im heißen Öl in einem gusseisernen Topf glasig dünsten. Reis zugeben und ganz leicht anrösten.

● Mit 100–150 ml Brühe ablöschen. Weiter kochen, bis die Flüssigkeit fast vollständig aufgenommen ist, dabei ständig umrühren. Den Vorgang 3- bis 4-mal wiederholen.

● Nach etwa 30 Min. sollte der Reis cremig, aber noch körnig sein. Anschließend den Topf vom Herd nehmen und Butter und Käse einrühren. Mit Salz und Pfeffer abschmecken – fertig!

**Das passt dazu** Das Risotto kann durch verschiedene Gemüsesorten – Kürbis, Erbsen, Radicchio – oder auch mit Kräutern ergänzt werden.

## Dessert
# Mangosorbet

**Geeignet für die Karenzphase**
Für 4 Personen • gut vorzubereiten
⏲ 30 Min. + 4 Std. Kühlzeit

1 reife Mango (450 g) • 150 ml Espresso • 4 TL brauner Zucker • 3 EL Amarettini-Kekse • 3 EL Puderzucker

● Die Mango schälen und das Fruchtfleisch vom Stein herunterschneiden. Mangofruchtfleisch in einen Gefrierbeutel geben und mindestens 4 Std. frosten. 150 ml Espresso zubereiten und mit dem Zucker verrühren. Die Amarettini-Kekse grob zerbröseln. Die Mango 10 Min. antauen lassen, Puderzucker zugeben und mit dem Pürierstab pürieren. Espresso auf 4 kleine Gläser verteilen. Je einen Löffel Sorbet in den Espresso geben. Mit den Keksbröseln garnieren und sofort servieren.

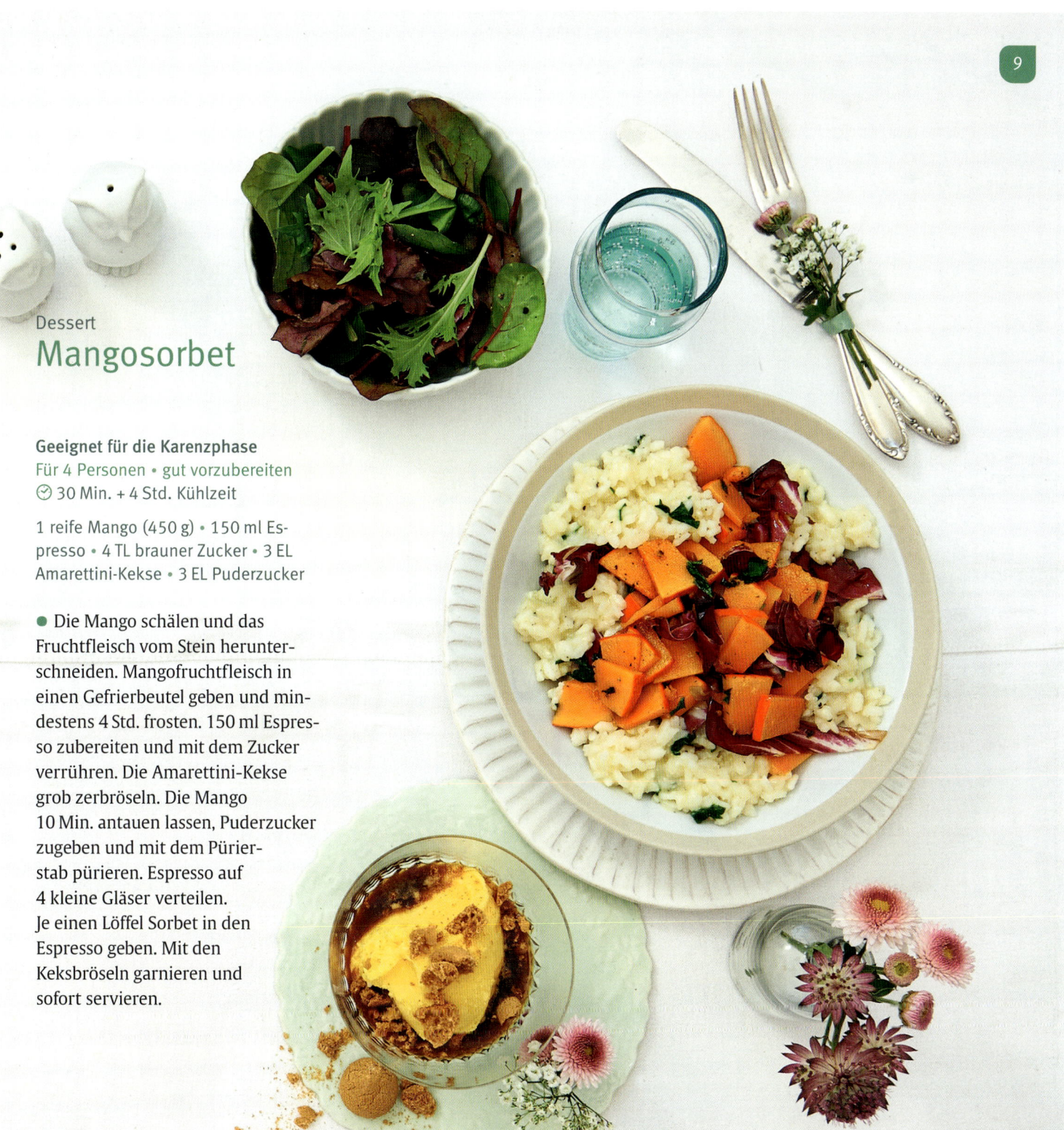

# Histamin-Intoleranz, was ist das?

Als Histamin-Intoleranz bezeichnet man eine Nahrungsmittel-Unverträglichkeit gegen die Substanz Histamin. Histamin befindet sich nicht nur in pflanzlichen und tierischen Gewebezellen. Auch in den Körperzellen des Menschen, und hier insbesondere in den Mastzellen der Haut, der Schleimhäute und der glatten Muskulatur, kommt es natürlicherweise vor. Und durch den Verzehr pflanzlicher und tierischer Lebensmittel nehmen wir Histamin auch jeden Tag mit unserer Nahrung auf.

Der Histamingehalt von Speisen und Getränken ist unterschiedlich hoch. Bei den meisten Lebensmitteln ist die Histaminkonzentration so gering, dass gesunde Menschen durch den Verzehr keine Beschwerden verspüren. Im Falle einer Histamin-Intoleranz reichen aber bereits kleine bis geringste Mengen, um ein individuelles Beschwerdebild zu verursachen, während Histamin in größeren Mengen bei jedem Menschen schwere, ja sogar lebensbedrohliche Krankheitszustände hervorrufen kann.

## Was ist Histamin?

Histamin gehört zu den sogenannten biogenen Aminen. Es kommt natürlicherweise in pflanzlichem, tierischem und menschlichem Gewebe vor. Histamin ist bei verschiedenen wichtigen biologischen Prozessen beteiligt und spielt die unrühmliche Hauptrolle bei allergischen Reaktionen: Im menschlichen Körper ist es vor allem in den sogenannten Mastzellen gespeichert, wo es auf seine – meist unerwünschte – Freisetzung wartet.

**Viele Nahrungsmittel enthalten Histamin.** Histamin wird einerseits vom menschlichen Körper selbst gebildet und andererseits mit der Nahrung aufgenommen. Viele Nahrungsmittel enthalten Histamin, wobei die Konzentrationen meist vernachlässigbar gering sind, einige Lebensmittel enthalten allerdings sehr hohe Histaminkonzentrationen und können beim Verzehr Intoleranzreaktionen auslösen.

## Krank durch Salami

Aber was genau passiert, wenn Sie etwas sehr Histaminreiches essen? Nehmen wir an, Sie genießen ein Landbrot mit köstlicher luftgetrock-

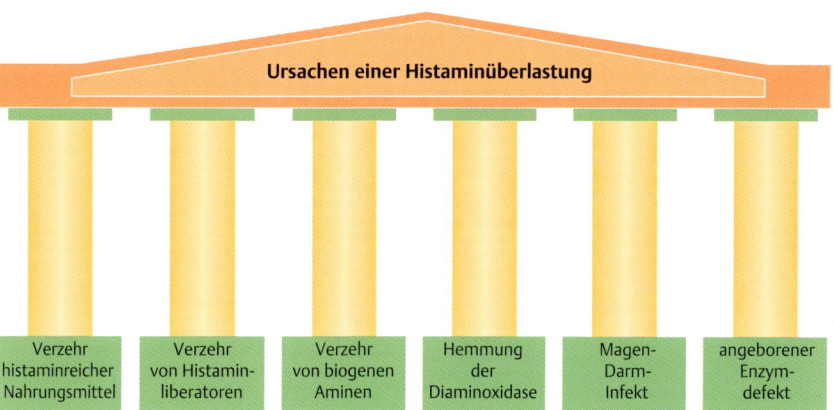

▲ Wie kann es zu einer Histaminüberlastung kommen?

neter Salami und nehmen dadurch ein sehr stark mit Histamin belastetes Lebensmittel zu sich. Bei empfindlichen Personen kann dies bereits im Magen zu Problemen führen: Es wird vermehrt Magensäure ausgeschüttet, Ihnen wird übel, Sie bekommen Sodbrennen und haben womöglich das Gefühl, sich übergeben zu müssen.

**Enzymmangel ist das Problem.** Bei den meisten Betroffenen mit Histamin-Intoleranz beginnen die Probleme jedoch erst beim Übergang in den Dünndarm. Genau dort ist nämlich – zumindest bei gesunden Menschen – die Diaminoxidase beherbergt. So heißt das Enzym, das Histamin abbaut und damit unschädlich macht. Wer unter einer Histamin-Intoleranz leidet, dem steht nicht genügend Diaminoxidase (Seite 14) (DAO) zur Verfügung. Dadurch gelangt das mit der Nahrung aufgenommene Histamin unbeschadet in die tieferen Darmregionen, wo es erheblichen Schaden anrichten kann.

## Potenzielle Auslöser einer Histamin-Intoleranz

Bei der Histamin-Intoleranz handelt sich um eine sogenannte Pseudoallergie. Man nennt sie deshalb Pseudoallergie, weil einerseits der Überträgerstoff der Allergie – das Histamin – beteiligt ist, wodurch ähnliche Symptome wie bei einer Lebensmittelallergie entstehen, andererseits aber das Hauptmerkmal einer allergischen Erkrankung fehlt, nämlich die Bildung von Antikörpern.

Bei der Histamin-Intoleranz ist das Immunsystem nicht beteiligt, und es lässt sich keine Antikörperreaktion nachweisen, wie es bei einer allergischen Erkrankung der Fall ist. Trotzdem können die Symptome denen einer Allergie sehr ähneln, da es ebenfalls zu einer sehr hohen örtlichen Histaminbelastung kommt. Die Ursache liegt dann jedoch im Verzehr besonders histaminreicher Lebensmittel in Verbindung mit einem unzureichenden Abbau (Seite 14) dieses Stoffes im Verdauungstrakt.

**Verdauungsbeschwerden.** Magen und Darm werden beim Genuss bestimmter Speisen und Getränke also örtlich mit zu viel Histamin belastet. Dies kann sich in Verdauungsstörungen wie Durchfall, Bauchkrämpfen und Blähungen oder auch durch einen Migräneanfall (Seite 16) äußern. Lebensmittel mit besonders hohem Histamingehalt sind beispielsweise gereifter Käse (z. B. alter Gouda), Dauerwurst (Salami, Landjäger) oder auch Rotwein.

## So entsteht Histamin in Lebensmitteln

Histamin entsteht im Rahmen eines Umwandlungsprozesses aus der Aminosäure Histidin. Histidin ist Bestandteil fast aller pflanzlichen und tierischen Lebensmittel. Histamin wird also keinem Lebensmittel extra hinzugefügt, sondern entsteht als Abbauprodukt einer anderen Substanz. Den Umwandlungsprozess bezeichnet man als Decarboxylierung.

Er findet statt bei allen Lebensmitteln, an deren Entstehung oder Reifung Mikroorganismen beteiligt sind. Dies sind beispielsweise Milchprodukte wie Käse und Joghurt, das Sauerkraut oder auch alkoholische Getränke wie Wein und Bier. Außerdem findet dieser chemische Prozess bei gesalzenen oder geräucherten Wurstwaren wie Salami und rohem Schinken statt.

## Auch ohne Mikroorganismen kann Histamin entstehen

Auch ohne mikrobiellen Reifungsprozess können Speisen und Getränke Histamin entwickeln. Es entsteht dann im Rahmen ihrer Lagerung oder Alterung. Voraussetzung ist dabei immer das Vorhandensein von Histidin. Je höher die Konzentration dieses biogenen Amins ist, umso mehr Histamin kann durch seinen Abbau entstehen. Ein bekanntes Beispiel dafür sind Fischwaren: Sie können bei unsachgemäßer Behandlung sehr schnell bedenkliche Histaminwerte entwickeln, da sie aufgrund ihres Eiweißgehalts über einen hohen Histidinanteil verfügen.

**Fischvergiftung ist Histaminvergiftung.** Bei der klassischen Fischvergiftung handelt es sich in den meisten Fällen übrigens um eine Histaminvergiftung. Je nach Menge des konsumierten Histamins und in Abhängigkeit von der individuellen Toleranzgrenze kommt es dann auch bei gesunden Personen zu den Symptomen einer Histamin-Intoleranz. Oder anders ausgedrückt: Wer unter einer Histamin-Intoleranz leidet, erkrankt bereits nach dem Verzehr wenig belasteter Sorten an einer Fischvergiftung.

## Bei langer Lagerung steigt der Histamingehalt

Auch die Dauer der Lagerung ist maßgeblich für die Entstehung von

### Welche Lebensmittel lösen häufig Symptome aus?

| Nahrungsmittel | Auslöser von HIT-Beschwerden bei |
|---|---|
| Alkohol | › 50 % |
| Käse | 25 % |
| Schokolade | 23 % |
| Salami, Rohwürste | 15 % |
| Nüsse | 10–15 % |
| Tomaten, Ketchup | 10 % |
| Erdbeeren, Zitrusfrüchte, Ananas, Kiwi | 5–10 % (wirken als Histaminliberatoren) |
| Sauerkraut | 6 % |
| Spinat | 6 % |
| Fisch | 5 % |
| Essig | 2 % |

Histamin. Je länger ein Lebensmittel aufbewahrt wird, umso mehr Zeit bleibt für die Decarboxylierung des darin enthaltenen Histidins – also der Umwandlung von Histidin in Histamin. Aus diesem Grund sind Speisen, die bis zu ihrer Fertigstellung einen langen Reifungs- oder Lagerungsprozess hinter sich haben, besonders stark mit Histamin belastet.

Emmentaler, Rotwein, Salami. Typische Vertreter dieser Histaminbomben sind alte Käsesorten (z. B. Emmentaler), Salami und Rotwein. Ein weiterer Einflussfaktor bei der Umwandlung von Histidin in Histamin ist die Art der Lagerung eines Lebensmittels. Milde Temperaturen erleichtern den Mikroorganismen ihre Arbeit beim Abbau von Histidin, daher sind besonders Speisen gefährdet, die im Rahmen ihrer Aufbewahrung nicht ausreichend oder nicht dauerhaft gekühlt werden.

## Was sind Histaminliberatoren?

Der Genuss von »Histaminbomben« ist aber nicht der einzige Auslöser von Beschwerden. Der Verzehr von sogenannten Histaminliberatoren verursacht bei vielen Betroffenen ebenfalls histaminbedingte Krankheitssymptome. Als Histaminliberatoren bezeichnet man Lebensmittel, die im Stande sind, das in den Körperzellen gebundene Histamin ohne Immunreaktion freizusetzen. Man weiß bis heute nur wenig über die Wirkungsweise der Histaminliberatoren. Anders als bei einer echten Allergie ist das Immunsystem bei einer sogenannten Pseudoallergie nicht an diesem Vorgang beteiligt. Viele Nahrungsmittel stehen im Verdacht, als Histaminliberator zu wirken. Ein bedeutender Histaminliberator ist der Alkohol.

Nahrungsmittel, die ebenfalls im Verdacht stehen, sind folgende:
- Tomaten (und Tomatenprodukte)
- Erdbeeren
- Ananas
- Kiwi
- Birnen
- Zitrusfrüchte
- einige Nüsse
- Meeresfrüchte

Durch Histaminliberatoren ausgelöste Beschwerden sind nicht auf den Verdauungstrakt beschränkt, sondern können nahezu den gesamten Organismus betreffen.

## Warum bereitet mir Alkohol Beschwerden?

Einige Alkoholika enthalten große Mengen Histamin. Hierzu zählen insbesondere Rotwein, Sekt und Champagner. Bei ihnen werden Eiweißstoffe durch bestimmte Bakterien abgebaut, was die Entstehung von Histamin begünstigt und bei einigen Sorten zu extrem hohen Histaminwerten führen kann. Zum Teil enthalten alkoholische Getränke auch noch andere biogene Amine wie Tyramin, Cadaverin oder Putrescin. Sie »verbrauchen« die vorhandenen DAO-Enzyme, sodass Histamin nicht im erforderlichen Maße abgebaut werden kann.

Alkohol ist ein Histaminliberator Sowohl Alkohol als auch sein Abbauprodukt Acetaldehyd sind bekannte Histaminliberatoren. Das bedeutet, dass sie das in den Mastzellen gebundene Histamin freisetzen und so zusätzlich den Histaminspiegel im Organismus erhöhen.

Blockade der Diaminoxidase (DAO). Alkohol und Acetaldehyd blockieren außerdem die Diaminoxidase (DAO). Ohne diese Enzymaktivität kann Histamin aber nicht im Dünndarm abgebaut werden und gelangt so deshalb leichter auch in die Blutbahn.

Alkohol erhöht die Durchlässigkeit des Darms. Die Durchlässigkeit (Permeabilität) der Darmwand wird durch Alkohol erhöht. Dadurch können Histamin und andere biogene Amine leichter vom Darminnern in den Organismus übertreten.

**Alkohol erweitert die Gefäße.** Die gefäßerweiternde Wirkung von Alkohol unterstützt zusätzlich Symptome wie Blutdruckabfall und Erröten.

**Flüssiges verursacht stärkere Histaminbelastung.** Bei der Aufnahme von Nahrung in flüssiger Form tritt eine sehr viel stärkere örtliche Histaminbelastung des Dünndarms auf als bei der Aufnahme fester histaminhaltiger Nahrung, welche eine deutlich längere Passagezeit hat. Der Abbaumechanismus DAO kann dadurch vereinzelt überfordert sein mit der Folge, dass größere Histaminmengen durch die Darmwand in den Organismus übertreten können. Der Dünndarm wird durch die kurze Passagezeit von Alkohol also stellenweise überfordert.

## Verzehr anderer biogener Amine

Histamin ist ein biogenes Amin. Es existieren aber noch eine Reihe weiterer biogene Amine, die für unsere Betrachtung wichtig sind. Sie heißen Tyramin, Spermidin, Tyrosin, Spermin, Serotonin, Cadaverin, Putrescin, Phenylephrin, Phenylethylamin und Oktopamin. All diese biogenen Amine werden, wie das Histamin, durch das Enzym Diaminoxidase im menschlichen Dünndarm abgebaut. Das Problem: Histamin konkurriert mit diesen Stoffen um die DAO.

**Histamin konkurriert um die DAO.** Befinden sich also viele weitere biogene Amine in einem Nahrungsmittel, so kann es passieren, dass das vorhandene Potenzial an DAO bereits zu größten Teilen von diesen Stoffen ausgeschöpft wird, sodass für die Umwandlung des Histamins keine DAO mehr zur Verfügung steht. Dadurch kann es zu einer Histaminüberlastung des Organismus kommen. Einige biogene Amine üben auch einen direkten Einfluss auf den Organismus aus, etwa indem sie hemmend auf die DAO wirken, die Blutgefäße erweitern oder als Histaminliberatoren fungieren. Aus diesem Grund können auch Lebensmittel, die überhaupt kein Histamin enthalten, aber reich an anderen biogenen Aminen sind, Beschwerden verursachen.

### Welche Lebensmittel enthalten biogene Amine?

Wein, Bier, Sauerkraut, einige Wurstsorten und gereifter Käse enthalten viel biogene Amine. Diese Stoffe entstehen beim Verderb von eiweißreichen tierischen Lebensmitteln. Aber auch völlig unbehandelte und pflanzliche Lebensmittel wie Bananen oder Birnen sind reich an biogenen Aminen.

Aber lassen sich biogene Amine wie Histamin oder Tyramin auch wieder entfernen? Leider nein: Sind sie erst einmal in Lebensmitteln entstanden, lassen sie sich nicht mehr reduzieren. Lediglich auf das Ausmaß der Entstehung kann man in der Herstellung Einfluss nehmen. Das gilt besonders für Rohwurst wie Salami. Durch die richtige Dosierung der zugesetzten Stoffe (wie z. B. Nitritpökelsalz) und die Steuerung des Reifungsprozesses kann der Histamingehalt minimiert werden.

## Wie funktioniert die Diaminoxidase?

Histamin wird ständig durch Nahrung aufgenommen oder von eigenen Körperzellen freigesetzt. Damit es im menschlichen Organismus nicht zu einer schädlichen Anhäufung dieses Stoffes kommt, muss er kontinuierlich abgebaut werden. Das wichtigste Enzym, das diese Aufgabe bewältigt, sitzt in der Schleimhaut des Dünndarms und nennt sich Diaminoxidase (kurz: DAO). Sie wird von Enterozyten, den Zellen der Darmschleimhaut, produziert und ist verantwortlich für den Abbau des mit der Nahrung aufgenommenen Histamins.

### DAO steht nicht unbegrenzt zur Verfügung

Aus diesem Grund können auch gesunde Menschen nur eine bestimmte Menge an Histamin unbeschadet

## Wirkungen von einigen biogenen Aminen

| biogenes Amin | angenommene Wirkungen | in relevanten Konzentrationen enthalten in |
| --- | --- | --- |
| Tyramin | hat gefäßerweiternde Wirkung | Himbeeren, Tomaten und Ketchup, Spinat, Käse, Rotwein, Sojasauce |
| Spermidin | wirkt als Histaminliberator | Birnen, Cashewnüssen, Hülsenfrüchten, Weizenkeimen |
| Spermin | wirkt als Histaminliberator | Birnen, Cashewnüssen, Hülsenfrüchten, Weizenkeimen |
| Serotonin | hat gefäßerweiternde Wirkung | Ananas, Bananen, Papaya, Walnüssen |
| Cadaverin | wirkt als Histaminliberator | Weizenkeimen |
| Putrescin | hemmt den Histaminabbau | Bananen, Orangen, Grapefruit, Tomaten, Weizenkeimen |

verkraften. Wird die DAO z. B. durch den Verzehr von verdorbenem Fleisch überfordert, so kommt es zu Vergiftungserscheinungen und allergieähnlichen Symptomen. In solchen Fällen ist häufig von einer Lebensmittelvergiftung die Rede, auch wenn ursächlich eine hohe Histaminkonzentration für die Beschwerden verantwortlich ist.

Wer unter einer Histamin-Intoleranz leidet, dem steht nicht genügend DAO zur Verfügung, um gewöhnliche Lebensmittel wie Fisch, Wein oder Essig ausreichend zu verarbeiten. Ein solcher Enzymdefekt schleicht sich meist im Laufe des Lebens ein und führt bei vielen Betroffenen ab dem jungen Erwachsenenalter zu spürbaren Beeinträchtigungen. Er kann aber auch nur vorübergehend auftreten, wenn die Darmschleimhaut zum Beispiel durch einen Magen-Darm-Infekt geschädigt ist. Nach dem Ausheilen der ursächlichen Erkrankung nimmt die DAO-Aktivität in der Regel wieder zu.

**Arzneimittel können die Enzymtätigkeit beeinträchtigen.** Auch Arzneimittel können sich auf die Enzymtätigkeit auswirken: Einige Medikamentenwirkstoffe sind in der Lage, die DAO vorübergehend zu hemmen. (Zu den DAO-Hemmern zählen unter anderem einige Schmerz- und Schlafmittel, hustenlösende Substanzen und verschiedene Antirheumatika.) Sehr selten hingegen ist ein angeborener Enzymdefekt. Hier produziert die Darmflora von Geburt an keine oder zu wenig DAO-Enzyme. Es wird auch vermutet, dass zahlreiche Fälle der sogenannten Medikamentenallergie tatsächlich auf eine Hemmung der DAO zurückzuführen sind.

## Symptome einer Histamin-Intoleranz

Die Vielzahl potenzieller Auslöser von Beschwerden scheint bei der Histamin-Intoleranz auf den ersten Blick verwirrend. Sich gesund zu ernähren bedeutet also nicht automatisch, sich auch gesund zu fühlen. Egal, ob frische Tomaten, köstliche Erdbeeren oder würziges Sauerkraut: Wer von einer Histamin-Intoleranz betroffen ist, muss nach dem Verzehr scheinbar gesunder Speisen mit dem Schlimmsten rechnen.

Dabei ist es nicht nur die Verdauung, die in Mitleidenschaft gezogen wird. Gleich mehrere Organsysteme sind von den Auswirkungen betroffen, und nicht immer ist ein Zusammenhang zwischen Nahrungsaufnahme und Gesundheitszustand direkt erkennbar.

## Magen-Darm-Infekt

Ein vorübergehender Magen-Darm-Infekt kann ebenfalls die Verträglichkeit histaminreicher Speisen senken und damit zusätzliche Beschwerden hervorrufen. Diese Form der Intoleranz verschwindet in der Regel nach dem Abklingen der Infektion wieder. In sehr seltenen Fällen ist auch ein angeborener Enzymdefekt Ursache für die Histamin-Intoleranz. In diesem Fall besteht von Geburt an ein Mangel am Verdauungsenzym Diaminoxidase (DAO). Meistens wird die Histamin-Intoleranz aber im Laufe eines Lebens erworben.

Mögliche Ursachen einer Histamin-Intoleranz:
- Verzehr histaminreicher Speisen
- Verzehr von Histaminliberatoren
- Verzehr anderer biogener Amine
- Verzehr von DAO-Hemmern
- Magen-Darm-Infektion und ein angeborener Enzymdefekt

### Magen-Darm-Beschwerden

Zum einen reizt Histamin die Schleimhaut, mit der der gesamte Darmtrakt von innen ausgekleidet ist. Es kommt dadurch zu Schleimhautschwellungen und zu Beeinträchtigungen weiterer Enzymaktivitäten. Zum anderen beeinflusst Histamin das Verhalten der »glatten Muskulatur«, die den gesamten Darmtrakt umgibt und seine Bewegungen koordiniert. Eine örtliche Überbelastung mit Histamin kann ein krampfhaftes Zusammenziehen der beteiligten Muskelgruppen zur Folge haben. Diese überflüssigen Kontraktionen äußern sich in schmerzhaften Koliken mit Bauchkrämpfen und Durchfall. Durch den Verzehr histaminreicher Speisen kann es also örtlich zu erheblichen Beeinträchtigungen der gesunden Darmfunktion kommen.

### Schleimhäute werden angegriffen.

Der ohnehin schon gebeutelte Verdauungskanal ist auch von der Wirkung der Histaminliberatoren, also Lebensmitteln, die im Stande sind, das in den Körperzellen gebundene Histamin ohne Immunreaktion freizusetzen, betroffen. Ein Glas Tomatensaft oder ein leckerer Erdbeercocktail kann somit eine gewaltige Reaktion in Gang setzen. Sowohl Magen- und Darmschleimhäute als auch die glatte Muskulatur beherbergen eine Vielzahl von Mastzellen, aus denen Histamin ausgeschüttet wird. Das von den Liberatoren freigesetzte Histamin addiert sich zu dem durch die Nahrung aufgenommenen und richtet so im Magen-Darm-Trakt doppeltes Unheil an.

### Migräne und Asthma

Die Wirkung von Histamin muss sich nicht auf Magen und Darm beschränken. Überall im Körper, wo sich Haut, Schleimhäute oder glatte Muskulaturen befinden, können Betroffene Beschwerden verspüren. Die Betonung liegt auf »können«: Die Symptomausprägung ist bei kaum einer Krankheit so individuell wie bei der Histamin-Intoleranz. Während der eine über Bauchbeschwerden klagt, bekommt ein anderer Migräne. Die gefäßerweiternde Wirkung von Histamin ist der Grund dafür, dass manche Betroffene unter stechenden Kopfschmerzen leiden.

### Asthmaanfall nach Histaminverzehr?

Man hat diese Zusammenhänge in Versuchen nachgewiesen: Die Injektion von Histamin rief bei Testpersonen einen Migräneanfall hervor. Gleiches gilt übrigens für die Provokation von Asthmapatienten, welche zum Nachweis ihrer Erkrankung Histamin inhalieren. Man schätzt mittlerweile, dass ein Großteil aller asthmatisch bedingten Anfälle durch den Verzehr histaminreicher oder histaminliberierender Lebensmittel bedingt oder zumindest verstärkt wird. Aus diesem Grund ist es jedem Asthma- und Migränepatienten dringend anzuraten, sich mit dem Thema Histamin-Intoleranz gründlich auseinanderzusetzen.

### Hautausschlag

Leiden Sie auch unter Hautproblemen? Im Falle einer Histamin-Intoleranz ist dies keine Seltenheit. Eine der am weitesten verbreiteten Hautkrankheiten, die Urtikaria, ist ein häufiges Symptom einer Histamin-Abbaustörung. Bei dieser Krankheit sieht die Haut bisweilen so aus, als sei man mit Brennnesseln in Berührung gekommen: Weißliche kleine Hubbel, sogenannte Quaddeln, breiten sich auf der Haut aus. Sie verursachen lokal starken Juckreiz und sind meist nach wenigen Minuten wieder verschwunden. Es müssen aber keine Quaddeln sein. Auch stark gerötete Haut, oft im Bereich des Dekolletés, ist symptomatisch für eine intoleranzbedingte Hautirritation. Nur die wenigsten der Betroffenen wissen das.

### Niedriger Blutdruck

Viele Menschen leiden unter niedrigem Blutdruck, dessen Ursache meist unklar ist. Schwindelgefühl, Übelkeit, aber auch Angst und Panikattacken sind häufig die Folge. Die persönliche Konstitution oder gar die gegenwärtige Wetterlage werden von vielen Betroffenen und auch von deren Ärzten als ursächlich benannt. Nur die wenigsten wissen, dass auch die Ernährung eine Rolle spielen kann. Dies gilt besonders dann, wenn durch den Verzehr entsprechender Lebensmittel ein hoher Histaminspiegel im Körper entsteht. Er sorgt nämlich für eine Erweiterung der Blutgefäße, was ein vermehrtes Einströmen von Blutplasma in das umliegende Gewebe nach sich zieht.

### Unterzuckerung und Atemnot

Die Folge: Der Blutdruck sinkt, der Betroffene fühlt sich unterzuckert, zittrig, die Kehle schnürt sich zusammen, Atemnot entsteht und Übelkeit steigt auf. Niedriger Blutdruck gilt gemeinhin als unheilbar. Menschen mit niedrigen Blutdruckwerten fühlen sich in ihrem Alltag stark beeinträchtigt.

Dennoch handelt es sich bei niedrigem Blutdruck aus ärztlicher Sicht nicht um eine Krankheit, die einer medizinischen Behandlung bedarf. Mediziner raten in solchen Fällen zu Wechselduschen und Ausdauersport, doch diese Bemühungen haben nur mäßigen Erfolg. Neu, aber ungleich effizienter ist die Empfehlung, das Vorliegen einer Histamin-Intoleranz gewissenhaft zu prüfen und bei begründetem Verdacht eine Ernährungsumstellung vorzunehmen.

## Diagnose einer Histamin-Intoleranz

Wer unter einer Nahrungsmittel-Unverträglichkeit leidet, ist häufig auf sich allein gestellt. Die meisten Betroffenen stellen dies bereits bei der Frage fest, ob bei ihnen überhaupt eine Histamin-Intoleranz vorliegt oder nicht. Einen einfachen Test auf Histamin-Intoleranz gibt es leider nicht. Da die Bestimmung von Laborparametern noch nicht standardisiert ist, können Laborparameter allenfalls als Anhaltspunkt bei der Diagnose dienen. Sie können die Diagnose bekräftigen, müssen aber nicht zwangsläufig erbracht werden.

Folgende Laborparameter können von Allgemeinmedizinern, Internisten, Allergologen, Gastroenterologen oder Ernährungsmedizinern im Zusammenhang mit der Histamin-Intoleranz-Diagnostik untersucht werden:
- die DAO-Aktivität im Blut
- der Histaminspiegel im Urin
- der Histaminspiegel im Blut
- der Histaminspiegel im Stuhl
- H40-Hauttest
- Vitamin-$B_6$-, Vitamin-C- und Kupfer-Spiegel

### 1. Stufe: Karenzphase

Um eine Histamin-Intoleranz festzustellen, bedient man sich einer Ausschlussdiagnose und einer

Karenzphase mit anschließender Provokation. Im Rahmen der Ausschlussdiagnose werden unter ärztlicher Obhut jegliche Krankheiten und Allergien ausgeschlossen, die ein ähnliches Krankheitsbild verursachen wie die Histamin-Intoleranz. Liegt keine organische Erkrankung vor, so empfiehlt sich eine Karenzphase oder sogenannte Eliminationsdiät über einen Zeitraum von etwa 4 Wochen. Während dieser Zeit meiden Sie jegliche Lebensmittel, die bekanntermaßen histaminbedingte Beschwerden hervorrufen. Sind Sie während dieser Zeit beschwerdefrei, so bietet sich eine vorsichtige Provokation mit einem histaminreichen Lebensmittel an. Kehren die bekannten Symptome dann zurück, so ist der Nachweis einer Histamin-Intoleranz erbracht.

**Wichtig:** Jeder Betroffene muss individuell testen. Bei mehr als der Hälfte aller Menschen mit Histamin-Intoleranz ist das Einhalten einer angepassten Ernährungsweise als alleinige Maßnahme so erfolgreich, dass auf medikamentöse Maßnahmen verzichtet werden kann. Eine zumindest spürbare Linderung der Symptomatik lässt sich in fast jedem Fall erreichen. Die im Körper befindlichen Mengen an Histamin und anderen biogenen Aminen addieren sich zu einer Gesamtmenge auf, die unter bestimmten Umständen eine kritische Konzentration erreichen kann. Ab welcher Dosis Beschwerden auftreten, ist dabei von Mensch zu Mensch verschieden. Den Grad der Belastung, ab der ein Betroffener tatsächlich Gesundheitsstörungen verspürt, bezeichnet man als individuelle Toleranzgrenze. Da sich dieser Ausdruck nicht in Zahlen bemessen lässt, ist es nicht möglich, mengenmäßige Verzehrsempfehlungen für eine generelle Diät zu geben.

### 2. Stufe: Testphase

Vermutlich werden Sie bereits nach wenigen Tagen eine spürbare Verbesserung Ihres Befindens feststellen. Die Karenzphase, während deren Sie besonders akribisch auf unverträgliche Lebensmittel verzichten sollten, soll daher höchstens 4 Wochen lang sein. Spätestens dann ist es an der Zeit, die individuelle Toleranz durch das Austesten bestimmter Speisen und Getränke zu ermitteln. Auf keinen Fall sollten Sie langfristig auf Nahrungsmittel verzichten, deren Verträglichkeit Sie nicht ausgetestet haben.

In der Testphase bietet es sich an, alle 2–3 Tage ein neues Lebensmittel auszuprobieren. Wenn Sie nach dessen Verzehr beschwerdefrei bleiben, können Sie es direkt von der Negativliste streichen und Ihren Speiseplan damit erweitern. Stellen Sie doch Beschwerden fest, so sollten Sie zunächst einmal natürlich darauf verzichten. Um einen Irrtum auszuschließen, sollte das gleiche Lebensmittel aber einige Wochen später abermals ausgetestet werden. Nur so können Sie vermeiden, lebenslang auf ein an sich gut verträgliches Nahrungsmittel zu verzichten.

### Führen Sie ein Ernährungstagebuch

Beachten Sie, dass die Verträglichkeit von Speisen und Getränken auch von vielen anderen Faktoren abhängt. Nicht nur die verzehrte Menge spielt eine Rolle, sondern auch deren tatsächlicher Histamingehalt, und dieser kann selbst bei identischen Lebensmitteln stark schwanken. Auch die persönliche Befindlichkeit, also Ihre »Tagesform«, hat Einfluss auf die Verträglichkeit. So vertragen Frauen in den Tagen vor der Menstruation beispielsweise wenig Histamin, weil die DAO-Aktivität herabgesetzt ist. Auch wer unter Heuschnupfen oder anderen Allergien leidet, muss während eines Beschwerdezeitraums mit größeren Problemen rechnen.

Im Ernährungstagebuch sollten Sie nicht nur alle verzehrten Speisen und Getränke festhalten, sondern auch Ihre allgemeine Befindlichkeit (gute Laune, Niedergeschlagenheit …), den gesundheitlichen Zustand (z. B. Erkältungen, Allergien), besondere Lebensumstände (Stress,

Sorgen) und was Ihnen sonst noch wichtig erscheint.

### Auf ausreichende Vitaminzufuhr achten

In Studien fand man Zusammenhänge zwischen niedrigem Vitamin-$B_6$- und Vitamin-C-Status und dem Auftreten einer Histamin-Intoleranz. Vitamin $B_6$ dient als Coenzym für die Bildung der Diaminoxidase (DAO). Menschen mit Histamin-Intoleranz besitzen auffallend häufig einen niedrigen Vitamin-$B_6$-Status. Durch eine mehrwöchige Gabe dieses Vitamins ließ sich in Studien eine Besserung der Histaminverträglichkeit nachweisen. Gleiches gilt für den wohl bekanntesten Vertreter der Vitamingruppe, das Vitamin C. Das im Körper freigesetzte Histamin wird also umso zügiger umgewandelt, je höher der Vitamin-C-Status gerade ist. Es ist sinnvoll, im Rahmen der HIT-Diät auf eine ausreichende Zufuhr dieser Vitalstoffe zu achten. In Apotheken erhältlich ist ein Kombipräparat mit dem Namen Betacur, das speziell für HIT-Patienten konzipiert wurde.

### Den Bedarf an Vitamin C zu decken ist nicht schwer

Je frischer Obst und Gemüse sind, umso mehr Vitamin C enthalten sie. Leider stehen ausgerechnet die Vitamin-C-reichen Zitrusfrüchte im Verdacht, bei einigen Menschen als Histaminliberatoren zu wirken. Der Tagesbedarf an Vitamin C (100 mg) steckt jeweils in
- 70 g roter Paprika
- 90 g Brokkoli
- 100 g Schwarzen Johannisbeeren

Vitamin $B_6$ findet sich in geringer Dosierung in fast allen Lebensmitteln. Etwa 20 Prozent des durchschnittlichen Tagesbedarfs nehmen wir mit Fleisch, Wurstwaren und Innereien auf. Doch ausgerechnet in eher ungeeigneten Lebensmitteln steckt viel Vitamin $B_6$: in Bierhefe, Leber, Bananen, Hülsenfrüchten und Fischwaren. Der Tagesbedarf (1,2 – 1,6 mg) an Vitamin $B_6$ ist beispielsweise jeweils enthalten in
- 150 g Lachs
- 150 g Hafer

Auch Aprikosen, Radieschen oder Milch enthalten geringe Mengen Vitamin $B_6$. Das Vitamin ist jedoch sehr lichtempfindlich, und bis zu 45 Prozent des Vitamin $B_6$ gehen beim Kochen, Backen oder Braten verloren. $B_6$ ist außerdem empfindlich gegen Licht und UV-Strahlen: Garen Sie kurz und schonend und schützen Sie die Lebensmittel vor Licht.

# Richtig essen bei Histamin-Intoleranz

Auf den ersten Blick erscheint es Ihnen wahrscheinlich entmutigend, dass so viele Lebensmittel eine Rolle spielen in Zusammenhang mit der Histamin-Intoleranz. Bestimmt sind auch einige Ihrer Lieblingsspeisen nur bedingt oder gar nicht geeignet. Doch Sie müssen deshalb nicht bis ans Ende Ihres Lebens eine eintönige Diät halten. Generell ist die Toleranz gegen Histamin individuell sehr unterschiedlich und jeder Betroffene, also auch die »schweren Fälle«, toleriert eine bestimmte Menge an biogenen Aminen beschwerdefrei.

Im Körper addieren sich das Histamin und die anderen biogenen Amine zu einer Gesamtmenge auf, die unter bestimmten Umständen eine kritische Konzentration erreichen können. Erst ab einer gewissen Belastung verspürt man als Betroffener Gesundheitsstörungen. Die Grenzen verlaufen hier fließend, und die Verträglichkeit ist von Mensch zu Mensch verschieden. Man bezeichnet sie als individuelle Toleranzgrenze.

**Mengenmäßige Empfehlungen sind nicht sinnvoll.** Mengenmäßige Verzehrsempfehlungen für eine generelle Histamin-Intoleranz-Diät sind daher nicht möglich und auch nicht sinnvoll. Kommt es aber während der Karenzphase (Seite 17) zu einer spürbaren Verbesserung des Befindens, so bietet sich das anschließende Austesten der individuellen Toleranzgrenze (Seite 18) an. Von wenigen Ausnahmen abgesehen gibt es dann kein Lebensmittel mehr, das generell verboten ist.

Weder Sie noch Ihre Familie werden lange Freude an der neuen Ernährungsweise haben, wenn Sie sich auf eine karge Speisenauswahl beschränken und es an Phantasie bei der Gestaltung des Essens fehlt. Verstehen Sie dieses Buch daher bitte nicht als strenge Diätanleitung. Es handelt sich eher um vielfältige Rezeptvorschläge, die auch für Menschen mit Histamin-Intoleranz geeignet sind!

## Histaminarme Ernährung

Wenn feststeht oder zumindest sehr wahrscheinlich ist, dass Sie unter einer Histamin-Intoleranz leiden, gilt es, das Gleichgewicht von Histaminzufuhr und Histaminabbau so einzupendeln, dass Sie möglichst be-

schwerdefrei werden und bleiben. Sie schränken ab sofort den Verzehr von histaminhaltigen und histaminfreisetzenden Lebensmitteln so ein, dass die Histaminzufuhr und die Freisetzung auf ein für Sie verträgliches Maß verringert werden. Bei vielen bedenklichen Lebensmitteln haben Sie auch die Möglichkeit, gleichwertige Alternativen zu verwenden.

In der Ernährungs-Navigation (Seite 28) finden Sie die wichtigsten Lebensmittel aufgeführt, die bei einer Histamin-Intoleranz eher ungeeignet sind, sowie die Begründung hierfür und mögliche Alternativen, die vermutlich besser vertragen werden. Sollte eine Ihrer Lieblingsspeisen auf der Liste der bedenklichen Lebensmittel stehen, so könnten Sie es also beim nächsten Mal mit einer deutlich kleineren Portion versuchen oder histaminreiche Zutaten – soweit möglich – gegen unbedenkliche Alternativen austauschen.

## Verträglichkeit

Die Rezepte (Seite 45) enthalten jeweils einen Hinweis darauf, ob Sie das Gericht problemlos in der Karenzphase genießen können oder ob es mögliche Zutaten enthält, die ein Austesten erforderlich machen. Gänzlich unverträgliche Rezepte gibt es natürlich nicht.

**Geeignet für die Karenzphase** zeigt an, dass das Gericht unbedenklich ist und dass Sie es in der sogenannten Karenzphase (Seite 17) ohne Probleme essen können.

**Geeignet für die Testphase** Diese Gerichte sind alle geeignet für die sogenannte Testphase (Seite 18). Im Gericht sind geringe Mengen Histamin enthalten oder andere biogene Amine, die den Histaminabbau nach dem Verzehr verzögern. Ebenso können möglicherweise Histaminliberatoren oder weniger gut verträgliche Gemüsesorten, wie beispielsweise Hülsenfrüchte (Bohnen, Erbsen) oder Kohlgemüse, enthalten sein. Ganz Ihrer individuellen Verträglichkeit entsprechend werden Sie feststellen, ob Sie diese Gerichte auf Dauer mit in Ihren täglichen Speiseplan aufnehmen können.

## Enzymersatztherapie

Ein Ansatz in der Bekämpfung histaminbedingter Beschwerden ist die sogenannte Enzymersatztherapie. Hierbei wird der Enzymmangel durch die Zufuhr von DAO in Kapselform ausgeglichen. Histaminhaltige Speisen werden so durch die Einnahme einer Kapsel mit einem Diaminoxidase-Proteinextrakt besser »verdaut«. Die Anwendungsweise ist einfach: Vor einer histaminhaltigen Mahlzeit nimmt man eine Kapsel mit etwas Flüssigkeit ein und unterstützt so den Körper beim Abbau des im Essen befindlichen Histamins. Dieses diätetische Lebensmittel in Kapselform heißt Daosin und ist in Deutschland, Österreich und der Schweiz rezeptfrei erhältlich (www.dao-versand.de).

Das perfekte Sandwich
# Ei-Kresse-Brot

**Geeignet in der Testphase, problematisch: Mayonnaise**
Für 2 Personen • preisgünstig
🕐 10 Min. + 10 Min. Garzeit

2 Eier • 4 Scheiben Dinkelbrot (Seite 131) • 3 EL Magerquark • 1 EL Mayonnaise • 1 TL grober Pfeffer, frisch gemahlen • Salz • 1 Handvoll Kresse

Das Rezept finden Sie auf Seite 52.

## Fleisch und Wurstwaren

Frisches Fleisch enthält in der Regel kaum Histamin oder andere biogene Amine. Erst im Zuge der Lagerung oder im Rahmen von Reifungsprozessen kann sich ein hoher Histamingehalt entwickeln. Hiervon betroffen sind in erster Linie getrocknete, geräucherte und gepökelte Wurstwaren. Die an ihrem Reifungsprozess beteiligten Mikroorganismen haben nämlich nicht nur Einfluss auf die Aromabildung des Produkts, sondern begünstigen auch die Anreicherung mit Histamin. Besonders alte Wurstwaren wie Salami sowie roher oder geräucherter Schinken weisen daher teils beträchtliche Histaminkonzentrationen auf.

**Je reifer, desto schädlicher.**
Zwischen der Schlachtung eines Tieres und dem Verzehr des Endprodukts können je nach Produkt Tage, Wochen oder sogar Monate vergehen. Einige Fleischkonserven können sogar über Jahre gelagert werden, ohne für gesunde und histamintolerante Menschen ungenießbar zu sein. Aber je länger ein tierisches Lebensmittel aufbewahrt wird, umso mehr Zeit steht für die Decarboxylierung (Umwandlung) von Histidin in Histamin zur Verfügung. Daher sollten Sie bei Fertigprodukten mit tierischen Bestandteilen besonders aufmerksam sein.

### Hackfleisch muss ganz frisch sein

Besonders vorsichtig sollten Sie bei bereits zerkleinerten Fleisch- und Wurstwaren wie Hackfleisch, Mett- oder Bratwurst und Schmierwurst sein. Hier ist Frische und eine sorgfältige Aufbewahrung ein absolutes Muss! Wärmen Sie niemals Hackfleischspeisen auf und lagern Sie keine Reste im Kühlschrank.

**Hackfleisch selbst machen.** Stellen Sie frisches Hackfleisch selbst her. Entweder mithilfe des Fleischwolfs, oder Sie hacken es – wenn Sie eine kleinere Portion benötigen – mit einem großen scharfen Messer in sehr kleine Stücke. Mit fettarmer Hähnchenbrust oder Putenfilet funktioniert diese Methode übrigens auch sehr gut.

### Das Mindesthaltbarkeitsdatum (MHD)

Bei sachgerechter Lagerung und ungeöffneter Verpackung ist ein Lebensmittel bis zum Ablauf des Mindesthaltbarkeitsdatums hinsichtlich des Geschmacks, des Nährwertes, des Geruchs und des Aussehens nicht zu beanstanden. Nach Ablauf dieses Datums ist das Lebensmittel nicht gleich verdorben, und es darf sogar noch zum Sonderpreis weiter verkauft werden. Bei schnell verderblichen Lebensmitteln wie Hackfleisch, frischem Fisch oder geschnetzelter Fleischware verwendet man das sogenannte Verbrauchsdatum, bis zu welchem sie spätestens aufgebraucht werden sollte. Nach Ablauf des Verbrauchsdatums sollten diese Speisen auf keinen Fall gegessen werden.

**Verlassen Sie sich auf Ihre Sinne.**
Zur Minimierung des Histaminaufkommens empfiehlt es sich, schnell verderbliche Lebensmittel möglichst lange vor Ablauf des Verbrauchsdatums zu konsumieren. Und besonders wichtig: Prüfen Sie die Frische eines Lebensmittels auch dann sorgfältig, wenn MHD- oder Verbrauchsdatum noch weit entfernt sind. Durch unsachgemäße Verpackung oder Lagerung ist die vorzeitige Bildung größerer Mengen Histamin möglich, auch wenn das Produkt als verzehrfähig gekennzeichnet ist. Verlassen Sie sich also stets auf Ihre Nase, Ihre Augen und Ihren Tastsinn.

### Vorsicht bei abgepackten Wurstwaren

Bei eingeschweißter Wurst aus dem Supermarktregal ist für Sie kaum ersichtlich, wie viel Zeit seit der Schlachtung vergangen ist. Je näher das Ablaufdatum auf der Verpackung von Lebensmitteln rückt, umso größer die Gefahr eines kritischen Histamingehaltes. Kaufen Sie daher nach Möglichkeit nur die frischesten Waren aus dem Supermarktregal.

Tipp: Neue Ware wird im Regal hinter die alte einsortiert, also lohnt sich ein Griff in die hintersten Reihen!

**Für die optimale Lagerung von Lebensmitteln tierischer Herkunft gilt:**

- Lagern Sie Fleisch und Wurstwaren nicht länger als unbedingt nötig.
- Wählen Sie frisches oder tiefgekühltes Fleisch oder Geflügel.
- Meiden Sie in jedem Fall Fleisch- und Wurstkonserven.
- Denken Sie daran, geöffnete Wurstverpackungen stets luftdicht zu verschließen.
- Erkundigen Sie sich – wenn möglich – nach der Frische der angebotenen Waren.
- Meiden Sie geräucherte, gepökelte und getrocknete Wurstwaren.
- Achten Sie besonders bei Hack und Mett auf die Frische und vermeiden Sie eine lange Lagerung.
- Wärmen Sie keine zubereiteten Fleischspeisen auf.
- Sorgen Sie für eine ausreichende und ununterbrochene Kühlung von tierischen Lebensmitteln.

## Woran erkenne ich frisches Fleisch und Geflügel?

Das Bundesamt für Verbraucherschutz und Lebensmittelsicherheit empfiehlt Verbrauchern, bereits beim Einkauf den Geruch, die Oberfläche und die Färbung von Fleisch und Geflügel zu überprüfen.

**Der Geruch.** Frisches Fleisch liegt ohne größeren Wasserverlust, also fast trocken, in der Verpackung. Es darf keinen unangenehmen oder süßlichen Geruch besitzen, sondern allenfalls mild bis leicht säuerlich riechen. Also Finger weg von blassen, weichen oder nässenden Stücken, die bereits in ihrem eigenen Saft in der Theke liegen.

**Die Oberfläche.** Mittels Fingerdruckprobe können Sie den Frischegrad von Fleisch und Geflügel ebenfalls testen: Es darf sich nicht schwammig weich anfühlen oder zu stark eindrücken lassen. Die Oberfläche von Geflügelfleisch darf zudem keinen Schmierfilm oder Druckstellen besitzen.

**Die Farbe.** Frisches Rind ist stets dunkelrot, Lamm eher hellrot mit einer Fettmarmorierung. Weicht die Farbe ins Grau ab, dann ist es nicht mehr frisch und dringend zu meiden. Schweinefleisch ist optimalerweise rosa und glänzt hell, während Wild rötlich bis dunkelbraun erscheint.

## Ist Biofleisch weniger mit Histamin belastet?

Fleisch und Geflügel mit einem Biosiegel ist weder mineralstoffreicher noch gesünder als herkömmliche Sorten, aber das Biosiegel garantiert ein gewisses Maß an Tierschutz. Bioaufzucht ist außerdem häufig klima- und umweltfreundlicher. Histamingehalt und Frischegrad hängen jedoch von Faktoren ab, die sich mit einem Biosiegel nicht beeinflussen lassen. Somit ist davon auszugehen, dass Fleisch und Geflügel aus Bioaufzucht nicht mehr, aber auch nicht weniger histaminbelastet ist als vergleichbar verarbeitete Sorten aus der konventionellen Aufzucht.

# Leckerbissen:
# Meine besonderen Lebensmittel

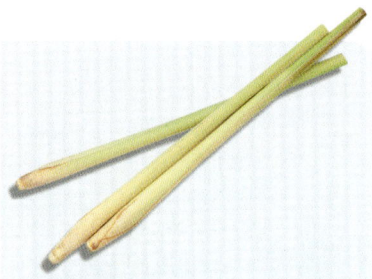

### Zitronengras

**Was ist das?**
Zitronen- oder Lemongras ist ein robustes Kraut, es schmeckt zitronenartig – toll für alle, die Zitrusfrüchte nicht vertragen.

**Wie koche ich mit Zitronengras?**
Man kann die Zitronenhalme wahlweise am Stück mitgaren (dann vor dem Servieren wieder entfernen) oder in kleinen Mengen sehr fein geschnitten dazugeben. Durch das Hacken der weißen, kaum fasrigen Halmabschnitte werden die ätherischen Öle freigesetzt. Man findet Zitronengras frisch oder tiefgefroren in Asia-Shops sowie in größeren Supermärkten.

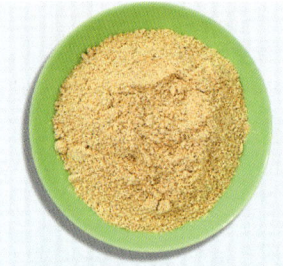

### Zitronengraspulver

**Was ist das?**
Zitronengraspulver wird hauptsächlich in der thailändischen Küche verwendet und ist bei uns auch unter dem Namen Sereh-Pulver in großen Supermärkten, beim Gemüsehändler und in asiatischen Lebensmittelläden erhältlich.

**Wie koche ich mit Zitronengraspulver?**
Zitronengraspulver ist eine praktische und aromatische Alternative zu frischem Zitronengras. Es verleiht den Speisen einen zauberhaften Duft, sollte aber mit Bedacht und immer nur in kleinen Mengen verwendet werden.

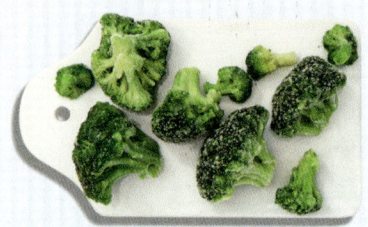

### Tiefkühlgemüse

**Warum ist TK-Gemüse gut für mich?**
Das Einfrieren ist die effektivste Methode, Lebensmittel haltbar zu machen. Dies gilt auch für Gemüse: Die wertvollen Inhaltsstoffe bleiben beim Tiefkühlen weitestgehend erhalten.

**Wie mache ich das?**
Das Gemüse unter fließendem, kaltem Wasser abspülen, putzen und anschließend etwa 3 Minuten kochen. Danach direkt in eine Gefrierdose oder -beutel legen und luftdicht verschließen. Natürlich können Sie auch Tiefkühlware kaufen – in gut sortierten Supermärkten und im Bioladen gibt es die größte Auswahl.

## Meine besonderen Lebensmittel

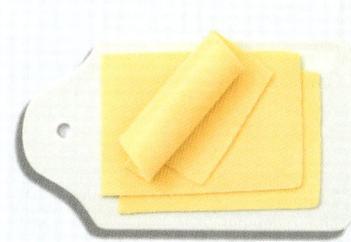

### Junge Käsesorten

**Warum ist junger Käse geeignet?**
Weil er keine oder nur eine sehr kurze Reifezeit benötigt, ist Frischkäse die am besten geeignete Käsesorte bei Histamin-Intoleranz.

**Welche Sorten sind verträglich?**
Je kürzer die Reifezeit, umso weniger Histamin kann entstehen. Die kürzeste Reifezeit besitzt Butterkäse mit 3 Wochen. Junger Gouda benötigt 4–6 Wochen, Tilsiter (mild) 4–8 Wochen, Edamer 6–8 Wochen, Dänischer Esrom 3–5 Wochen, Stangenkäse 6–8 Wochen und Trappistenkäse 4–6 Wochen. Käse sollte vor dem Verzehr auf Zimmertemperatur gebracht werden.

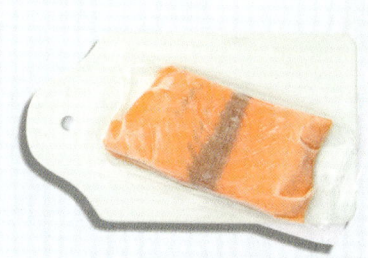

### Tiefgekühlter Fisch

**Warum ist TK-Fisch gut für mich?**
Die Histaminentstehung bei Fisch lässt sich nur durch sorgfältige Verarbeitungs- und Hygienemaßnahmen sowie konsequente Tiefkühlung in den Griff bekommen. Bei unverarbeiteter Massenware, die in kalten Gewässern gefangen und im Supermarkt tiefgekühlt angeboten wird, ist die Gefahr der Histaminentwicklung minimal.

**Warum sind Fischstäbchen unbedenklich?**
Zur Herstellung werden sie aus gefrosteten Platten von Fischfilet herausgesägt. Selbst bei der Panierung taut das Fischfilet nicht an. Zum Transportieren vom Supermarkt in den heimischen Kühlschrank eignet sich gerade im Sommer eine Kühltasche.

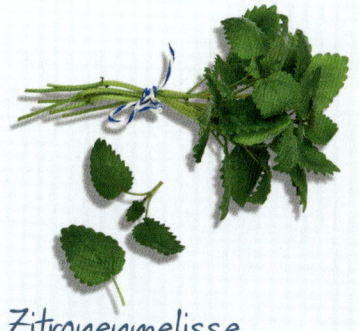

### Zitronenmelisse

**Warum ist Zitronenmelisse gut für mich?**
Sowohl Essig als auch Zitrusfrüchte sind Histaminliberatoren. Falls Sie sensibel reagieren, verwenden Sie stattdessen Zitronenmelisse oder Zitronengras. Zitronenmelisse duftet und schmeckt ähnlich wie Zitrone.

**Wie setze ich sie ein?**
Die Blätter werden fein gehackt zu Küchenkräutern verarbeitet. Man verwendet sie zum Aromatisieren von Fisch, Desserts, Obstsalat, Getränken, Quarkspeisen oder Salaten. Je nach Jahreszeit gibt es Zitronenmelisse frisch oder getrocknet in gut sortierten Supermärkten, in Gemüseläden und bei Lebensmittelhändlern aus dem Nahen Osten.

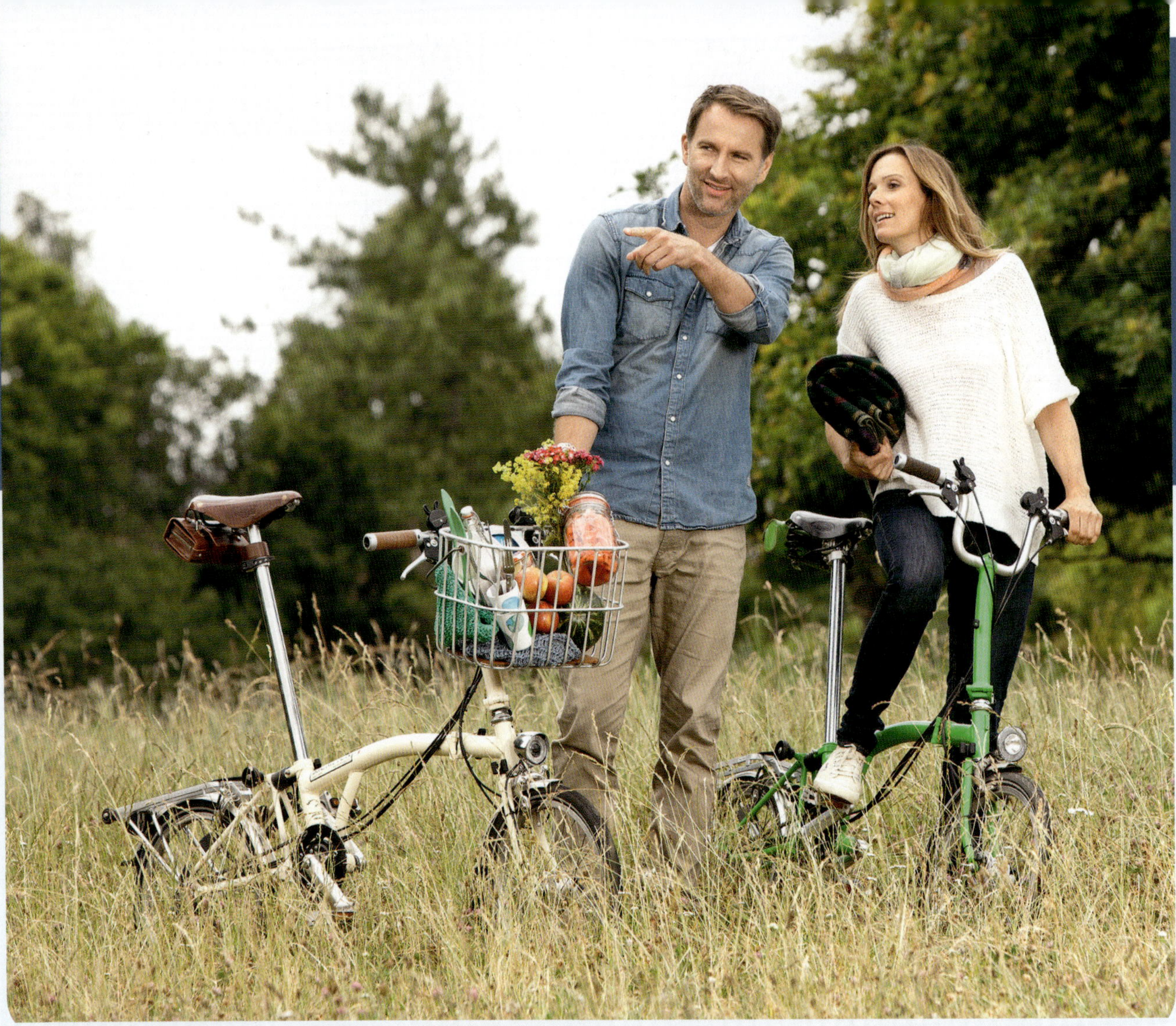

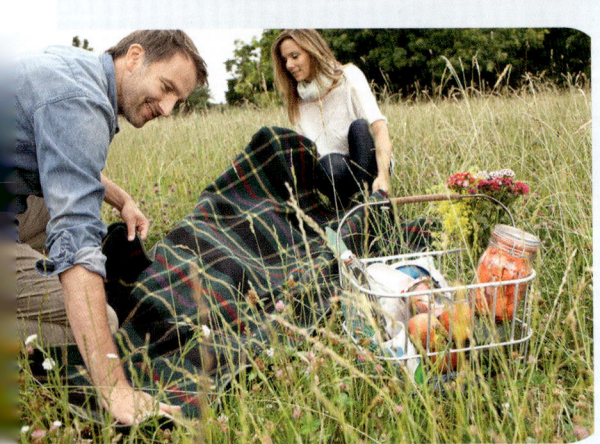
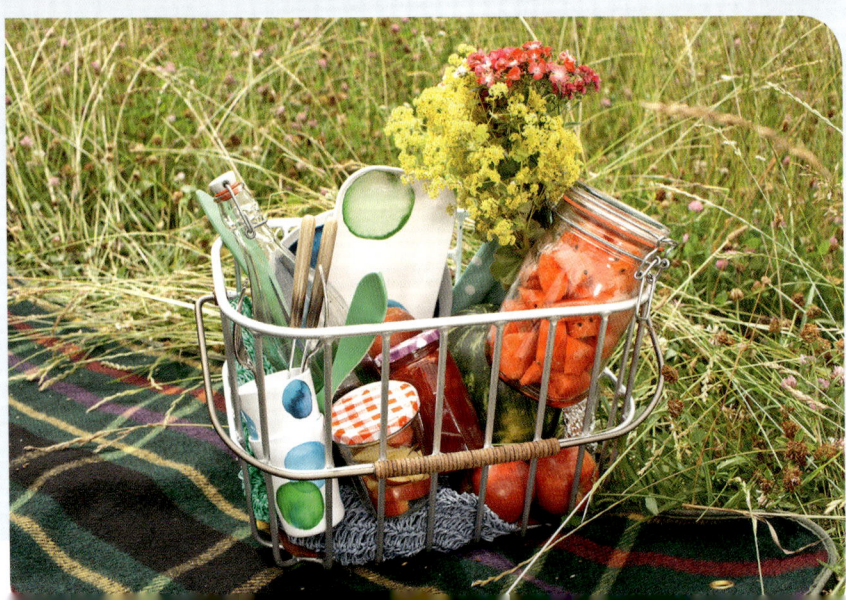

# Heute bleibt die Küche kalt...
# Unterwegs essen

Mit einer Histamin-Intoleranz kann Auswärtsessen problematisch werden – muss es aber nicht. Optimal ist es natürlich, wenn Sie Ihre Haupt- und Zwischenmahlzeiten bereits im Voraus planen und die Verpflegung für unterwegs mitnehmen. Denn wenn Sie zu Hause gekocht haben, wissen Sie genau, was Sie zu sich nehmen und müssen sich keine Sorgen über Frische, Verträglichkeit und Toleranzgrenzen machen.

## Im Restaurant

Wie sieht es aus, wenn es doch einmal ins Restaurant geht? Prinzipiell steht einem Restaurantbesuch nichts im Wege. Lediglich die Tatsache, dass nicht nach Herzenslust aus der Speisekarte gewählt werden kann, fällt manchmal etwas schwer. So sollten Sie etwa Getränke ohne Alkohol und ohne Zitrone wählen. Einen Salat bestellen Sie am besten ohne Dressing und lassen sich Öl, Salz und Pfeffer an den Tisch bringen.

Fisch ist im Restaurant nicht zu empfehlen, da sich nicht einschätzen lässt, wie frisch er ist. Auch die Aussage »Bei uns ist alles frisch!« sollte Sie nicht dazu verleiten, Fischgerichte oder Hackfleischspeisen zu bestellen.

## Fast Food

Große Fast-Food Ketten werden streng kontrolliert, daher kann man dort von guten hygienischen Zuständen ausgehen. Allerdings sind die Verarbeitungsstufen und Transportwege der Fleischwaren lang und die Zutatenlisten ebenfalls. Bei kleineren Imbissbuden ist höchste Vorsicht geboten, denn nicht immer wird mit kritischen Lebensmitteln verantwortungsvoll umgegangen. Fast Food jeder Art ist bei Histamin-Intoleranz eher problematisch und nicht zu empfehlen. Unterwegs eignen sich kohlenhydratreiche Zwischenmahlzeiten und Obst – so vermeiden Sie Heißhungerattacken, die zum Verzehr viel ungeeigneter Speisen führen können.

## Der perfekte Picknick-Korb

Als kleine Energiespender für unterwegs bieten sich Obst und Trockenfrüchte an. Äpfel, Pfirsiche oder Nektarinen eignen sich frisch oder als Trockenobst und enthalten wertvolle Kohlenhydrate und gesunde Vitamine. Auch Studentenfutter spendet Energie für zwischendurch – meiden Sie aber Cashew- und Walnüsse. Gemüse lässt sich zu Hause leicht zubereiten und als Snack für zwischendurch mitnehmen: Einfach Gurke, Karotte und/oder Paprika waschen und in Stücke schneiden und ab damit in die Frischhaltedose. Im Handel finden sich auch einige Müsliriegel, die ohne Schokolade und andere ungeeignete Zutaten auskommen. Studieren Sie die Zutatenliste, bestimmt finden Sie einige Sorten, die Sie bedenkenlos vertragen. Auch Kekse und Knabbergebäck sind geeignet, wenn sie weder Kakao noch Milchbestandteile enthalten.

# Ernährungs-Navi: Hier geht's lang

## Geeignete und weniger geeignete Lebensmittel

| | geeignet | weniger geeignet | Begründung |
|---|---|---|---|
| **Obst** | Äpfel, Heidelbeeren, Johannisbeeren, Kirschen, Melone, Nektarinen, Paprika, Pfirsiche, Stachelbeeren, Weintrauben und alle weiteren Sorten, die rechts nicht genannt sind | Himbeeren, Kiwi, Papaya, Pflaumen, Orange, Ananas, Bananen, Birne, Erdbeeren, Grapefruit | Die genannten Obstsorten wirken als Histaminliberatoren und/oder enthalten hohe Konzentrationen anderer biogener Amine, die den Histaminabbau nach dem Verzehr verzögern oder selbst histaminähnliche Wirkungen entfalten. |
| **Gemüse und Pilze** | Blumenkohl, Brokkoli, Champignons, Gurke (frisch), Kartoffeln, Kohl (alle Sorten), Kohlrabi, Kürbis, Mais, Karotten, Lauch, Rettich, Rhabarber, Rosenkohl, Rote Bete, Rotkohl, Salat (alle Sorten), Sellerie, Zucchini, Zwiebeln | Aubergine, Avocado, Hülsenfrüchte (Bohnen, Erbsen), Morcheln, Sauerkraut, Soja und Sojaspeisen, Spinat, Steinpilze, Tomate/Tomatenprodukte, marinierte Sorten (z. B. Essiggurken, Mixed Pickles) und milchsauer eingelegtes Gemüse | Die genannten Gemüsesorten wirken als Histaminliberatoren und/oder enthalten hohe Konzentrationen anderer biogener Amine, die den Histaminabbau nach dem Verzehr verzögern oder histaminähnliche Wirkungen entfalten. |
| **Nüsse** | Nüsse enthalten wichtige Inhaltsstoffe in geballter Form, daher sollten Sie spätestens nach der Eliminationsdiät individuell austesten, ob Sie geringe Mengen vertragen | Nüsse, insbesondere Cashewnüsse und Walnüsse, sollten nicht in größeren Mengen verzehrt werden. | Nüsse enthalten hohe Konzentrationen anderer biogener Amine, die den Histaminabbau nach dem Verzehr verzögern oder selbst histaminähnliche Wirkungen entfalten. |
| **Milchprodukte** | frische Butter, Quark, Joghurt, Sahne, Buttermilch, pasteurisierte Milch | Rohmilch und daraus hergestellte Waren, Milchersatzprodukte aus Soja (Sojamilch, Soja-Joghurt, Soja-Pudding, Sojamehl, Tofu) | Bei Milchprodukten auf Hygiene achten und angebrochene Packungen rasch verbrauchen. Sojaprodukte können viel Histamin und biogene Amine enthalten. |

|  | geeignet | weniger geeignet | Begründung |
|---|---|---|---|
| Käse | Frischkäse und junge Käsesorten wie junger Gouda, Butterkäse, Holländerkäse | gereifte Käsesorten wie alter Gouda, Parmesan oder Emmentaler sowie Weich- bzw. Schimmelkäse | Durch die an der Käsereifung beteiligten Bakterien wird aus dem natürlich vorhandenen Histidin Histamin. Je länger die Lagerung und Reifung, desto höher der Histamingehalt. Zusätzliche Keimbelastung bei Schimmelkäse. |
| Fleisch | Fleischwaren (alle Sorten, frisch, unbehandelt), Geflügel (alle Sorten, frisch, unbehandelt), Tiefkühlfleisch (alle Sorten, unbehandelt), Hackfleisch aus der Eigenproduktion | Hackfleisch und Mett, Leber, wieder aufgewärmtes Fleisch, geräucherte Sorten, gepökelte Sorten, Bratwurst, Fleischwaren (weiterverarbeitet), Fleischkonserven, Formfleisch, Brathähnchen, Ware vom Dauergrill (Döner, Gyros), Fleisch vom Imbiss oder aus der Kantine | Frisches Fleisch oder sofort nach der Schlachtung tiefgefrorenes Fleisch enthält kein oder nur wenig Histamin, erst im Zuge einer Lagerung und/oder Weiterverarbeitung werden durch Bakterien Histamin und weitere biogene Amine gebildet. Leber kann sehr hohe Histaminwerte aufweisen. |
| Wurstwaren | frische Schnittwurst | Streichwurst, Leberwurst, Fleischsalat, Wurstkonserven, Dauerwurst, gepökelte, geräucherte und luftgetrocknete Sorten | Hohe Histaminwerte durch mehrere Verarbeitungsstufen (Streichwurst) möglich. Lange Lager- und Reifezeit begünstigt Histaminentstehung. |
| Kuchen, Torten, Süßigkeiten | Kuchen, Torten, Gebäck mit verträglichem Obstanteil und ohne Schokolade | Sorten mit unverträglichen Zutaten oder Belag (Erdbeeren, Birnen, Ananas, Pflaumen), nicht frische Sahne- oder Quarktorten, Schokolade | Torten mit Sahne oder Quark neigen zu schnellerem Verderb, und Schokolade enthält viele biogene Amine. |
| Fisch und Meeresfrüchte | Fisch und Meeresfrüchte (fangfrisch), tiefgekühlter Fisch, Fischstäbchen (tiefgekühlt) | nicht fangfrischer Fisch bzw. nach dem Fang nicht ununterbrochen tiefgekühlter Fisch (das Gleiche gilt für Meeresfrüchte), Fischkonserven, geräucherte, getrocknete, gesalzene oder marinierte Sorten, Fischmarinade, Thunfisch, Fischsorten aus warmen Gewässern | Fangfrischer Fisch ist nahezu histaminfrei; allerdings enthält Fisch sehr viel Histidin, das bei Luftzufuhr und Wärme zu Histamin wird. Bei allen weiterverarbeiten und/oder lange gelagerten Fischprodukten ist das natürlich vorhandene Histidin in Histamin umgewandelt, damit sind diese Produkte bei Histamin Intoleranz ungeeignet. |

|  | geeignet | weniger geeignet | Begründung |
|---|---|---|---|
| **Fast Food, Fertigspeisen, Saucen** |  | vorgebratene, gegrillte Gerichte (Currywurst, Döner, Gyros), warmgestelltes Kantinenessen mit tierischen Bestandteilen, Fertiggerichte, Konserven, Tütensuppen, Essigdressings, Fertigsauce mit Tomatenmark oder Essig, Tomatenketchup und -mark | Bei unsachgemäßer Lagerung wird aus Histidin im Fleisch Histamin. Fastfood und Fertigspeisen enthalten meist Zusatzstoffe, von denen einige bei HIT nicht geeignet sind (z. B. Glutamat, Hefeextrakt, Konservierungsstoffe). Tomaten und Essig wirken als Liberatoren. |
| **Getränke** | Wasser, Fruchtsaft/-nektar (Orange, Apfel, Trauben etc.), Limonadengetränke und Cola, Tee (alle Sorten außer schwarzem Tee) | Alkoholika, Kakao/heiße Schokolade, Kaffee (Eignung austesten), schwarzer Tee (Eignung austesten) | Alkoholische Getränke sind mit Vorsicht zu genießen. Kakao enthält biogene Amine, welche evtl. schlecht verträglich sind. Kaffee und schwarzer Tee sind histaminfrei, müssen aber wegen ihres Koffeingehalts individuell ausgetestet werden. |

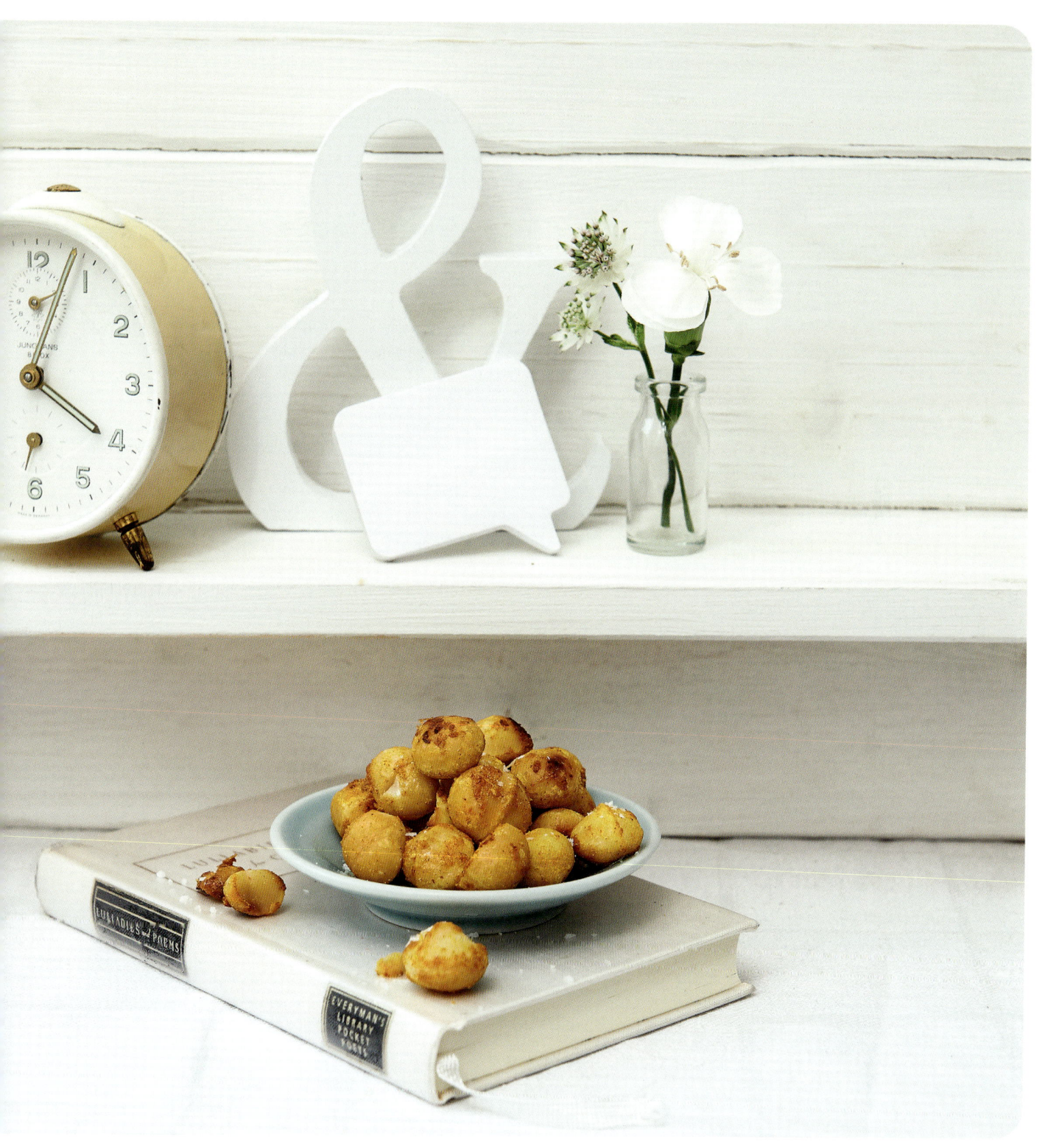

## Fisch und Fischwaren

Fangfrischer Fisch ist genauso wie frisches Fleisch nahezu histaminfrei. Da Fischfleisch aber einen sehr hohen Gehalt an Histidin aufweist, neigt es unter ungünstigen Bedingungen zu raschem mikrobiellem Verderb. Besonders Fischsorten aus warmen Gewässern (z. B. Thunfisch) müssen deshalb direkt nach dem Fang ausreichend gekühlt werden, um das Entstehen großer Histaminkonzentrationen zu vermeiden. Da dies nicht immer garantiert werden kann, ist beim Konsum dieser Lebensmittel größte Vorsicht geboten.

Das Konservieren tierischer Lebensmittel stellt auch die Industrie vor eine besondere Herausforderung. Die Haltbarkeit einer Ware soll maximiert werden, um die Entstehung von Histamin so lange wie nur möglich zu unterbinden. Dass dies gelingen kann, zeigt das Beispiel von den allseits beliebten tiefgefrorenen Fischstäbchen. Zur Herstellung verwendet man Kabeljau, Seelachs, Seehecht oder Pangasius. Der Fisch wird direkt an Bord großer Fischereischiffe auf schnellstem Wege verarbeitet und tiefgefroren. Auf diese Weise kann sich kein nennenswerter Histamingehalt bilden und das Endprodukt ist auch für Menschen mit Histamin-Intoleranz oft gut verträglich.

### Finger weg von getrocknetem und gesalzenem Fisch

Besonders histaminreich sind hingegen getrocknete, gesalzene und marinierte Fischsorten. Während ihres langen Herstellungsprozesses steht genügend Zeit für den Abbau der umfangreichen Histidinmengen zur Verfügung. Krankmachende Histaminkonzentrationen, die selbst bei gesunden Menschen an die Grenze des Verträglichen gelangen, können die Folge sein. Prinzipiell sind bei einer Histamin-Intoleranz auch Fischkonserven zu meiden. Zwar können diese Waren bei sachgemäßer Verarbeitung nur gering belastet sein, die Wahrscheinlichkeit für eine Überbelastung mit biogenen Aminen ist aber sehr hoch.

**So sieht frischer Fisch aus.** Sehen Sie den Fisch als Ganzes an: Die Haut sollte feucht und silbrig glänzen, die Augen rund, blank und prall gewölbt sein. Hellrote, leuchtende Kiemen sind Anzeichen für Frische. Frischer Fisch hat keinen Eigengeruch, lediglich Seefisch duftet nach salzhaltigem Wasser. Fischfilets sollten ebenfalls diesen Geruchstest bestehen. Außerdem sollte das Fleisch auf Daumendruck elastisch nachgeben. Bei Fischkoteletts sollte das Fleisch fest an den Gräten hängen. Lagern Sie Fisch, wenn überhaupt nötig, bei Temperaturen von 0 bis 2 Grad. Übrigens: Das Erhitzen der Fischfilets (Kerntemperatur mehr als 70 Grad) ist zwar eine Grundvoraussetzung für das Abtöten eventuell vorhandener Mikroorganismen, ändert aber nichts am Histamingehalt.

### Meeresfrüchte

Für Meeresfrüchte gilt das Gleiche, was für Fisch bereits beschrieben wurde: Mit steigender Temperatur und Lagerdauer steigt auch der Histamingehalt. Allerdings stehen Meeresfrüchte darüber hinaus auch im Verdacht, als Histaminliberator zu fungieren. Daher muss man davon ausgehen, dass sie auch im frischen Zustand zu Beschwerden führen könnten.

**Merkliste Fisch:**
- Meiden Sie geräucherte, gesalzene und marinierte Fischsorten.
- Achten Sie beim Einkauf von Fisch ganz besonders auf die Frische der Ware.
- Falls Sie auf Meeresfrüchte nicht komplett verzichten wollen, verwenden Sie nur frische oder tiefgekühlte Ware und testen Sie im Anschluss an die Eliminationsdiät vorsichtig aus, ob Sie diese beschwerdefrei vertragen.
- Meiden Sie in jedem Fall Fischkonserven wie Thunfisch oder Rollmops.
- Stellen Sie bis zum Verzehr eine ununterbrochene Kühlung und eine sorgfältige Verpackung des Fischfleisches sicher.

## Käse und Milchprodukte

Käse und andere Milchprodukte weisen hinsichtlich ihrer Verträglichkeit bei Histamin-Intoleranz eine breites Spektrum auf, das je nach Sorte, Alter und Frische zwischen »sehr gut verträglich« bis hin zu »sehr bedenklich« variiert. Darum ist es wichtig, dass Sie gleich beim Einkauf die richtige Wahl treffen und bei der Aufbewahrung einige Dinge berücksichtigen. Wie für alle tierischen Lebensmittel gilt auch für Milchprodukte: je frischer, desto unbedenklicher. Demnach lässt sich der Histamingehalt unterschiedlicher Käsesorten gut anhand seines Alters abschätzen.

**Vorsicht auch bei Parmesan.** Prinzipiell sollten Sie alte Käsesorten (Emmentaler, Bergkäse, Chester oder Cheddarkäse und Parmesan) meiden und auf Frischkäse und andere frische Milchprodukte umsteigen. Zu den unbedenklichen Sorten gehören Mozzarella, Mascarpone, Schichtkäse, Ricotta, Cottage Cheese, Cream Cheese und verschiedene Schaf- und Ziegenkäse. Bewahren Sie diese Käsesorten aber stets luftdicht verschlossen und nur für kurze Zeit im Kühlschrank auf. Auch Quark, Joghurt, Sahne, Buttermilch und frische Milch sollten im Rahmen einer histaminarmen Ernährung gut verträglich sein. Anders sieht es jedoch aus bei Rohmilch.

### Keine Rohmilchprodukte!
Je nach Art der verwendeten Rohprodukte können aber auch bei jüngeren Käsesorten bedenkliche Histaminwerte entstehen. Käse, die aus Rohmilch anstatt aus pasteurisierter Milch hergestellt werden, können aufgrund ihrer mikrobiellen Aktivität auch nach kürzerer Reifezeit zu »Histaminbomben« werden. Generell stellen Rohmilch sowie daraus hergestellte Produkte ein erhebliches Risiko in Bezug auf ihren Histamingehalt dar.

### Weichkäse: oft unverträglich
Als Weichkäse bezeichnet man alle weichen Labkäse mit weißem Oberflächenschimmel oder Rotschmiere. Zu ihnen zählen Sorten wie Camembert, Brie, Münsterkäse, Limburger, Mondseer, Rondeau, Bavaria Blue sowie diverse Schaf- und Ziegenkäse. Weichkäse mit »Schmiere« wird mit einer speziellen Bakterienkultur behandelt, die ihm eine feuchte, schmierige Oberfläche verleiht. Bei einigen Sorten wächst durch die Rotschmieroberfläche eine weiße, geschlossene Schimmelschicht, die oft einen besonders hohen Histamingehalt aufweist. Aufgrund dieses besonderen Herstellungsverfahrens ist Weichkäse für Menschen mit einer Histamin-Intoleranz nur bedingt geeignet. Gehört Ihre Lieblingssorte dazu, so empfiehlt sich vorsichtiges Austesten mit kleinen

## Histamingehalt von Milchprodukten und Käse

| Lebensmittel | mg Histamin pro kg |
|---|---|
| Brie | ‹ 10 – 600 |
| Butterkäse | ‹ 10 |
| Buttermilch | 2,3 |
| Camembert | ‹ 10 – 600 |
| Cheddarkäse | ‹ 10 – 1300 |
| Edamer | ‹ 10 – 500 |
| Emmentaler | ‹ 10 – 2500 |
| Gouda | ‹ 10 – 900 |
| Harzer | 390 |
| Joghurt | 2,1 |
| Kondensmilch | 1,2 |
| Milchpulver | 0,4 |
| Mozzarella | 1,6 – 50 |
| Parmesankäse | ‹ 10 – 580 |
| Quark | 0,1 – 3 |
| Rohmilch, frisch | 0,1 – 1 |
| Sahne | 2,1 |
| Schafkäse | 0,4 – 60,7 |
| Schimmelkäse | ‹ 10 – 79 |
| Tilsiter Käse | ‹ 10 – 60 |
| Vollmilch, pasteurisiert | 0,3 – 3,1 |

Mengen. Meiden Sie aber in jedem Fall die Schimmelschicht sowie die Bereiche, die direkten Kontakt mit Luft hatten.

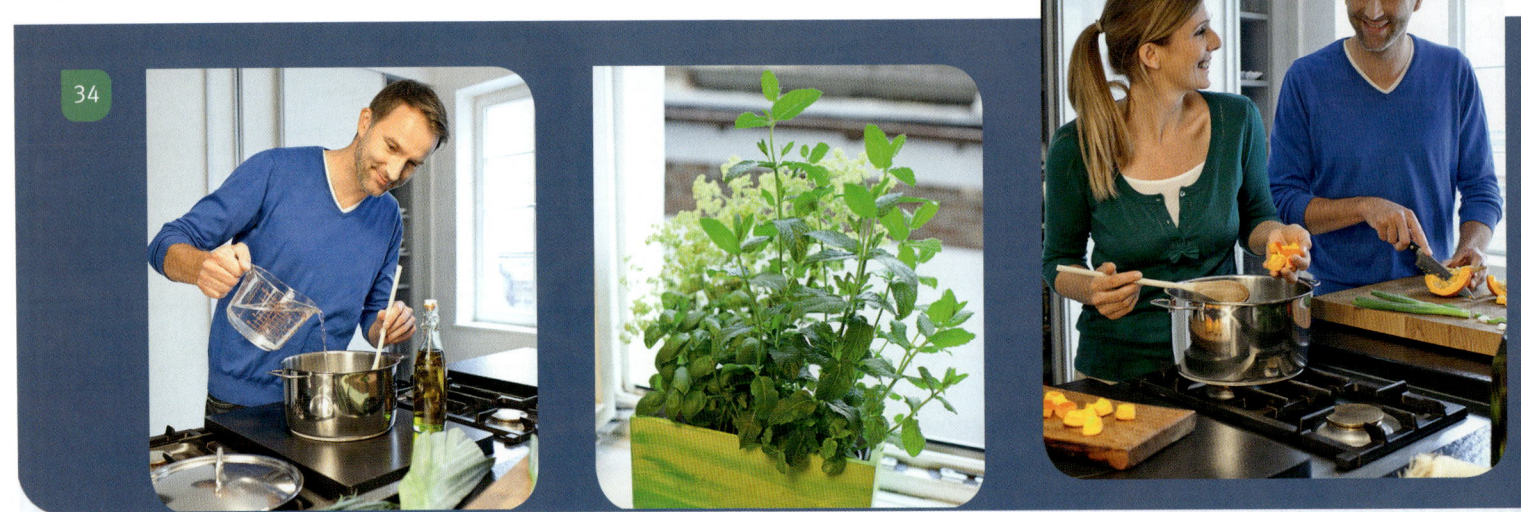

# Richtig kochen:
# So schmeckt die Umstellung

## Lebensmittel tiefgefrieren

Für alle Arten von Lebensmitteln gilt: Falsches Lagern fördert die Entstehung von Histamin, mindert unnötig den Nährwert und begünstigt den frühzeitigen Verderb. Die für viele Lebensmittel schonendste Methode zur langfristigen Aufbewahrung ist das Tiefgefrieren. So kann die Histaminentwicklung deutlich verlangsamt werden. Sinnvoll ist das Einfrieren zur Vermeidung der Histaminentstehung in erster Linie bei proteinhaltigen Lebensmitteln, also bei allen tierischen Speisen und Getränken.

Zum Tiefgefrieren eignen sich alle Sorten Fleisch, Fisch, Geflügel, Gemüse, viele Obstsorten, Brot, Teig, Kuchen, Gebäck, Kräuter, Molkereiprodukte (Butter, Käse, Milch etc.) sowie fertig gekochte Speisen.

- Die Idealtemperatur fürs Tiefgefrieren liegt bei minus 18 Grad. Wichtig: Ist es wärmer, so beschleunigt sich der Verderb erheblich. Eine kältere Lagerung hingegen bringt keinen nennenswerten Vorteil, nur höhere Stromkosten.
- Kennzeichnen Sie Eingefrorenes stets mit dem Einfrierdatum und einem Mindesthaltbarkeitsdatum.
- Frieren Sie Lebensmittel sofort ein! Je früher desto besser.
- Legen Sie frisches Gefriergut nicht direkt zu bereits Eingefrorenem. Beim Kontakt könnte dieses auftauen und Bakterien sich vermehren.
- Fisch und Fleisch langsam im Kühlschrank auftauen, so treten die geringsten Qualitätsverluste auf.
- Obst und Gemüse, anders als Fleisch und Fisch, schnell auftauen.
- Zubereitetes Gemüse kann auch in der Mikrowelle oder auf dem Herd aufgetaut und direkt erhitzt werden.
- Einfrieren verändert das Aroma vorgekochter Speisen. Sie müssen unter Umständen nachgewürzt werden.
- Zum Einfrieren vorgesehene Saucen sollten besser mit Mehl als mit Stärke gebunden werden, da Stärke seine Bindekraft verliert.
- Speisen nie ein zweites Mal einfrieren, da empfindliche Zellstrukturen geschädigt werden. Die Qualität leidet darunter sowohl in optischer als auch in mikrobiologischer Hinsicht.

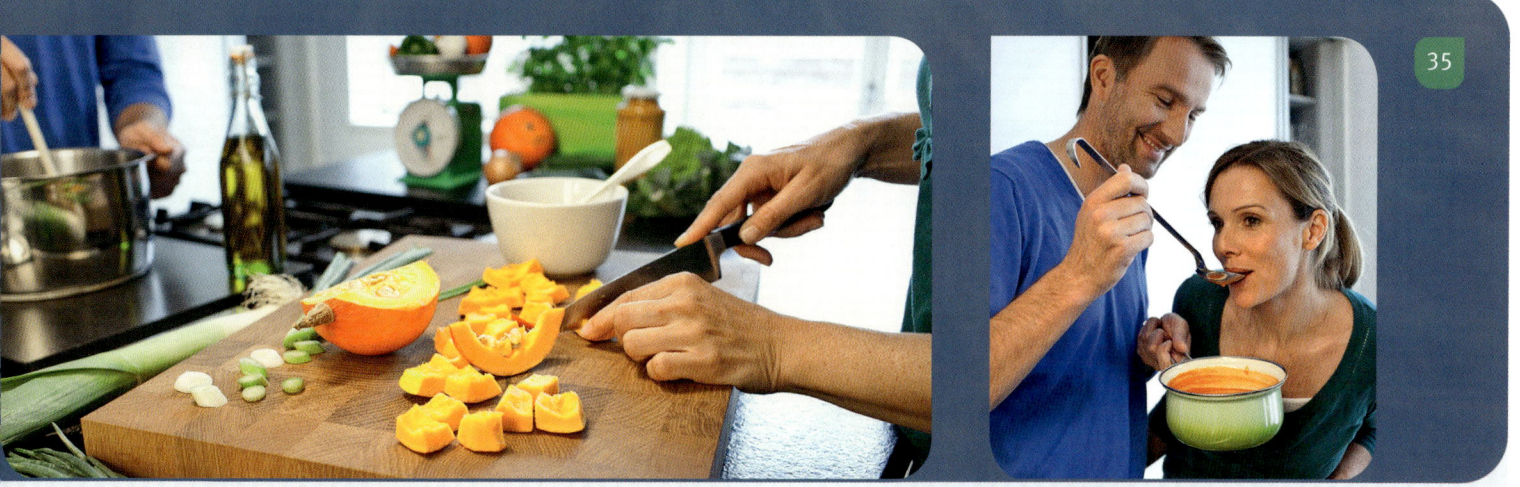

## Frisches bestmöglich lagern

Von einer Histamin-Intoleranz betroffene Menschen kaufen Fisch und Fleisch am Stück und verzehren es nach Möglichkeit direkt. Für Wurstwaren und Käse gilt: Am besten vakuumverpackt einkaufen, optimal kühlen und nach dem Öffnen rasch aufbrauchen. Eier werden im Supermarkt nie gekühlt, doch zu Hause gehören sie unbedingt in den Kühlschrank. Darüber hinaus achten Sie am besten darauf, dass Sie sie weit vor Ablauf des Verfallsdatums verzehren. Brot lässt sich luftdicht verpackt hervorragend einfrieren. Wenn Sie Brot beim Bäcker gleich schneiden lassen und dann sofort einfrieren, haben Sie stets frisches Brot zur Hand, das Sie scheibenweise entnehmen können. Wenn es einmal schnell gehen muss, bietet sich ein Toaster zum Aufbacken an. Bei Zimmertemperatur hält sich Brot zwischen 3 und 6 Tagen – in einer Brotdose.

## Den Kühlschrank optimal nutzen

Der kälteste Platz befindet sich auf der untersten Ablage, noch oberhalb des Gemüsefachs. Auch direkt an der Hinterwand sind die Temperaturen niedrig, da sich direkt dahinter die Kühlaggregate befinden. Bei richtiger Einstellung herrschen hier Temperaturen von 0 – 4 Grad. Hier bewahren Sie besonders leicht verderbliche Lebensmittel wie Fleisch, Fisch und Wurst auf. Das Gemüsefach ganz unten eignet auch zum schonenden Auftauen von tiefgekühlten Lebensmitteln.

## Eier gehören in die Mitte

Falls das Gemüsefach mal wieder überquillt, können Obst und Wintergemüse auch auf der obersten Ablage abgelegt werden. Milch, Milchprodukte und Eier fühlen sich in den mittleren Fächern bei 4 – 6 Grad am wohlsten. Noch etwas wärmer, etwa 6 – 8 Grad, ist es im obersten Fach. Dorthin gehören Getränke und Südfrüchte.

Achtung Kühlschranktür: Hier können – je nach Außentemperatur und Kühlschrankmodell – Temperaturen von bis zu 15 Grad herrschen. Das Eierfach sollten Sie daher in ein mittleres Ablagefach verlegen. Lediglich Marmelade, Konfitüre sowie Fertigsaucen gehören an diese Stelle. Im Flaschenfach, das sich unten in der Tür befindet, dürfen Sie alle Getränke außer Milch und Milchmischgetränke aufbewahren. Diese gehören – wie alle Milchprodukte – in ein mittleres Fach.

## Streukäse selbst reiben

Je größer die Kontaktoberfläche des Käses zur Luft ist, umso schneller entsteht Histamin. Geraspelte oder geriebene Sorten sind daher, wie auch Hackfleisch, besonders gefährdet. Reiben Sie daher gut verträgliche Sorten wie jungen Gouda oder Butterkäse mit einer Käsereibe selbst.

### Schnittkäse: austesten erforderlich

Der Gehalt an Histamin und anderen biogenen Aminen kann bei Schnittkäse stark variieren. Seine Reifezeit beträgt mindestens 5 Wochen und ist damit deutlich kürzer als die von Hartkäse. Schnittkäse besitzt einen milden, meist sahnigem Geschmack, der mit zunehmendem Alter kräftiger und würziger wird. Leider steigt mit dem Alter auch sein Histamingehalt. Zur Austestung zu empfehlen sind daher allenfalls junger Gouda, Tilsiter, Raclette, Edamer, Esrom, Stangenkäse sowie Trappistenkäse. Halbfeste Schnittkäse sollten Sie ebenfalls mit Bedacht auf ihre Verträglichkeit hin austesten. Nach mindestens 3-wöchiger Reifezeit reicht ihr Geschmack von sehr mild bis würzig aromatisch. Genießen Sie also in kleinen Mengen Butterkäse, Gorgonzola, Feta, Roquefort, Bonbel, Bel Paese, Bluefort und deutschen Edelpilzkäse. Dunkle Ränder sollten Sie aber vorher großzügig entfernen, da hier der Histamingehalt besonders hoch ist.

**Käse richtig aufbewahren.** Käse sollte am besten kühl, trocken und dunkel gelagert werden, also bewahren Sie ihn am besten im Kühlschrank, stets gut in Frischhalte- oder Alufolie gewickelt, auf. Damit ein Käse länger frisch bleibt und auch so aussieht, können Sie ihn gemeinsam mit einem Stück Apfel in einer Folie aufbewahren. Dank dieses Feuchtigkeitsspenders bleibt der Käse länger ansehnlich und behält seine Viskosität und Konsistenz.

**Die richtige Temperatur.** Bei zu warmer Lagerung reift Käse zu schnell. Sinkt die Temperatur unter 0 Grad, verliert er dagegen an Geschmack. Daher sollten Sie ihn auch nicht einfrieren. Sind Reifungsprozesse wie dunkle Ränder am Käse erkennbar, so hat sich an diesen Stellen bereits eine bedenkliche Histaminkonzentration gebildet. Je nach Farbe sollten Sie diese Stellen entweder abschneiden, oder Sie verzichten gänzlich auf den Verzehr. Damit der Geschmack von jungen Sorten voll zur Geltung kommt, nehmen Sie diese etwa 1 Stunde vor dem Verzehr aus dem Kühlschrank – aber immer nur so viel, wie Sie auch auf einmal essen können.

## Brot- und Backwaren

Einige Betroffene machen die Erfahrung, dass sie Brote oder Backwaren aus Hefeteig schlecht vertragen. Die frühere Annahme, dass hohe Histaminbelastungen schuld daran sein könnten, entspricht nicht mehr dem aktuellen Wissensstand. Nach Angaben der Versuchsanstalt der Hefeindustrie ist die verwendete Backhefe Saccharomyces cerevisiae nicht in der Lage, Histidin in Histamin umzuwandeln. Lediglich bakterielle Verunreinigungen könnten zur Umwandlung von Histidin in Histamin und damit zum Verderb der Hefe führen. Derartige Verunreinigungen würden jedoch aufgrund der modernen Produktionstechnologie und der Hygienestandards verhindert werden. Dennoch kann der Rat nur lauten: Hören Sie einmal mehr – im wahrsten Sinne des Wortes – auf Ihren Bauch, verzichten Sie in Zukunft darauf oder reduzieren Sie auf ein verträgliches Maß.

### Brotbackautomat lohnt sich

Die bei Histamin-Intoleranz besonders gut verträglichen Brotsorten wie Dinkel-Backferment sind nur in Bio- und Naturkostläden erhältlich und zudem recht teuer. Die Anschaffung eines Brotbackautomaten kann sich da schon rechnen. Nicht nur die heutzutage überall erhältlichen Backmischungen ermöglichen die Herstellung verträglicher Brote und Brötchen. Auch die mittlerweile recht erschwinglichen Brotbackautomaten erleichtern den Einstieg in das Bäckereihandwerk erheblich. Probieren Sie es aus: Kreieren Sie Ihre eigenen Brot- und Backwaren! Bereits ab etwa 60 Euro gibt es Automaten guter Qualität, mit denen man kleinere Brote einfach backen kann. Wer größere Teigmengen verarbeiten möchte und auf mehr Auswahl an Backfunktionen Wert legt, kann bis zu 200 Euro für seinen Brotbackautomaten ausgeben.

## Obst und Gemüse

Viele vitaminreiche Obst- und Gemüsesorten sind für Menschen mit Histamin-Intoleranz unbedenklich. Es gibt aber einige Sorten, die unsere Beachtung verdient haben. Man unterscheidet sie in diejenigen, welche von Natur aus einen hohen Gehalt an Histamin oder anderen biogenen Aminen besitzen, sowie jene, die als Histaminliberatoren fungieren und damit das im Körper gebundene Histamin freisetzen können. Am histaminreichsten sind die mikrobiell vergorenen Obst- und Gemüsesorten wie das Sauerkraut. Auch der aus Trauben gewonnene Wein verdankt seinen Histamingehalt diesem Reifeprozess. Außerdem sind Spinat, Tomate, Aubergine und Avocado als histaminreich bekannt.

**Sojaprodukte enthalten andere biogene Amine.** Nicht zuletzt wegen ihres hohen Eiweißgehaltes gelten Sojaprodukte in vielen Kulturen seit Jahrtausenden als Grundnahrungsmittel. Sojabohnen und alle daraus hergestellten Speisen wie Sojamilch und Tofu enthalten zwar kaum Histamin, aber einen hohen Anteil anderer biogener Amine. Leider werden diese Nahrungsmittel, die meist als Kuhmilch- und Fleischalternativen in Reformhäusern zu finden sind, bei Histamin-Intoleranz nicht besonders gut vertragen.

- Möglicherweise schlecht verträgliche Gemüsesorten sind Hülsenfrüchte wie Bohnen und Erbsen.
- Meiden Sie Sauerkraut, Spinat, Tomaten und Tomatenketchup, Erdbeeren, Walnüsse, Bananen sowie Sorten, von deren Unverträglichkeit Sie aus eigener Erfahrung überzeugt sind.
- Testen Sie nach einer 4-wöchigen Eliminationsdiät Ihre individuelle Verträglichkeit einzelner Obst- und Gemüsesorten aus.
- Verwenden Sie keine Sojaspeisen wie Sojamilch, Sojasauce und Tofu.
- Falls Sie dauerhaft einzelne Sorten meiden müssen, decken Sie Ihren Vitaminbedarf verstärkt durch andere Obst- und Gemüsesorten.

### Tomaten und Erdbeeren sind Histaminliberatoren

Tomaten und das daraus gewonnene Tomatenmark stehen darüber hinaus im Verdacht, Histaminliberatoren zu sein. Das Gleiche gilt für Erdbeeren, Ananas, Zitrusfrüchte, Kiwis und Nüsse. Die histaminreichen Sorten Sauerkraut und Avocado besitzen außerdem einen hohen Gehalt an anderen biogenen Aminen, was ihre Verträglichkeit weiter einschränkt. Zu diesen Sorten zählen auch Bananen, Himbeeren, Walnüsse, Ananas, Pflaumen, Papayas und Grapefruit.

Zu beachten sind auch marinierte Lebensmittel wie beispielsweise Essiggurken. Die Gurke ist zwar unbedenklich, der Essig aber nicht.

### Warum ist Essig schlecht verträglich?

Die Histaminkonzentration von Essig ist mit 0,1 – 4 mg/l vergleichsweise gering, dazu verwendet man von Essig nur geringe Mengen. Dennoch geben 2 % der Betroffenen Essig als Auslöser für ihre Beschwerden an. Und auch meine Erfahrung ist, dass Essig eindeutig zu den schlecht verträglichen Lebensmitteln bei Histamin-Intoleranz gehört. Man geht davon aus, dass er als Histaminliberator wirkt. Ob es noch andere Mechanismen gibt, die seine schlechte Verträglichkeit erklären, ist bislang nicht bekannt. Es wäre aber vorstellbar, dass er ähnlich vielfältige, negative Eigenschaften wie Alkohol, insbesondere Wein, besitzt. Dieser enthält meist gar nicht mal so viel Histamin, wartet aber dafür mit einer ganzen Wirkungspalette auf, die letztlich zu den bekannten massiven Beschwerden führt.

# Wer nicht fragt ...
# Antworten auf häufige Fragen

### Kann ich Histamin abkochen?

» Leider nein. Es existiert keine Küchenmethode, mit der man Histamin aus einem Lebensmittel entfernen kann. Weder Abkochen noch Reinigen kann den Histaminwert senken. Auch Einfrieren ist dazu nicht imstande, aber immerhin vermindert es das weitere Entstehen von Histamin fast vollständig, siehe im Kapitel Tiefgefrieren (Seite 34).

### Kann die Histamin-Intoleranz geheilt werden?

» Nein, die Histamin-Intoleranz kann nicht geheilt werden. Wird die Ernährung angepasst, die Toleranzgrenze (Seite 18) für Histamin sorgfältig ermittelt und möglichst nicht überschritten, ist mit Histamin-Intoleranz ein Leben ohne quälende Beschwerden möglich. Auch eine ausgewogene und abwechslungsreiche Ernährung ist – mit etwas Übung – kein Problem.

### Erhöht die Histamin-Intoleranz mein Risiko, weitere Erkrankungen zu erleiden?

» Nach dem aktuellen Stand der Wissenschaft ist dies nicht der Fall. Weder chronisch entzündliche Darmerkrankungen (CED) noch Allergien oder Krebsleiden können durch eine Histamin-Intoleranz in ihrer Entstehung begünstigt werden. Allerdings wird der Leidensdruck einer solchen Erkrankung durch die Histamin-Intoleranz verstärkt. Und nicht zuletzt kann eine CED oder eine Allergie auch Ursache einer Histamin-Intoleranz sein.

### Muss ich lebenslang eine strenge Diät einhalten?

» Vermutlich nicht. Bei den meisten Betroffenen tritt bereits nach wenigen Tagen eine spürbare Verbesserung ihres Befindens ein. Meidet man dann zukünftig wenige Speisen und Getränke, die besonders schlecht vertragen werden, so kann sich auch der Verdauungstrakt wieder erholen. Dies geht meist mit einer Stärkung der Enzymtätigkeit Diaminoxidase (DAO) einher, welche in der Dünndarmschleimhaut lokalisiert ist. Histamin und andere biogene Amine werden daher nach einer störungsfreien Phase wieder besser vertragen. Ein bewussterer Umgang mit der täglichen Ernährung kann die Lebensqualität zusätzlich verbessern.

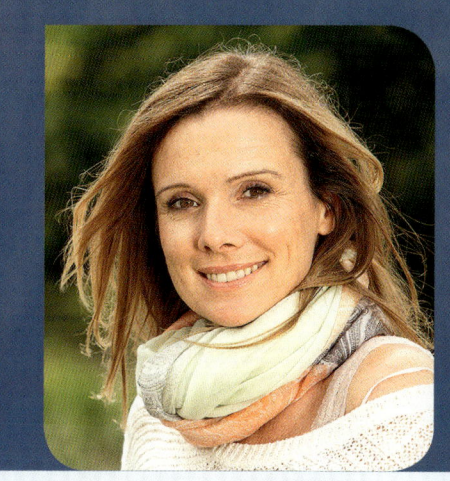

Weitere Antworten finden Sie unter:
www.ak-dida.de
www.daab.de

### Gibt es eine geeignete Weinsorte?

» Zuverlässige Vorhersagen über den Histamingehalt einzelner Weinsorten sind nicht möglich. Selbst unterschiedliche Jahrgänge der gleichen Sorte können in ihrer Verträglichkeit stark variieren. Die Entstehung von biogenen Aminen wie Histamin wird durch den geringen Säuregehalt von Weinen aus warmen Anbaugebieten begünstigt. Dies gilt insbesondere für Rotweine aus südlichen Gegenden. Der hohe Säuregehalt von Weißweinen aus kalten Anbaugebieten hingegen erschwert die Bildung von Histamin. Grüner Veltliner, Rheinhessen oder Pfälzer Riesling können daher bei Histamin-Intoleranz vorsichtig ausgetestet werden. Außerdem gibt es mittlerweile Keltereien, die sich auf die Herstellung nahezu histaminfreier Sorten spezialisiert haben.

### Muss ich zum Arzt bei Verdacht auf Histamin-Intoleranz?

» Leider ist immer noch nicht jeder Mediziner mit dem Thema Histamin-Intoleranz hinreichend vertraut. Liegen hartnäckige Symptome vor, ist ein Arztbesuch zur Abklärung von Grunderkrankungen dennoch zu empfehlen. Schließlich existiert eine Vielzahl von Krankheiten, die ein ähnliches Beschwerdebild hervorrufen können wie die Histamin-Intoleranz.
Auch zur Diagnose einer Histamin-Intoleranz kann ein Arztbesuch sinnvoll sein, da durch verschiedene Laborparameter (Blut-, Urin- und Stuhlproben) mit einer gewissen Wahrscheinlichkeit auf eine Unverträglichkeit von Histamin geschlossen werden kann. Doch nur eine Eliminationsdiät (Seite 18) gibt mit Sicherheit Aufschluss darüber, ob eine Histamin-Intoleranz vorliegt oder nicht. Und zur Durchführung dieser Diät ist ein Arztbesuch nicht erforderlich.

### Worauf muss ich beim Verzehr von Fisch besonders achten?

» Vor allem geräucherte, marinierte oder auch gesalzene Fischsorten sind bei Histamin-Intoleranz problematisch und sollten daher gemieden werden. Dennoch ist Fisch nicht völlig tabu. Wichtig ist, dass der Fisch sehr frisch und gut verpackt ist und bis zum Verzehr ständig gekühlt wird. Auf Fischkonserven wie Rollmops oder Thunfisch sollten Sie vollständig verzichten, da diese in der Regel stark Histamin-belastet sind. Bei Restaurantbesuchen ist der Verzehr von Fisch leider Glücksache. Auch bei Frischware aus kalten Gewässern wissen Sie nicht, ob die Kühlkette eingehalten wurde und ob eine zügige Verarbeitung unter hygienischen Bedingungen gewährleistet ist. Entscheiden Sie selbst, ob Sie Fisch in einem vertrauenswürdigen Lokal oder doch lieber zu Hause genießen möchten.

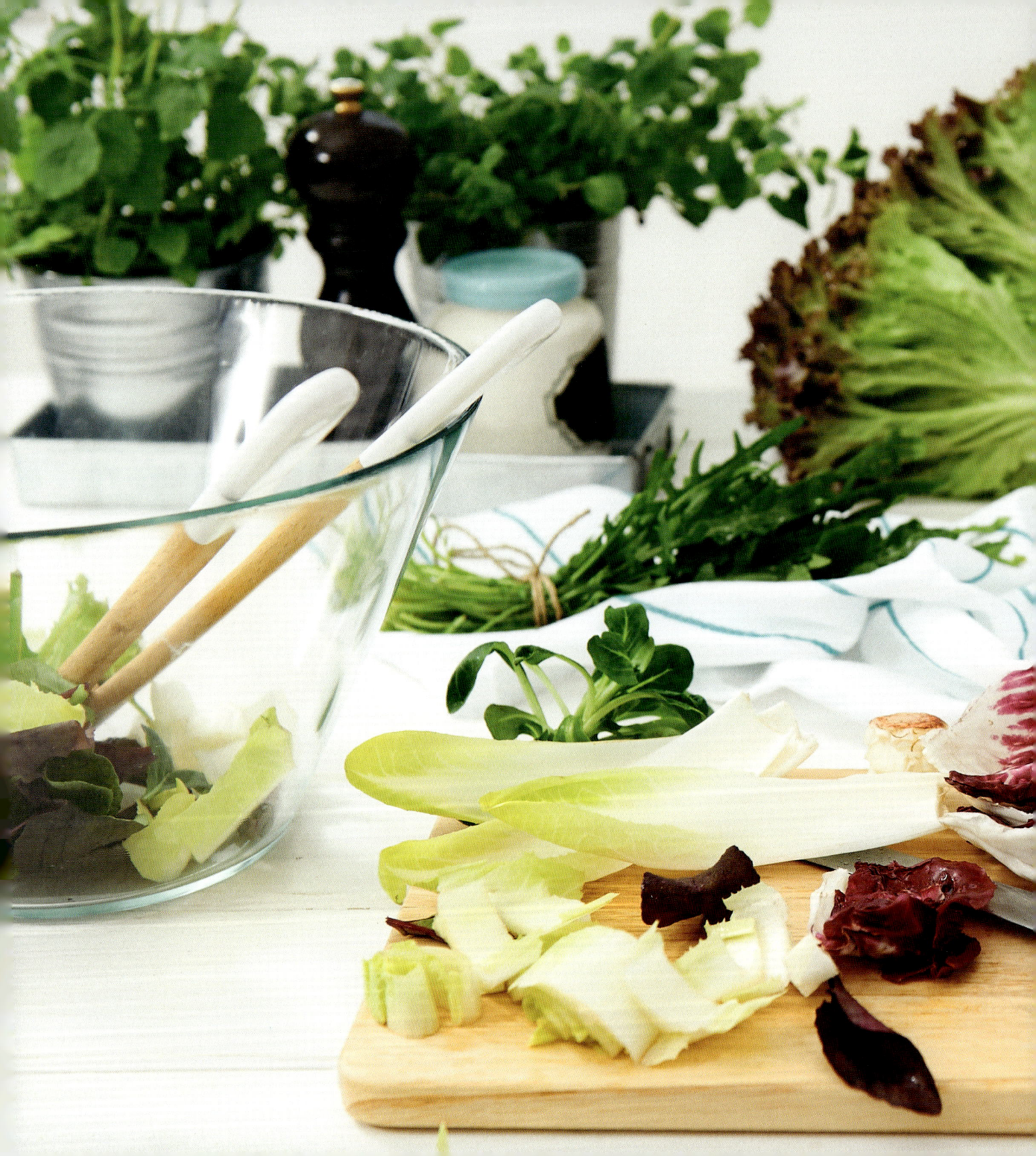

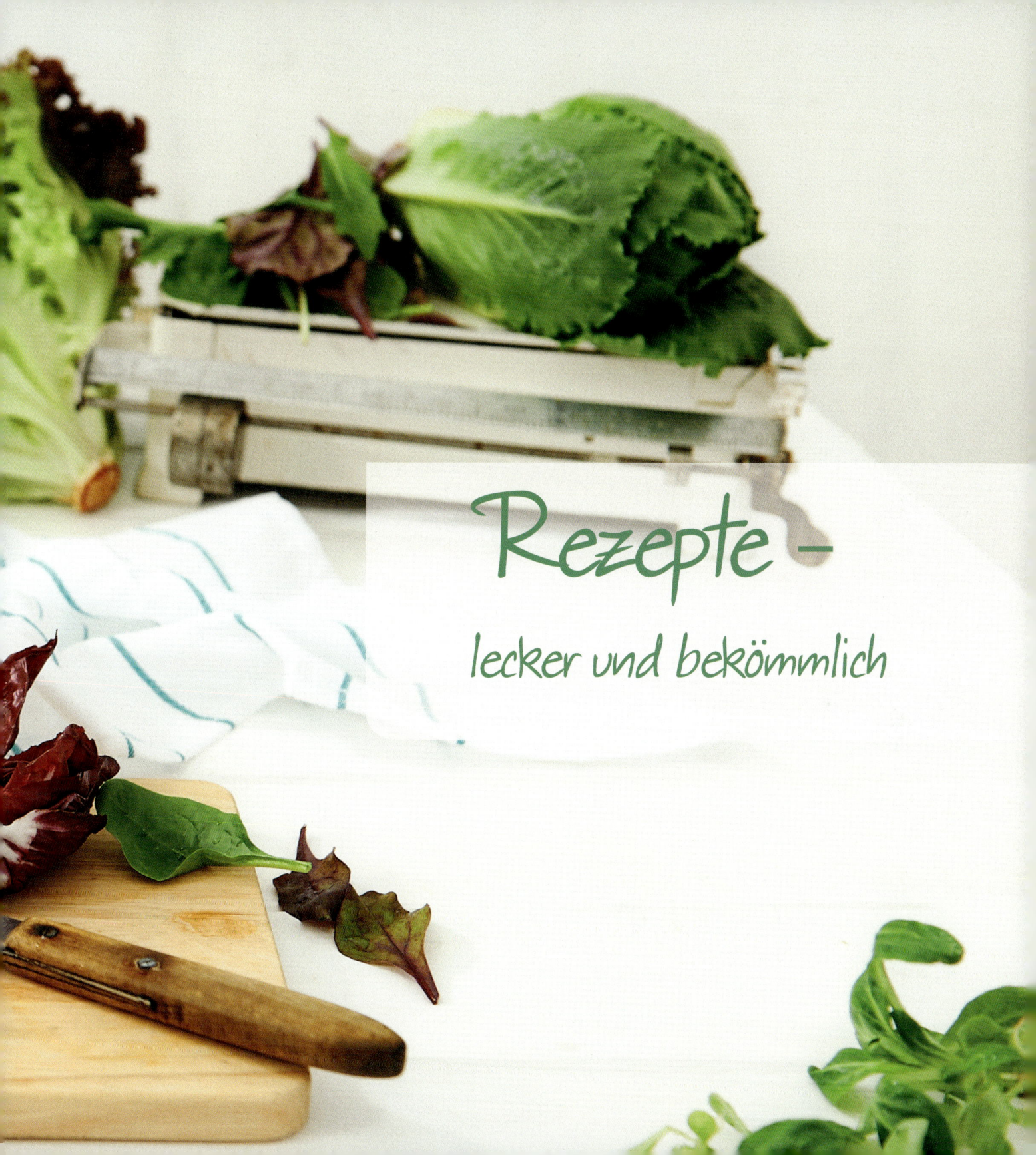

# Rezepte –
## lecker und bekömmlich

## Einkaufsliste

### Gemüse
- 6 große Kartoffeln
- 2 rote Paprikaschoten
- 2 Pastinaken
- 2 Karotten
- 1 kg Kürbis
- 750 g Zucchini
- 600 g Fenchel
- 50 g Römersalat
- 1 Stange Lauch
- 1 Bund Frühlingszwiebeln
- 4 Zwiebeln
- 3 Knoblauchzehen
- 1 Stängel Zitronengras
- 2 rote Chilischoten
- 2 Stängel Thaibasilikum
- 2 cm frischer Ingwer
- 1 EL frischer Oregano
- 1 Stängel Minze
- 1 Zweig Rosmarin
- 1 Bund Petersilie
- 1 Kästchen Kresse
- ½ Bund Schnittlauch

### Obst
- 4 säuerliche Äpfel
- 300 g Beeren (außer Himbeeren, Erdbeeren)
- 200 g gemischte Früchte
- 3 Mangos
- 200 g Blaubeeren
- 50 g Trockenfeigen
- 50 g Trockenaprikosen
- 1 frische Feige

### Milchprodukte, Eier
- 1 l Milch
- 500 g Sahne
- 300 g Joghurt
- 500 g Butter
- 400 g Quark
- 8 Eier
- 100 g junger Gouda bzw. Butterkäse
- 200 g Sauerrahm
- 100 g Crème fraîche

### Fleisch, Fisch
- 100 g Roastbeefaufschnitt
- 2 tiefgekühlte Lachsfilets (à 200 g)
- 2 Entenbrustfilets
- 400 g Kotelettfleisch vom Schwein (ausgelöst)

### Sonstiges
- Chilipulver
- 2 EL rote Currypaste
- hefefreie Gemüsebrühe
- 1 TL Fenchelsamen
- 250 g Spaghetti
- 200 g Reis
- 150 g Hirse
- 4 EL Haferflocken
- 625 g Dinkelmehl
- 125 g Weizenmehl
- 4 Tortillafladen
- 375 ml Kokosmilch
- 2 Päckchen Weinsteinbackpulver
- ½ Päckchen Vanillezucker
- Ahornsirup, Honig, Rohrzucker
- 150 ml roter Traubensaft
- 20 ml weißer Traubensaft
- 1 EL Mangochutney
- 1 EL Salatcreme
- 35 g Pistazien
- 1 EL Kürbiskerne
- 1 EL Sonnenblumenkerne
- Olivenöl
- 1 EL Kürbiskernöl

# In 7 Tagen zur neuen Ernährung

Jetzt geht's los! Starten Sie nun durch mit einer gesunden und histaminarmen Ernährung, mit der Sie dauerhaft Ihre Beschwerden in den Griff bekommen werden. Gerade am Anfang ist die Unsicherheit womöglich groß. Damit Ihnen die Umstellung etwas leichter fällt, finden Sie hier ein paar Entscheidungshilfen für die ersten sieben Tage Ihrer histaminarmen Diät.

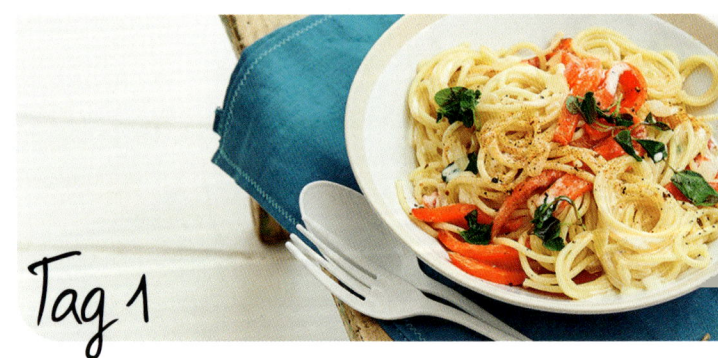

## Tag 1

**Frühstück:** Beerenmüsli (Seite 46)

**Mittagessen:** Spaghetti mit gegrillter Paprika (Seite 74)

**Abendessen:** Wrap mit Roastbeef (Seite 61)

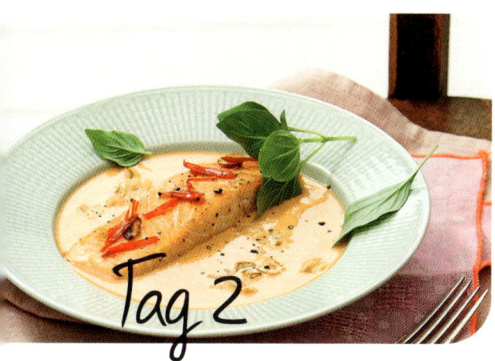

### Tag 2

**Frühstück:** Beerenmüsli (Seite 46)

**Mittagessen:** Thai-Lachs mit Reis (Seite 91)

**Abendessen:** Kürbissuppe (Seite 55)

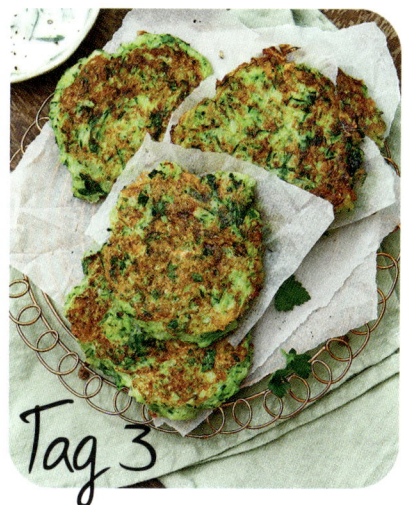

### Tag 3

**Frühstück:** Dinkelbrot (Seite 131) mit Quarkstreich (Seite 49)

**Mittagessen:** Kürbissuppe (Seite 55)

**Abendessen:** Türkische Zucchini-küchlein (Seite 76)

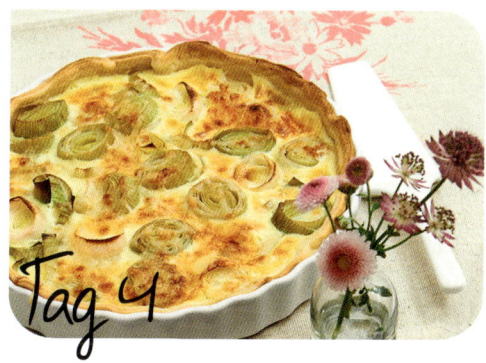

### Tag 4

**Frühstück:** Dinkelbrot (Seite 131) mit Mangostreich (Seite 49)

**Mittagessen:** Quiche lorraine (Seite 58)

**Abendessen:** Paprika-Rührei (Seite 52)

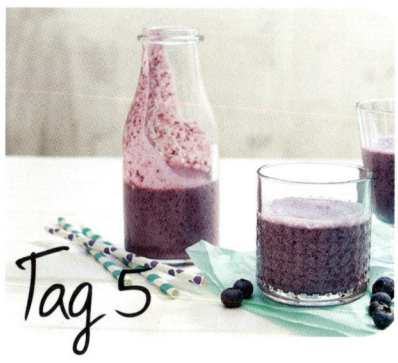

### Tag 5

**Frühstück:** Blaubeersmoothie (Seite 51)

**Mittagessen:** Vegetarischer Hirse-topf (Seite 71)

**Abendessen:** Ofenkartoffeln mit Sour Cream (Seite 63)

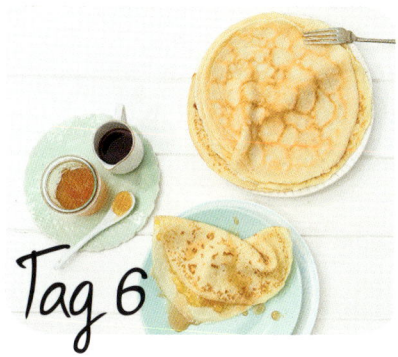

### Tag 6

**Frühstück:** Pancakes (Seite 45)

**Mittagessen:** Gratinierter Fenchel (Seite 108) mit Kartoffeln

**Abendessen:** Entenbrust mit Feigen (Seite 83)

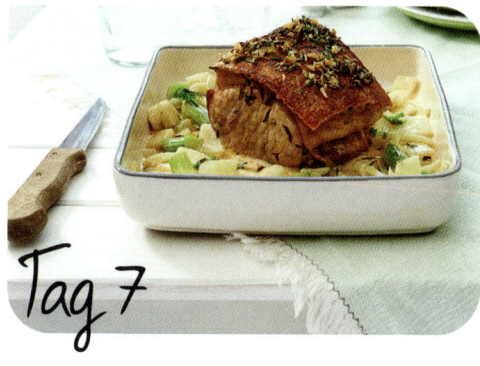

### Tag 7

**Frühstück:** Dinkelbrot (Seite 131) mit Quarkstreich (Seite 49)

**Mittagessen:** Zucchinicremesuppe (Seite 56)

**Abendessen:** Sizilianischer Fenchel-braten (Seite 84)

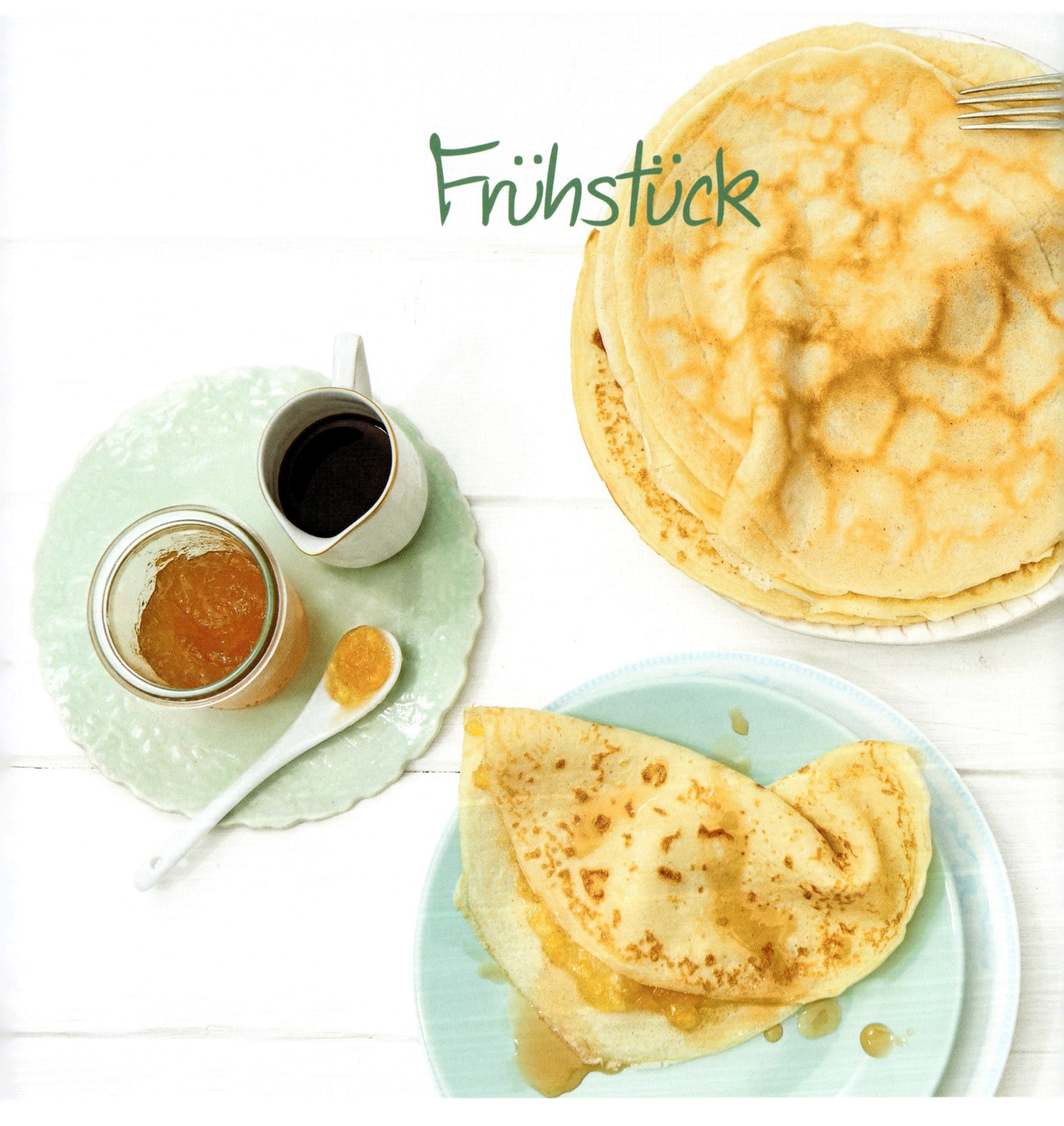

# Frühstück

Lecker mit frischen Früchten
# Pancakes

**Geeignet für die Karenzphase**
Für 2 Personen • gelingt leicht
⏲ 20 Min.

125 g helles Dinkelmehl • 2 Eier • Salz • 150 ml Milch • 150 ml Sprudelwasser • Öl • Ahornsirup

● Mehl, Eier, Salz, Milch und Sprudelwasser in eine Rührschüssel geben und mit dem Schneebesen des Handrührgeräts gut verrühren. Das Öl in einer Pfanne heiß werden lassen und eine Suppenkelle voll Teig in die Pfanne geben.

● Die Pfanne hin und her schwenken, bis der Teig sich gleichmäßig verteilt hat. Die Pfannkuchen nacheinander anbraten, einmal wenden und herausnehmen. So lange wiederholen, bis der Teig verbraucht ist.

● Die Pfannkuchen aufeinanderstapeln und im Ofen warm halten. Vor dem Servieren mit Ahornsirup beträufeln.

**Variante** Sie können den Pfannkuchen mit Puderzucker, Marmelade oder Zimt und Zucker süß genießen. Für einen herzhaften Pfannkuchen verwenden Sie z. B. jungen Gouda, gekochten Schinken oder gedünstetes Gemüse.

**Nährwerte pro Portion**
510 kcal ⟩ 19 g E ⟩ 29 g F ⟩ 44 g KH

Herzhaftes Fitness-Frühstück
# Vollkornbrot mit Rukola und Rührei

**Geeignet für die Testphase, problematisch: Hefe**
Für 2 Personen • gelingt leicht
⏲ 15 Min.

1 EL Sonnenblumenkerne • 1 EL Kürbiskerne • 3 Eier • 3 EL Milch • Salz • schwarzer Pfeffer, frisch gemahlen • ½ Bund Rukola • 2 Scheiben Roggen-Vollkornbrot

● Die Kerne in einer beschichteten Pfanne auf mittlerer Hitze rösten, bis sie duften. Die gerösteten Kerne auf einem Teller abkühlen lassen.

● Eier in einer Rührschüssel aufschlagen und mit der Milch verquirlen. Die Kerne zugeben und unterrühren. Mit Salz und Pfeffer würzen.

● Die benutzte Pfanne mit Küchenpapier säubern und zurück auf die Herdplatte stellen. Die Eier hineingießen und das stockende Rührei mit einem Pfannenwender vom Pfannenrand her zur Mitte schieben.

● Rukola waschen und putzen, dann größere Blätter in grobe Streifen schneiden. Nun die beiden Brotscheiben auf je einen Teller legen und das fertige Rührei gleichmäßig darauf verteilen. Das Ei mit dem Rukola bestreuen und servieren.

**Nährwerte pro Portion**
320 kcal ⟩ 19 g E ⟩ 17 g F ⟩ 24 g KH

Frühstück : Müsli

## Tut dem Bauch gut
## Mangomüsli

**Geeignet für die Karenzphase**
Für 2 Personen • gelingt leicht
⏱ 15 Min.

30 g Kokosraspel • 50 g Kirschen (entkernt) • 80 g Müsli • 1 reife Mango • 100 g Dickmilch • 60 ml Milch • 2 EL Honig

● Die Kokosraspel in einer Pfanne goldbraun anrösten. Die Kirschen waschen, halbieren und mit dem Müsli und der Hälfte der Kokosraspel mischen. Mango schälen, das Fruchtfleisch vom Kern herunterschneiden und in kleine Würfel schneiden.

● Dickmilch, Milch und Honig miteinander verrühren. Müsli auf zwei Schälchen verteilen, Mango dazugeben und mit der Milchmischung begießen. Mit den restlichen Kokosraspeln bestreuen.

**Wichtig** Nur frische Milchprodukte verwenden.
**Variante** Sie können auch Kirschen aus dem Glas für dieses Rezept verwenden.

**Nährwerte pro Portion**
›400 kcal  ›9 g E  ›16 g F  ›55 g KH

## Luxusmüsli mit frischen Früchten
## Früchtemüsli

**Geeignet für die Karenzphase**
Für 2 Personen • geht schnell
⏱ 10 Min.

8 EL Haferflocken • ½ Honigmelone • 1 Apfel • 50 g Weintrauben (kernlos) • 300 g Joghurt • Mandeln • Leinsamen oder Kokosraspel

● Etwas Wasser erhitzen (nicht kochen), die Haferflocken hinzufügen und einweichen. Apfel und Honigmelone schälen und beides würfeln. Die Weintrauben waschen und zupfen. Das Obst zum Joghurt geben.

● Das Wasser der Haferflocken abgießen und die Flocken mit Joghurt und Obst mischen. Mit Mandeln, Leinsamen oder Kokosraspel je nach Geschmack bestreuen.

**Wichtig** Nur frische Milchprodukte verwenden. Zum Einkauf in den heißen Sommermonaten sollten Sie für den Transport von Milchprodukten eine Kühltasche oder einen Isobeutel verwenden.
**Variante** Mit einer Prise Zimt lässt sich das Müsli zusätzlich verfeinern.

**Nährwerte pro Portion**
›340 kcal  ›12 g E  ›12 g F  ›45 g KH

## Feinschmecker-Müsli
## Beerenmüsli

**Geeignet für die Karenzphase**
Für 2 Personen • gut vorzubereiten
⏱ 40 Min.

2 EL Haferflocken • 300 ml Milch • 1 EL Zucker • 2 säuerliche Äpfel • 150 g Beeren (Johannisbeeren, Blaubeeren, Brombeeren) • 50 g Sahne

● Haferflocken und Milch in eine große Schüssel geben, mischen und mindestens ½ Std. kühl stellen. Anschließend den Zucker unterrühren.

● Die Äpfel abspülen, entkernen und klein schneiden. Die Beeren waschen und verlesen. Äpfel und Beeren unterrühren, alles gut vermengen. Zuletzt die Sahne steif schlagen und unterziehen.

**Wichtig** Nur frische Milchprodukte verwenden.

**Nährwerte pro Portion**
›430 kcal  ›9 g E  ›16 g F  ›62 g KH

❯❯ Beerenmüsli

Müsli : Frühstück 47

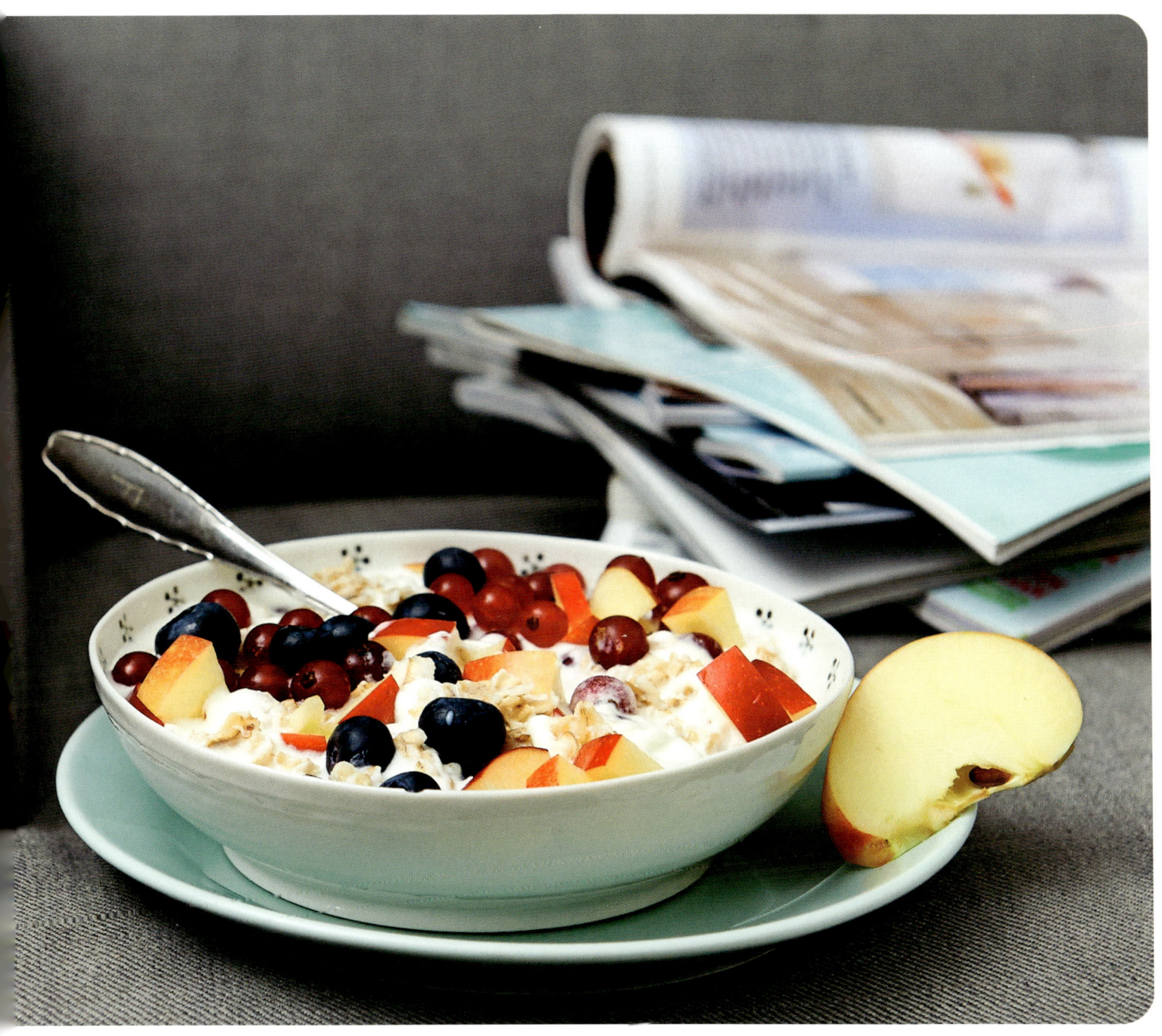

Für den großen Hunger
## Englisches Porridge

**Geeignet für die Karenzphase**
Für 2 Personen • preisgünstig
🕐 2 Min. + 15 Min. Quellzeit

100 g Haferflocken • 1 Prise Salz • 1 TL Zucker • 125 ml Milch • 125 g Sahne

● Haferflocken in 50 ml Salzwasser zum Kochen bringen. Unter ständigem Rühren bei schwacher Hitze zu einem dicken Brei kochen lassen.

● Den Haferbrei auf 2 Teller verteilen, den Zucker darüberstreuen und Milch und Sahne übergießen.

**Variante** Sie können das Porridge auch mit Akazienhonig oder Ahornsirup süßen.

**Nährwerte pro Portion**
› 420 kcal › 10 g E › 24 g F › 40 g KH

Ideale Mahlzeit für kalte Tage
## Hirsefrühstück

**Geeignet für die Karenzphase**
Für 2 Personen • gut vorzubereiten
🕐 30 Min.

½ Tasse Hirse • Salz • 1 Prise Zimt • 125 g Sahne • 1 TL Honig • 1 kleine Handvoll Trockenfrüchte • Haselnüsse • Sonnenblumenkerne

● Die Hirse in ein Sieb geben, abspülen und zusammen mit ½ Tasse Wasser und etwas Salz zum Kochen bringen. Etwas Zimt dazugeben und die Hirse auf niedriger Flamme ausquellen lassen.

● Sahne nach und nach dazugeben, bis ein sämiger, duftender Brei entsteht. Mit dem Honig süßen.

● Das Trockenobst klein schneiden und zusammen mit den Nüssen und den Sonnenblumenkernen untermischen.

**Tipp** Lassen Sie die Früchte über Nacht in etwas Wasser quellen, dann sind sie viel weicher und harmonieren besser mit dem Brei.

**Nährwerte pro Portion**
› 420 kcal › 7 g E › 26 g F › 39 g KH

Ein leichtes Frühstück
## Obst-Quark-Frühstück

**Geeignet für die Karenzphase**
Für 2 Personen • gelingt leicht
🕐 15 Min.

50 g süße, kernlose Weintrauben • 50 g Blaubeeren • 50 g Wassermelone • ½ Mango • 1 Aprikose • 100 g Quark • 2 EL Sahne • 1 Päckchen Vanillezucker • Blaubeermarmelade • 2 Scheiben Weißbrot (Seite 131)

● Die Weintrauben und die Blaubeeren waschen und verlesen. Die Wassermelone in flache Stücke schneiden. Die Mango schälen und das Fruchtfleisch vom Kern herunterschneiden. Die Aprikose waschen und klein würfeln.

● Das Obst auf einem großen Teller anrichten. Quark mit Sahne und Vanillezucker gut verrühren. In einem kleinen Schälchen mit auf dem Teller servieren. Ein zweites Glasschälchen mit etwas Marmelade füllen. 2 Scheiben Brot dazu – fertig!

**Nährwerte pro Portion**
› 370 kcal › 8 g E › 8 g F › 63 g KH

Aufstriche : Frühstück

## Cremig-buttriger Aufstrich
# Mangostreich

**Geeignet für die Karenzphase**
Für 2 Personen • gut vorzubereiten
⏲ 30 Min.

3 Mangos (groß und reif) •
360 g Butter • 4 EL Zucker • 4 Eier

● Mangos schälen, das Fruchtfleisch vom Kern herunterschneiden und pürieren. 200 ml des Pürees durch ein feines Sieb streichen und mit Butter und Zucker in einem Topf zum Kochen bringen.

● Fruchtmasse rühren, bis sich der Zucker aufgelöst hat, danach kurz abkühlen lassen. Eier zur abgekühlten Fruchtmasse geben und unter Rühren kurz aufkochen. Sobald die Creme dickflüssig geworden ist, in Gläser abfüllen und kalt stellen.

**Variante** Der Brotaufstrich schmeckt nicht nur mit Weißbrot, sondern auch zu Buttermilchwaffeln (Seite 124).
**Tipp** Am besten den Brotaufstrich am Abend vorbereiten und bis zum nächsten Tag im Kühlschrank aufbewahren.

**Nährwerte pro Portion**
› 180 kcal  › 2 g E  › 16 g F  › 6 g KH

## Quark mit Sommerfrüchten
# Quarkstreich

**Geeignet für die Karenzphase**
Für 2 Personen • geht schnell
⏲ 10 Min.

200 g Quark • 100 g Früchte (Aprikosen, Blaubeeren, Johannisbeeren) •
1 EL Honig

● Die Früchte waschen, verlesen, trocken tupfen und mit einem Pürierstab pürieren.

● Die Fruchtmasse in einer Schüssel mit Quark und Honig verrühren – und fertig ist der fruchtig-süße Brotaufstrich.

**Das passt dazu** Weißbrot, aber auch herzhafte Brotsorten eignen sich prima.
**Variante** Statt Quark können sie auch Joghurt verwenden. Noch süßer wird's mit 1 Prise Bourbon-Vanillezucker oder 1 EL Ahornsirup.

**Nährwerte pro Portion**
› 130 kcal  › 14 g E  › 0 g F  › 18 g KH

## Eine originelle Alternative
# Blaubeerstreich

**Geeignet für die Karenzphase**
Für 2 Personen • gut vorzubereiten
⏲ 20 Min.

250 g Blaubeeren • 125 g getrocknete Apfelringe • 1 TL Honig • 1 Msp. Piment • 1 Msp. Vanille

● Die Blaubeeren waschen und verlesen. Beeren in einen hohen Rührbecher geben, die Apfelringe hinzufügen und alles fein pürieren.

● Den Apfel-Blaubeer-Streich mit Honig, Piment und Vanille abschmecken und in ein Glas füllen.

**Variante** Anstatt Blaubeeren können Sie auch Johannisbeeren oder Brombeeren verwenden.
**Tipp** Sind die Apfelringe zu fest, dann einfach kurz in lauwarmem Wasser einweichen. Die Marmelade sollte vor dem Verzehr einen Tag ruhen.

**Nährwerte pro Portion**
› 30 kcal  › 0 g E  › 0 g F  › 7 g KH

Mit Ingwer und Zimt
## Aprikosenstreich

**Geeignet für die Karenzphase**
Für 2 Personen • gut vorzubereiten
⏱ 25 Min. + 20 Min. Garzeit

300 g getrocknete Aprikosen • 200 ml Apfelsaft • ¼ TL Ingwerpulver • ¼ TL Piment • ½ Stange Zimt • 2 TL Akazienhonig

● Aprikosen würfeln und in einem Topf mit warmem Wasser 15 Min. einweichen. Anschließend den Apfelsaft, Ingwer und Piment einrühren, kurz aufkochen und mit der halben Stange Zimt etwa 20 Min. köcheln lassen.

● Zimtstange herausnehmen, Honig zugeben und mit einem Stabmixer fein pürieren. Masse in ein Glas abfüllen und kalt stellen.

**Variante** Schmeckt auch prima mit getrockneten Apfelringen.

**Nährwerte pro Portion**
› 45 kcal  › 1 g E  › 0 g F  › 9 g KH

Der Aufwand lohnt sich
## Kirsch-Joghurt-Drink

**Geeignet für die Karenzphase**
Für 2 Personen • braucht etwas mehr Zeit
⏱ 10 Min.

300 g Kirschen • 100 ml Milch • 150 g Joghurt • 2 TL Honig

● Kirschen waschen und entkernen. Alle Zutaten in einen hohen Rührbecher füllen und mit einem Pürierstab oder im Mixer fein pürieren. In Gläser abfüllen und gekühlt servieren.

**Variante** Anstelle von Naturjoghurt können Sie auch Vanillejoghurt verwenden. Und ist gerade keine Kirschensaison, nehmen Sie einfach tiefgekühlte Kirschen.

**Nährwerte pro Portion**
› 200 kcal  › 5 g E  › 5 g F  › 30 g KH

Rettung für heiße Sommertage
## Melonensmoothie

**Geeignet für die Karenzphase**
Für 2 Personen • geht schnell
⏱ 5 Min.

400 g Wassermelone • 6–10 Eiswürfel

● Die Wassermelone schälen, gründlich entkernen, in kleine Stücke schneiden und mit einem Pürierstab oder im Mixer fein pürieren.

● Eiswürfel in 2 Gläser geben und mit dem Smoothie aufgießen. Nach Belieben garnieren und noch etwas süßen!

**Nährwerte pro Portion**
› 35 kcal  › 1 g E  › 0 g F  › 7 g KH

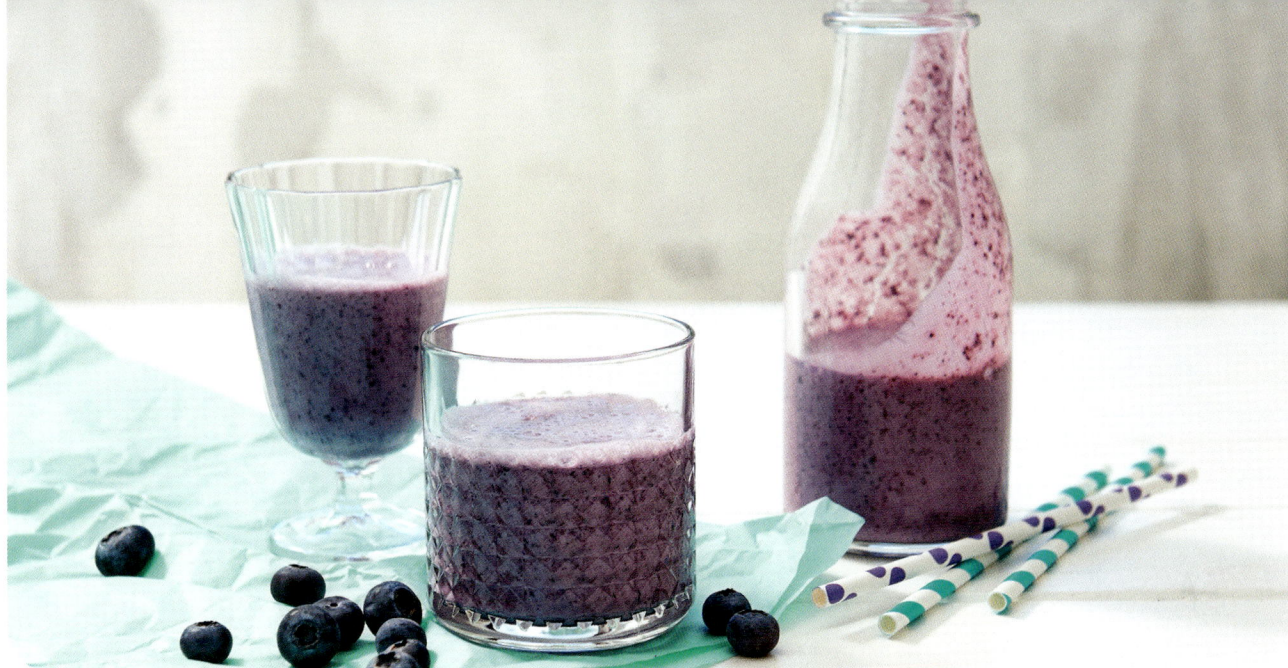

▲ Blaubeersmoothie

Mit wertvollen Vitalstoffen
## Apfel-Ingwer-Smoothie

**Geeignet für die Karenzphase**
Für 2 Personen • geht schnell
⊘ 10 Min.

1 kleines Stück frischer Ingwer • ½ Honigmelone • 1 TL Ahornsirup • 200 ml Apfelsaft • Zitronenmelisseblätter zum Garnieren

● Den Ingwer dünn schälen und auf einer Ingwerreibe fein reiben. Die Melone entkernen, schälen und pürieren.

● Ahornsirup, Ingwer und Apfelsaft einrühren und in Gläser füllen. Den Drink mit Zitronenmelisseblättern garnieren.

**Nährwerte pro Portion**
›80 kcal  ›1 g E  ›0 g F  ›18 g KH

Passt ideal zum Frühstück
## Blaubeersmoothie

**Geeignet für die Karenzphase**
Für 2 Personen • geht schnell
⊘ 5 Min.

200 g Blaubeeren • 250 g Joghurt • ½ Päckchen Vanillezucker • 1 TL Honig

● Die Beeren waschen, verlesen und abtropfen lassen. Beeren, Joghurt, Vanillezucker und Honig im Mixer oder mit einem Pürierstab fein pürieren.

● Haben sich die Zutaten gut vermischt, auf höchster Stufe so lange mixen, bis die Masse eine cremige Konsistenz erreicht hat.

**Nährwerte pro Portion**
›150 kcal  ›5 g E  ›5 g F  ›18 g KH

## Schnell und einfach zubereitet
## Paprika-Rührei

**Geeignet für die Karenzphase**
Für 2 Personen • preisgünstig
⏲ 10 Min. + 5 Min. Garzeit

4 Eier • Salz • schwarzer Pfeffer, frisch gemahlen • Sprudelwasser • 1 mittelgroße Paprikaschote • 1 Bund Frühlingszwiebeln • 1 Kästchen Kresse • Olivenöl

● Die Eier mit Salz, Pfeffer und etwas Mineralwasser mit einem Schneebesen verrühren.

● Die Paprikaschote waschen, putzen und fein schneiden. Olivenöl in einer Pfanne erhitzen, Paprika zugeben und unter Rühren kurz anbraten. Die Eimasse hinzugeben und gelegentlich umrühren. Frühlingszwiebeln waschen, putzen, in feine Ringe schneiden und zur Eimasse geben.

● Das fertige Rührei anrichten, mit Kresse bestreuen und sofort servieren.

**Variante** Die Paprikaschote einfach durch 1 große oder 2 kleine Karotten ersetzen, die Sie in feine Scheiben oder Streifen schneiden.

**Nährwerte pro Portion**
›235 kcal ›17 g E ›14 g F ›10 g KH

## Das perfekte Sandwich
## Ei-Kresse-Brot

**Geeignet für die Testphase, problematisch: Mayonnaise**
Für 2 Personen • preisgünstig
⏲ 10 Min. + 10 Min. Garzeit

2 Eier • 4 Scheiben Dinkelbrot (Seite 131) • 3 EL Magerquark • 1 EL Mayonnaise • 1 TL grober Pfeffer, frisch gemahlen • Salz • 1 Handvoll Kresse

● Die Eier hart kochen, abkühlen lassen, in kleine Viertel schneiden und in den Kühlschrank legen. Die Ränder der Brotscheiben abschneiden. Quark, Mayonnaise, Pfeffer, Salz und die Eier in einer Schüssel gut verrühren.

● Die Kresse abspülen und dazugeben. Nochmals gut vermengen. Die Creme gleichmäßig auf der Brothälfte verteilen, mit der anderen Hälfte zudecken und leicht andrücken.

**Wichtig** Nur frische Milchprodukte verwenden.
**Variante** Sie können statt Kresse auch Schnittlauch zugeben oder das Rezept mit Frischkäse verfeinern.

**Nährwerte pro Portion**
›350 kcal ›17 g E ›13 g F ›40 g KH

## Für alle mit großem Appetit
## Schnittlauch-Rührei

**Geeignet für die Karenzphase**
Für 2 Personen • geht schnell
⏲ 5 Min.

2 EL Butter • 5 Eier • 1 EL Milch • Salz • schwarzer Pfeffer, frisch gemahlen • 2 EL Schnittlauchröllchen • 2 Scheiben Weißbrot (Seite 131)

● Butter in einer Pfanne heiß werden lassen. Eier und Milch verquirlen und in die Pfanne gießen. Mit Salz und etwas Pfeffer würzen.

● Die Schnittlauchröllchen hinzufügen, das Rührei mehrmals wenden, aus der Pfanne nehmen und großzügig auf den Brotscheiben verteilen.

**Nährwerte pro Portion**
›510 kcal ›20 g E ›31 g F ›38 g KH

▸ Paprika-Rührei

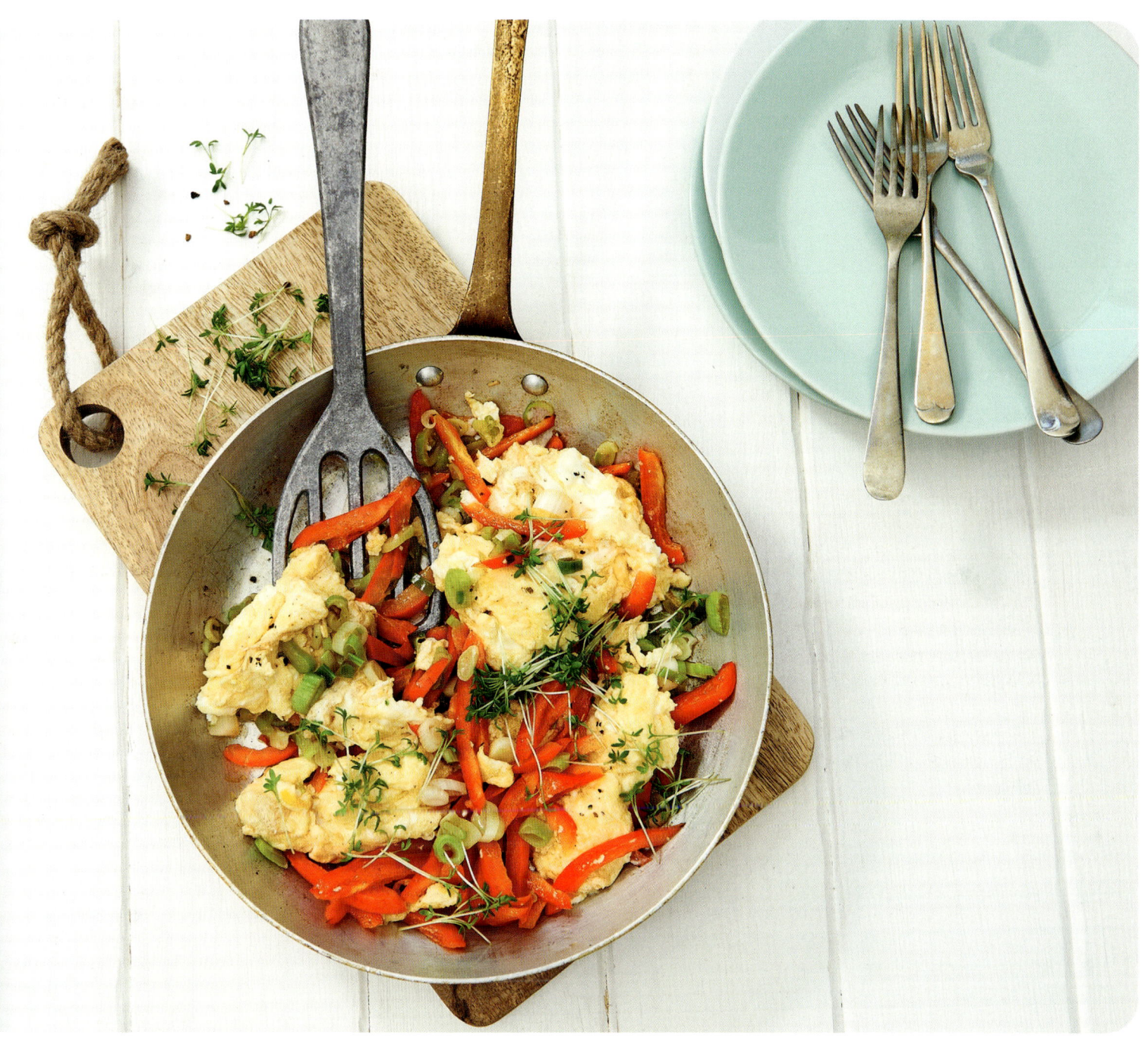

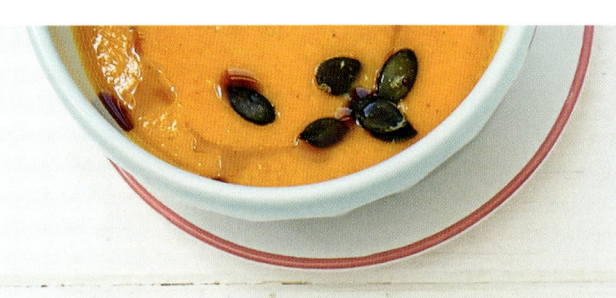

# Kleine Gerichte

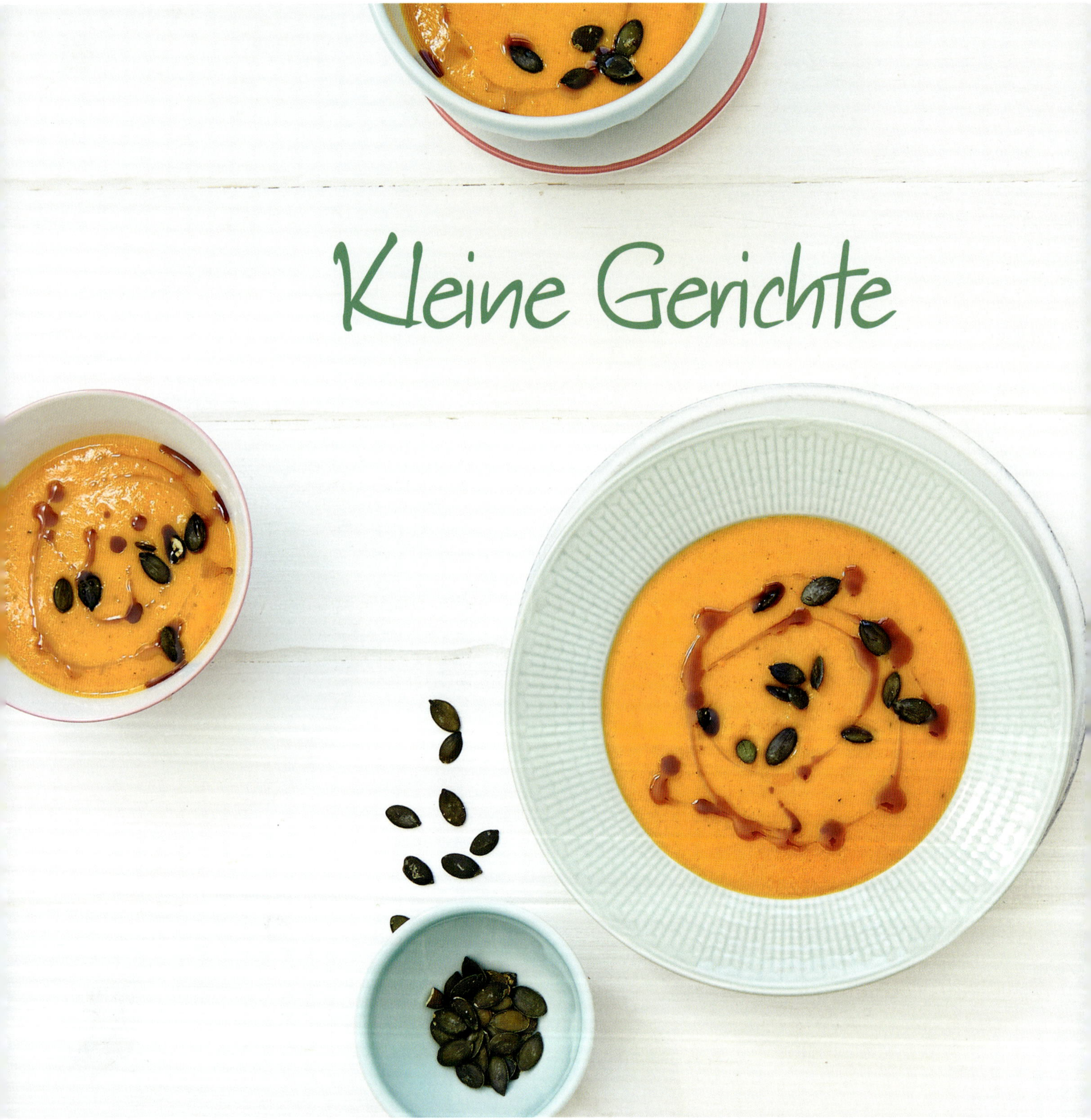

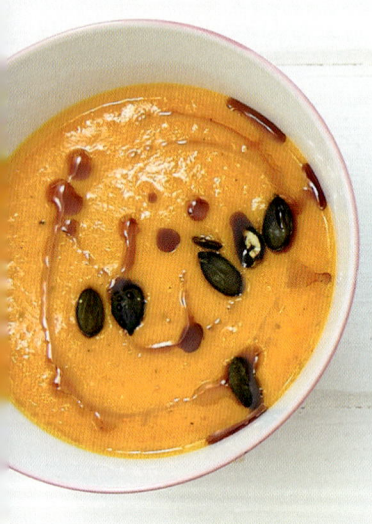

Köstliches Herbstsüppchen
# Kürbissuppe

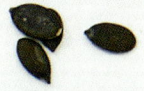
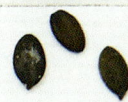

**Geeignet für die Karenzphase**
Für 4 Personen • gelingt leicht
⊙ 15 Min. + 15 Min. Garzeit

2 Kartoffeln • 1 kleines Stück frischer Ingwer • 1 kg Kürbis • 1 rote Chilischote • 50 g Butter • 1 l Gemüsebrühe (hefefrei) • Salz • schwarzer Pfeffer, frisch gemahlen • 200 g Sahne • 1 EL Kürbiskerne • 1 EL Kürbiskernöl

● Die Kartoffeln und den Ingwer schälen und grob würfeln. Den Kürbis schälen, das weiche Innere und die Kerne mit einem Löffel herausschaben und das Fruchtfleisch in Würfel schneiden. Die Chilischote entkernen und zerkleinern.

● Kartoffeln, Ingwer, Kürbis und Chili in einem großen Topf in heißer Butter andünsten, mit Gemüsebrühe ablöschen und mit Salz und Pfeffer würzen. 15 Min. lang kochen.

● Anschließend die Sahne einrühren und die Suppe mit einem Pürierstab fein pürieren. Mit gehackten Kürbiskernen betreut und etwas Kürbiskernöl beträufelt servieren.

**Nährwerte pro Portion**
›430 kcal ›9 g E ›30 g F ›31 g KH

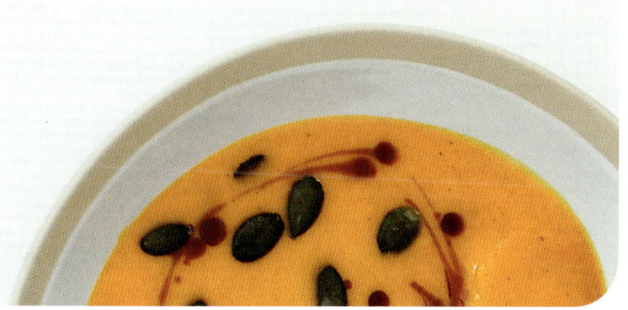

Schöne Vorspeise
# Paprika-Bruschetta

**Geeignet für die Karenzphase**
Für 4 Personen • gelingt leicht
⊙ 10 Min. + 15 Min. Garzeit

3 rote Spitzpaprika • 6 EL Olivenöl • Salz • 200 g Baguette • 2 Knoblauchzehen • 2 Büffelmozzarella • Pfeffer • Basilikumblättchen

● Paprika waschen, putzen, in feine Ringe schneiden und in Olivenöl 5 Min. andünsten, mit Salz würzen. Das Baguette schräg in 12 dünne Scheiben schneiden, mit 2–3 EL Olivenöl beträufeln und in einer heißen Pfanne anrösten.

● Knoblauch abziehen, durchschneiden und die Brotscheiben mit Knoblauch einreiben. Mozzarella in Scheiben schneiden. Die Brotscheiben mit Paprika und Mozzarella belegen, mit Pfeffer würzen, mit Olivenöl beträufeln und mit Basilikum garnieren.

**Nährwerte pro Portion**
›470 kcal ›17 g E ›31 g F ›31 g KH

Kleine Gerichte : Suppen

Wärmendes Herbstsüppchen
## Apfel-Curry-Suppe

**Geeignet für die Karenzphase**
Für 2 Personen • gelingt leicht
⏱ 5 Min. + 10 Min. Garzeit

½ Zwiebel • etwas Butter • 2 säuerliche Äpfel (z. B. Boskop) • 1 TL Currypulver (Madrascurry) • 300 ml Gemüsebrühe (hefefrei) • Salz • schwarzer Pfeffer, frisch gemahlen • etwas Zucker • 200 g Sahne

● Die Zwiebel abziehen, in kleine Würfel schneiden und in der Butter andünsten. Die Äpfel schälen, entkernen, in dünne Scheiben schneiden und zu den Zwiebeln geben. Kurz weiterdünsten.

● Das Currypulver hinzugeben und mit der Brühe angießen. Die Suppe mit einem Pürierstab pürieren, mit Salz, Pfeffer und etwas Zucker abschmecken. Sahne steif schlagen und je einen Klecks auf den Portionen verteilen.

**Variante** Statt mit Äpfeln können Sie diese Suppe auch mit Karotten zubereiten.

**Nährwerte pro Portion**
› 440 kcal › 5 g E › 35 g F › 25 g KH

Nicht nur für heiße Sommertage
## Zucchinicremesuppe

**Geeignet für die Karenzphase**
Für 2 Personen • gut vorzubereiten
⏱ 10 Min. + 15 Min. Garzeit

2 große Zucchini • 1 große Zwiebel • 1 EL Öl • ½ l Gemüsebrühe (hefefrei) • 1 EL Petersilie, frisch gehackt • Salz • schwarzer Pfeffer, frisch gemahlen • 3 TL Schmand • 1 EL Sonnenblumenkerne

● Die Zucchini waschen, putzen und grob würfeln. Zwiebel abziehen und grob hacken. Beides im heißen Öl kurz andünsten. Gemüsebrühe zugeben und mit Petersilie, Salz und Pfeffer 15 Min. kochen.

● Anschließend die Suppe mit dem Pürierstab fein pürieren und den Schmand unterrühren. Die Sonnenblumenkerne in einer heißen Pfanne ohne Öl kurz anrösten. Die Suppe auf Tellern anrichten und mit den gerösteten Sonnenblumenkernen garnieren.

**Variante** Drei Kartoffeln und eine Karotte mitgaren.

**Nährwerte pro Portion**
› 220 kcal › 9 g E › 12 g F › 18 g KH

Immer gut
## Champignoncremesuppe

**Geeignet für die Karenzphase**
Für 2 Personen • preisgünstig
⏱ 30 Min.

1 mittelgroße Zwiebel • 25 g Butter • 100 g Champignons • 30 g Mehl • 500 ml Gemüsebrühe (hefefrei) • Salz • schwarzer Pfeffer, frisch gemahlen

● Die Zwiebel abziehen, in kleine Würfel schneiden und in der Butter glasig dünsten. Champignons mit einem feuchten Tuch abreiben und fein blättrig schneiden. Pilze zu den Zwiebeln geben und andünsten.

● Mehl unter ständigem Rühren hinzufügen. Mit der Gemüsebrühe aufgießen und etwa 20 Min. köcheln lassen. Mit Salz und Pfeffer abschmecken.

**Variante** Sie können auch etwas Lauch andünsten oder die Hälfte der Champignons durch Pfifferlinge ersetzen. Mit Sahne können Sie die Suppe zusätzlich verfeinern, vorausgesetzt, Sie vertragen Milchprodukte.

**Nährwerte pro Portion**
› 220 kcal › 6 g E › 11 g F › 22 g KH

Perfekt für Gäste
# Erbsensuppe mit Lachs

**Geeignet für die Testphase, problematisch: Erbsen**
Für 2 Personen • gelingt leicht
⏱ 10 Min. + 15 Min. Garzeit

1 EL Butter • 1 EL Vollkorngrieß • 500 ml Gemüsebrühe (hefefrei) • 2 Frühlingszwiebeln • 300 g junge Erbsen (tiefgefroren) • 1 Prise Muskatnuss • 2 EL Crème fraîche • 1 TL Minze, fein geschnitten • Salz • schwarzer Pfeffer, frisch gemahlen • 2 Lachsfilets (tiefgekühlt) • 2 EL Olivenöl

● Butter erhitzen, den Grieß hinzufügen und unter ständigem Rühren kurz anrösten. Mit der Gemüsebrühe auffüllen und zugedeckt zum Kochen bringen. Frühlingszwiebeln putzen, klein schneiden und zusammen mit den Erbsen 5 Min. köcheln lassen.

● Mit dem Pürierstab fein pürieren. Muskat, Crème fraîche und Minzeblättchen hinzufügen und die Suppe mit Salz und Pfeffer abschmecken. Lachs mit Salz und Pfeffer würzen, im heißen Olivenöl anbraten und zur Suppe servieren.

**Nährwerte pro Portion**
›660 kcal ›38 g E ›40 g F ›36 g KH

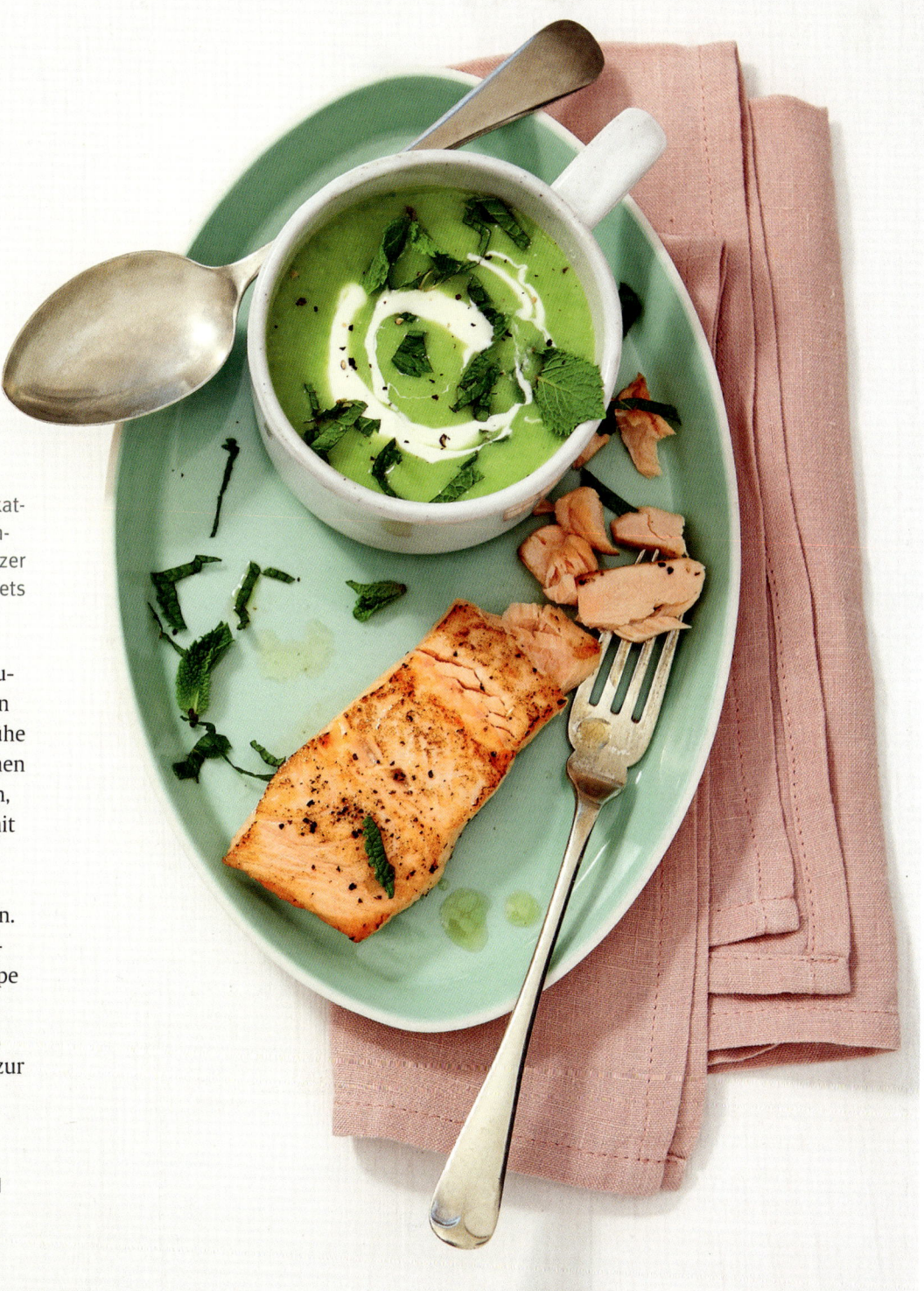

Kleine Gerichte : Quiche und Suppe

Feines französisches Süppchen
## Artischockensuppe

**Geeignet für die Testphase, problematisch: Zitrone**
Für 2 Personen • braucht etwas mehr Zeit
⏱ 15 Min. + 50 Min. Garzeit

2 große Artischocken • 3 EL Zitronensaft • 100 g Kartoffeln, mehligkochend • 1 kleine Zwiebel • 1 Knoblauchzehe • 25 g Butter • 250 ml Gemüsebrühe (hefefrei) • 150 g Sahne • Salz • schwarzer Pfeffer, frisch gemahlen • 2 TL Crème fraîche

● Die Artischockenstiele abbrechen und die Ansätze mit Zitronensaft beträufeln. Artischocken mit dem restlichen Zitronensaft in kochendes Salzwasser geben und 40 Min. garen. Die Kartoffeln schälen und würfeln, Zwiebel und Knoblauch abziehen und fein hacken.

● Die Artischockenblätter anschließend ablösen. Sechs fleischige Artischockenblätter beiseitelegen. Das Heu von den Böden lösen. Einen Artischockenboden würfeln und beiseitestellen.

● Zwiebeln und Knoblauch im Fett glasig dünsten. Kartoffeln und den Artischockenboden hinzugeben. Die Gemüsebrühe, 150 ml Artischockenkochsud und die Sahne zugießen. Die Suppe 10 Min. köcheln lassen, pürieren und mit Salz und Pfeffer würzen. Zum Anrichten die Artischockenwürfelchen in die Teller legen und mit der Suppe auffüllen, mit Crème fraîche und mit den Artischockenblättern garniert servieren.

**Variante** Sie können die Zitrone problemlos weglassen, die Suppe wird nur etwas dunkler.

**Nährwerte pro Portion**
› 480 kcal › 10 g E › 38 g F › 24 g KH

Klassiker aus Lothringen
## Quiche lorraine

**Geeignet für die Karenzphase**
Für 2–3 Personen • gut vorzubereiten
⏱ 40 Min. + 35 Min. Backzeit

**Für den Mürbteig:** 125 g Mehl • ¼ TL Salz • 60 g kalte Butter
**Für die Füllung:** ½ Stange Lauch • Olivenöl • Salz • schwarzer Pfeffer, frisch gemahlen
**Für den Guss:** 100 ml Milch • 100 g Sahne • 1–2 Eier (je nach Größe) • 30 g Gouda oder Butterkäse

● Mehl, Salz und Butter in einer Schüssel zu einem krümeligen Teig verkneten. 2 EL kaltes Wasser hinzugeben und so lange kneten, bis ein glatter Teig entsteht. Den Teig in Frischhaltefolie wickeln und etwa 30 Min. kühl stellen.

● Den Backofen auf 180 Grad (Umluft 160 Grad) vorheizen. Den Lauch waschen und in feine Ringe schneiden. Eine Quicheform (Ø 28 cm) mit Butter einfetten. Den Teig ausrollen und einen 2 cm hohen Rand formen. Im heißen Backofen etwa 10 Min. vorbacken.

● Die Eier mit Milch und Sahne mischen und mit Salz und Pfeffer würzen. Den Lauch im heißen Olivenöl leicht andünsten und kräftig mit Salz und Pfeffer abschmecken. Den Mürbeteigboden aus dem Ofen nehmen und den Lauch gleichmäßig darauf verteilen. Mit der Eiersahne begießen. Den Käse reiben und darüberstreuen und im heißen Backofen weitere 30 Min. backen.

**Nährwerte pro Portion**
› 200 kcal › 5 g E › 14 g F › 13 g KH

❯ Quiche lorraine

Quiche und Suppe : Kleine Gerichte 59

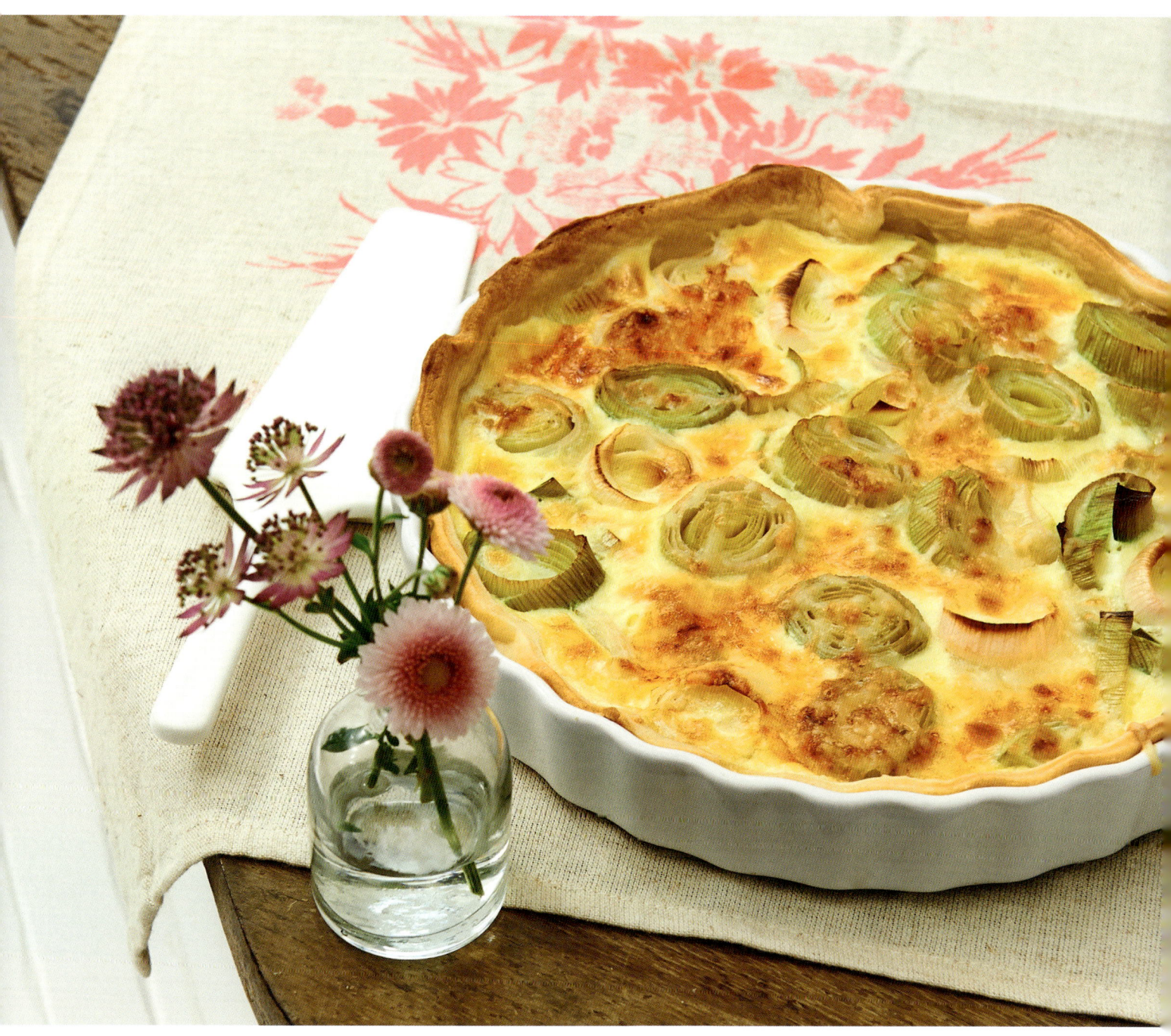

Feine Spargelpäckchen
## Spargel-Omelett

**Geeignet für die Karenzphase**
Für 2 Personen • braucht etwas mehr Zeit
⏱ 20 Min. + 10 Min. Garzeit

250 g grüner Spargel • 1 Zwiebel • 3 Eier • 3 EL Kerbel, gehackt • Salz • schwarzer Pfeffer, frisch gemahlen • Muskatnuss, frisch gerieben • 1 TL Butter • 1 Scheibe gekochter Schinken • 50 g Crème fraîche • 8 Holzspießchen

● Spargel waschen und die unteren Enden abschneiden. Zwiebel abziehen und fein hacken. Eier, 1 EL Wasser, Zwiebeln, Kerbel, Salz, Pfeffer und Muskat verrühren. In heißer Butter zwei Omeletts backen. Die Spargelstangen in Salzwasser 10 Min. garen und halbieren. Den Schinken fein würfeln. Omeletts in je 4 Tortenstücke schneiden. Jeweils 2–3 schräg halbierte Spargelstangen auf ein Stück legen.

● Das Omelett zuklappen und mit einem Holzspieß feststecken. Einen Klecks Crème fraîche auf jedes Omelett setzen und Schinkenwürfel darüberstreuen.

**Nährwerte pro Portion**
›350 kcal  ›21 g E  ›27 g F  ›6 g KH

Prima Mittagessen fürs Büro
## Selleriepuffer

**Geeignet für die Karenzphase**
Für 2 Personen • preisgünstig
⏱ 30 Min. + 20 Min. Garzeit

150 g Kartoffeln • 150 g Sellerie • 1 Zwiebel • 1 EL Mehl • 1 Prise Muskatnuss, frisch gerieben • 1 TL Salz • 3 EL Öl

● Die Kartoffeln und den Sellerie schälen und auf einer Reibe fein raspeln. Die Zwiebel abziehen, in feine Würfel schneiden und zugeben. Das Mehl zur Gemüsemischung geben und beides gut miteinander vermengen. Die Masse mit Salz und Muskat würzen.

● In einer beschichteten Pfanne das Öl erhitzen und den Teig darin portionsweise zu Puffern ausbraten. Dafür jeweils 1–2 EL Masse in die Pfanne geben und mit dem Löffelrücken ein wenig platt drücken. Sobald die Masse an den Rändern eine goldbraune Farbe annimmt, die Puffer wenden.

**Das passt dazu** Zu den Selleriepuffern passt hervorragend ein Kräuterdip.

**Nährwerte pro Portion**
›260 kcal  ›4 g E  ›18 g F  ›20 g KH

Hefefreie Grundlage für Suppen
## Gemüsebrühe

**Geeignet für die Karenzphase**
Für 4 Personen • braucht etwas mehr Zeit
⏱ 20 Min. + 30 Min. Garzeit

200 g Knollensellerie • 300 g Karotten • 1 Petersilienwurzel • 1 Zwiebel • 1 Knoblauchzehe • 1 Knolle Fenchel • 200 g Lauch • 1 Bund Petersilie • 2 Zweige Thymian • 3 Lorbeerblätter • 1 TL weiße Pfefferkörner • 2 Wacholderbeeren • Salz

● Knollensellerie putzen und schälen. Karotten und Petersilienwurzel schälen. Zwiebel und Knoblauch abziehen und klein hacken. Fenchelknolle halbieren und den Strunk entfernen. Lauch putzen. Alle Gemüseteile waschen und fein zerkleinern.

● Thymian, Petersilie und Lorbeerblatt waschen und zusammenbinden. Alle Zutaten mit 1 l Wasser aufkochen und 30 Min. lang köcheln lassen. Brühe durch ein Sieb gießen und mit Salz würzen.

**Tipp** Die Brühe kann man einige Tage im Kühlschrank aufbewahren oder portionsweise einfrieren.

**Nährwerte pro Portion**
›60 kcal  ›4 g E  ›1 g F  ›9 g KH

Tolle Rolle
# Wrap mit Roastbeef

**Geeignet für die Karenzphase**
Für 2 Personen • geht schnell
⊘ 10 Min.

1 EL scharfes Mangochutney •
1 EL Salatcreme • 2 EL Joghurt •
50 g Römersalat • 100 g Roastbeefaufschnitt • 4 Tortillafladen • Salz •
schwarzer Pfeffer, frisch gemahlen

● Die Salatcreme mit dem Mangochutney und dem Joghurt verrühren.
Die Masse mit Salz und Pfeffer abschmecken.

● Den Salat waschen und trocken
schütteln. Die Tortillafladen mit dem
Dressing bestreichen und darüber
den Römersalat verteilen. Die Roast-
beefscheiben darauf verteilen und
die Tortillas aufrollen. Im Anschluss
halbieren.

**Nährwerte pro Portion**
›300 kcal ›18 g E ›6 g F ›44 g KH

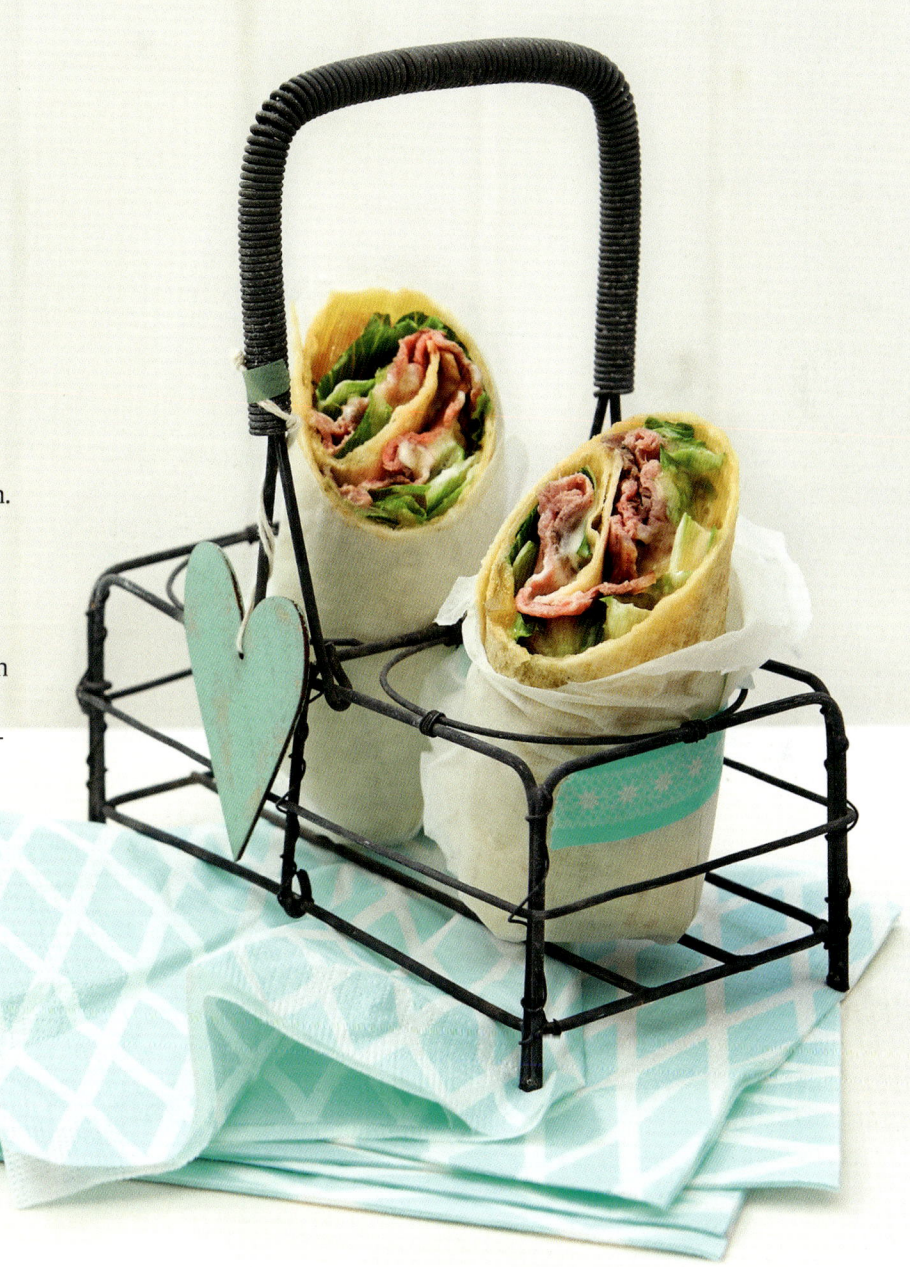

Kleine Gerichte : Fingerfood und Kartoffeln

Der Hit auf jedem Büfett
## Oliven-Croissants

**Geeignet für die Karenzphase**
Für 30 Stück • braucht etwas mehr Zeit
⏲ 40 Min. + 30 Min. Kühlzeit

40 g Butter • 3 Zwiebeln • 12 schwarze Oliven, entkernt • 2 EL Petersilie • Salz • schwarzer Pfeffer, frisch gemahlen • 3 Blätterteigplatten • 1 Ei

● Zwiebeln abziehen, fein hacken und in der Butter anbraten. Oliven fein schneiden, Petersilie hacken. Oliven, Petersilie, Salz, Pfeffer und Zwiebeln gut verrühren und auskühlen lassen. Den Blätterteig halbieren und jede Hälfte in 5 Dreiecke teilen. Die kürzeste Seite sollte 8 cm lang sein. Jeweils etwas von der Zwiebel-Oliven-Masse an die Grundlinie jedes Dreiecks setzen und zur Spitze hin aufrollen.

● Die Croissants auf ein leicht gefettetes Backblech setzen und 30 Min. kalt stellen. Den Backofen auf 200 Grad (Umluft 180 Grad) vorheizen. Das Ei verquirlen und damit die Hörnchen bestreichen. Die Croissants etwa 20 Min. backen.

**Nährwerte pro Portion**
›60 kcal ›1 g E ›5 g F ›3 g KH

Gesundes Gemüse mal anders
## Gemüselaibchen

**Geeignet für die Karenzphase**
Für 2 Personen • preisgünstig
⏲ 30 Min. + 15 Min. Garzeit

2 Kartoffeln • 1 Karotte • ½ Knolle Sellerie • 1 Zucchini • 1 Zwiebel • 1 EL Petersilie, gehackt • 1 Ei • 1 EL Mehl • Salz • schwarzer Pfeffer, frisch gemahlen • 1 ½ EL Öl

● Die Kartoffeln mit der Schale 15 Min. kochen. Zucchini, Karotte und Sellerie schälen und in kleine Würfel schneiden. Die gekochten Kartoffeln pellen, mit einer Gabel zerdrücken und mit dem Gemüse verrühren.

● Die Zwiebel abziehen, fein hacken und im heißen Öl glasig braten. Anschließend unter die Kartoffelmasse rühren. Petersilie, Salz, Pfeffer, Mehl und Ei sehr gut untermengen. Esslöffelweise Teig abnehmen, zu Laibchen formen und im heißen Öl goldbraun anbraten.

**Das passt dazu** Wer mag, serviert zu den Gemüselaibchen einen grünen Salat oder eine leckere Sauce oder einen selbstgemachten Dip.

**Nährwerte pro Portion**
›260 kcal ›9 g E ›13 g F ›25 g KH

Knackiges Gemüse
## Rohkost mit Minze

**Geeignet für die Testphase, problematisch: Zitronensaft**
Für 2 Personen • preisgünstig
⏲ 15 Min. + 15 Min. Kühlzeit

1 kleine Zucchini • 1 kleiner weißer Rettich • 2 junge Karotten • 3 Minzeblättchen • 1 EL Zitronensaft • Salz • schwarzer Pfeffer, frisch gemahlen • 1 Handvoll gemischte Kräuter • 5 EL Öl • 3 Stängel Petersilie

● Zucchini, Rettich und Karotten waschen und fein hobeln. Minze ganz fein schneiden. Gemüsestreifen und Minze 15 Min. kalt stellen. Zitronensaft, Salz, Pfeffer, die Kräuter und das Öl miteinander vermischen. Evtl. mit 1–2 TL Wasser verdünnen. Die Petersilie abspülen, trocken schütteln und fein hacken.

● Die Sauce gut unter das Gemüse mischen. Mit der Petersilie bestreuen und mit ein paar Minzeblättchen garniert servieren.

**Nährwerte pro Portion**
›310 kcal ›3 g E ›31 g F ›7 g KH

Vegetarisches Hauptgericht
# Ofenkartoffeln mit Sour Cream

**Geeignet für die Karenzphase**
Für 4 Personen • preisgünstig
⏱ 20 Min. + 40 Min. Backzeit

4 große Kartoffeln, festkochend • 1 EL Olivenöl • 250 g Sauerrahm • Salz • schwarzer Pfeffer, frisch gemahlen • ½ Bund Schnittlauch

● Den Backofen auf 200 Grad (Umluft 180 Grad) vorheizen. Die Kartoffeln waschen, trocknen und mit etwas Olivenöl einreiben. Die Kartoffeln auf ein Backblech legen und im vorgeheizten Backofen, auf mittlerer Schiene, je nach Größe etwa 40 Min. bis 1 Std. backen.

● Sauerrahm mit Salz und Pfeffer würzen. Schnittlauch waschen und in feine Röllchen schneiden, unterrühren. Die Kartoffeln aus dem Backofen nehmen (und prüfen, ob sie gar sind). Kartoffeln der Länge nach einschneiden und vorsichtig etwas auseinanderdrücken, dann salzen und jede Kartoffel mit Sour Cream füllen.

**Nährwerte pro Portion**
› 280 kcal › 7 g E › 10 g F › 39 g KH

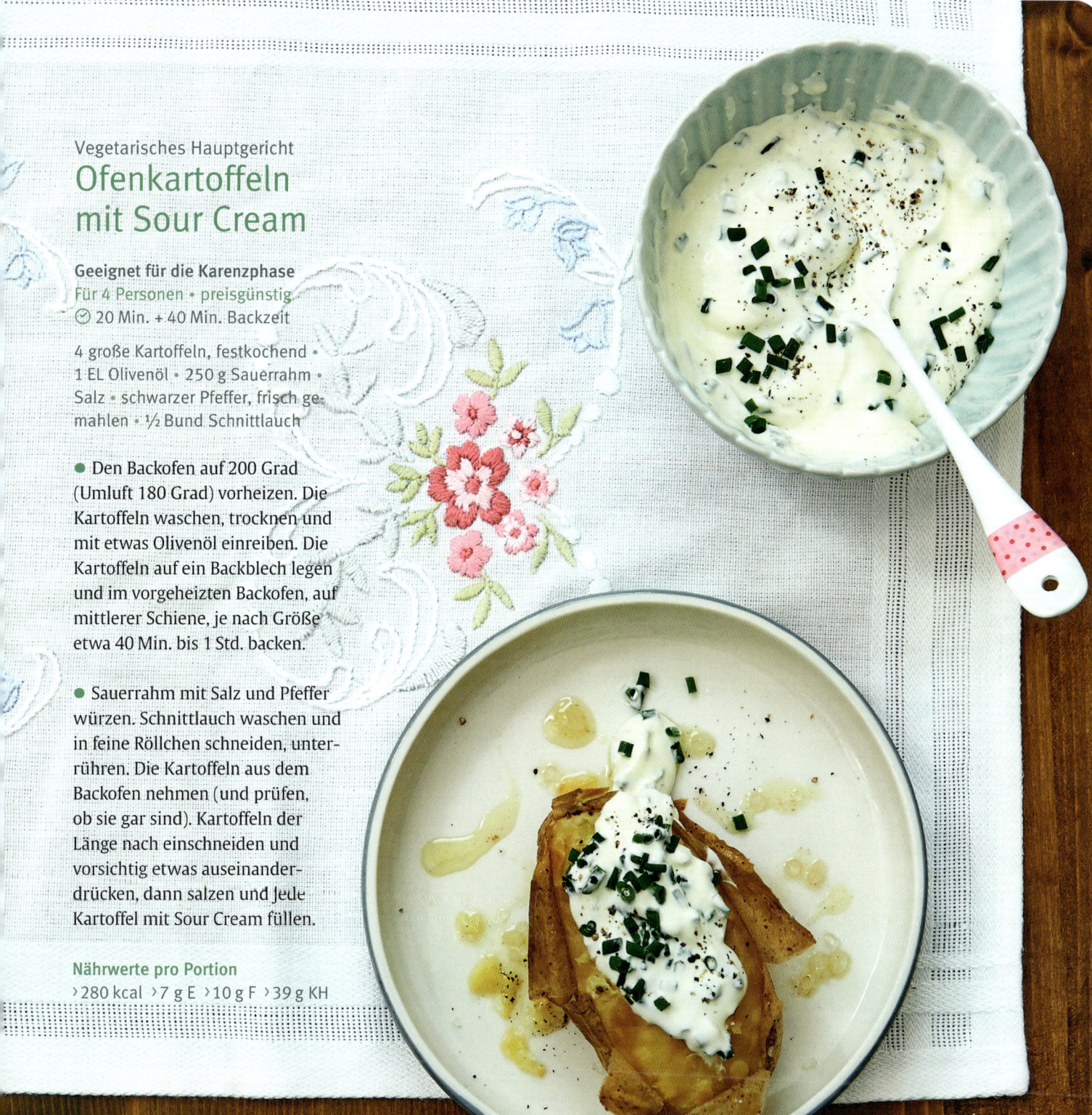

## Herzhaft und leicht
# Frisée-Champignon-Salat

**Geeignet für die Testphase, problematisch: Zitronensaft**
Für 2 Personen • geht schnell
⊘ 15 Min.

200 g Friséesalat • 1 TL Zitronensaft • Salz • schwarzer Pfeffer, frisch gemahlen • 2 EL Olivenöl • 1 Knoblauchzehe • 1 EL Kapern • 2 EL Pinienkerne • 4 große Champignons

● Friséesalat waschen, trocken schütteln und in eine Schüssel geben. Zitronensaft, Salz, Pfeffer, Olivenöl und die zerdrückte Knoblauchzehe gut miteinander verrühren. Das Dressing über den Salat geben und mehrmals umrühren.

● Frisée auf 2 Teller verteilen. Kapern und Pinienkerne darüberstreuen. Champignons mit einem feuchten Tuch abreiben, in Scheiben schneiden und neben bzw. auf dem Frisée anrichten. Evtl. mit Salz und Pfeffer nachwürzen.

**Nährwerte pro Portion**
›250 kcal ›7 g E ›21 g F ›8 g KH

## Passt zu jeder Mahlzeit
# Gurkensalat

**Geeignet für die Karenzphase**
Für 2 Personen • preisgünstig
⊘ 15 Min. + 15 Min. Kühlzeit

1 Salatgurke • 1 Zwiebel • ½ Bund Dill • 50 g Sahne • 50 ml Milch • Salz • schwarzer Pfeffer, frisch gemahlen • 1 TL Zucker

● Die Gurke schälen und ganz grob reiben oder hobeln. Zwiebel abziehen und fein schneiden. Dill waschen, zupfen und fein hacken. Sahne, Milch, Salz, Pfeffer und Zucker cremig rühren (dabei nicht fest werden lassen).

● Sahnedressing zu den Gurken geben und gut unterrühren. Den Salat vor dem Servieren 15 Min. in den Kühlschrank stellen.

**Wichtig** Nur frische Milchprodukte verwenden.

**Nährwerte pro Portion**
›130 kcal ›3 g E ›9 g F ›9 g KH

## Leckerer Dip aus Kichererbsen
# Hummus

**Geeignet für die Testphase, problematisch: Hülsenfrüchte**
Für 6 Personen • braucht etwas mehr Zeit
⊘ 1 Std. + 8 Std. Einweichzeit

500 g getrocknete Kichererbsen • 1 Knoblauchzehe • 8 EL Sesampaste (Tahin) • 8 EL Zitronensaft • 16 EL Olivenöl • Cayennepfeffer • Salz • Paprikapulver nach Geschmack

● Die getrockneten Kichererbsen über Nacht, in der 3-fachen Wassermenge einweichen. Am darauffolgenden Tag das Wasser abgießen, frisches Wasser hinzufügen, aufkochen und die Kichererbsen so lange kochen, bis sie weich sind.

● Kichererbsen abgießen, das Kochwasser dabei auffangen. Knoblauch abziehen und pressen. Kichererbsen pürieren und alle übrigen Zutaten hinzufügen. So lange rühren, bis eine glatte, aber nicht allzu feste Paste entsteht. Ist der Dip zu fest, dann etwas von dem aufgefangenen Kochwasser oder aber etwas Olivenöl unterrühren.

**Das passt dazu** Lecker zu Pita-Brot oder Gemüsesticks.

**Nährwerte pro Portion**
›660 kcal ›18 g E ›45 g F ›47 g KH

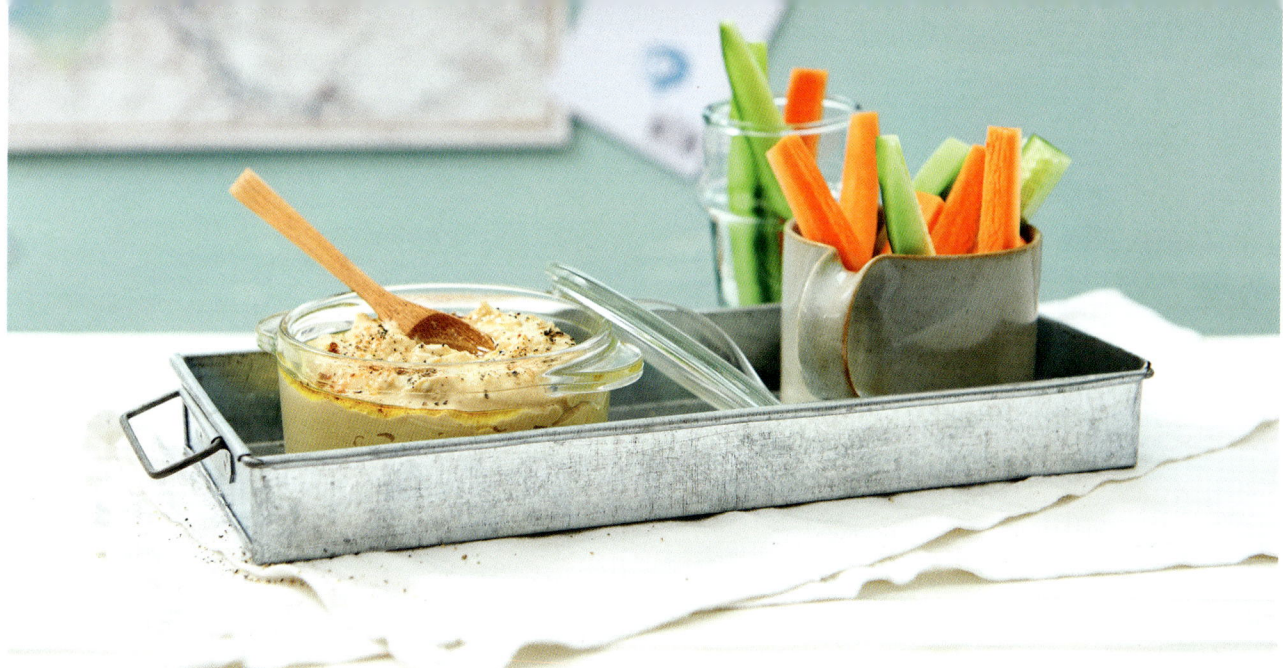

▲ Hummus

Leicht und würzig
## Dill-Kapern-Dressing

**Geeignet für die Karenzphase**
Für 2 Personen • geht schnell
⏱ 5 Min.

4 EL Schnittlauch • 1 EL Dill • 1 EL Kapern • 4 EL weißes Sesamöl (oder Olivenöl) • Salz

● Schnittlauch und Dill waschen. Schnittlauch in Röllchen schneiden, Dillspitzen abzupfen und fein hacken. Die Kapern gut abtropfen lassen und ebenfalls fein hacken. Kräuter und Kapern mit dem Öl und etwas Salz verrühren.

**Variante** Auch lecker und schön mediterran, wenn Sie Olivenöl verwenden.

**Nährwerte pro Portion**
› 240 kcal › 1 g E › 25 g F › 4 g KH

Passt prima zu Rohkost
## Mandeldressing

**Geeignet für die Karenzphase**
Für 2 Personen • geht schnell
⏱ 15 Min.

½ Zwiebel • 1 EL Schnittlauch • 1 EL Mandelmus (Bioladen oder Reformhaus) • 1 EL Olivenöl • 1 Msp. Zitronengraspulver oder 1 TL Zitronenmelisse • Salz • schwarzer Pfeffer, frisch gemahlen

● Die Zwiebel abziehen und fein hacken. Den Schnittlauch waschen, trocken schütteln und in feine Röllchen schneiden. Beides zusammen mit dem Mandelmus, dem Olivenöl, 2 EL Wasser, Zitronengraspulver und einer kräftigen Prise Salz und Pfeffer verrühren.

**Das passt dazu** Besonders lecker zu Roter Bete und Karottensalat.

**Nährwerte pro Portion**
› 120 kcal › 2 g E › 12 g F › 1 g KH

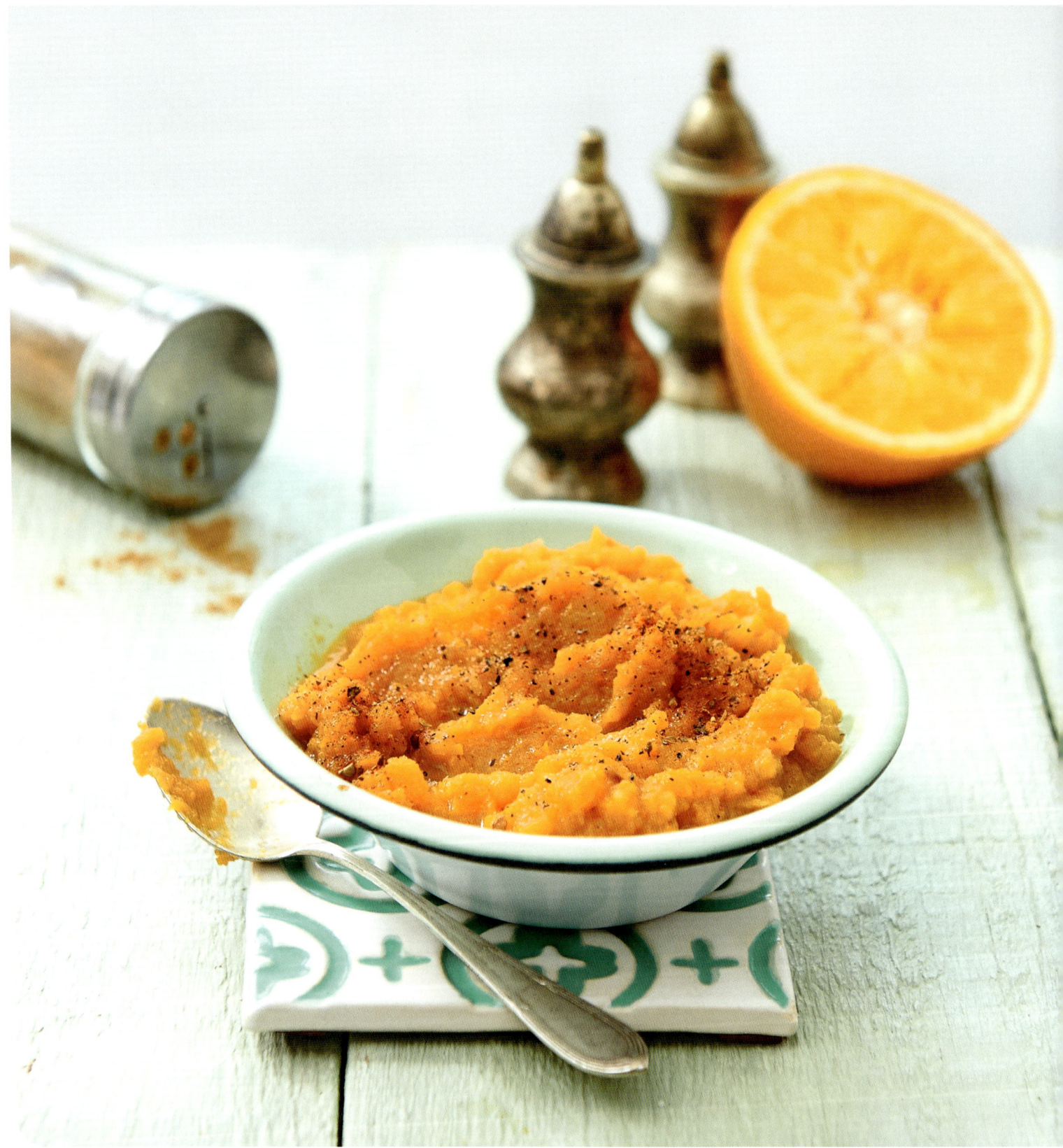

Dips : Kleine Gerichte 67

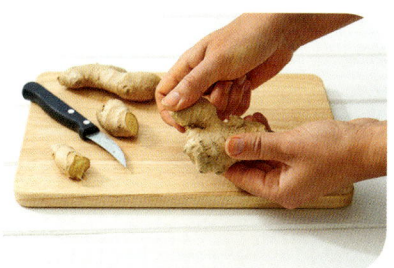

◂ Zunächst wird ein kleines Stück von der Ingwerknolle abgebrochen.

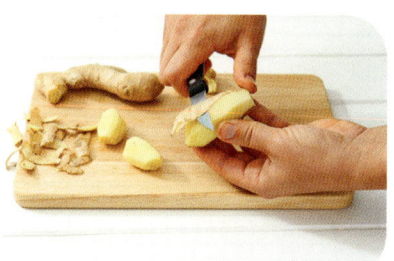

◂ Ingwer rundherum mit einem Messer dünn schälen.

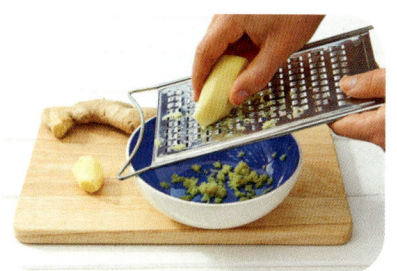

◂ Ingwer auf einer Keramikreibe fein reiben. Auch eine Gemüsereibe aus Metall eignet sich.

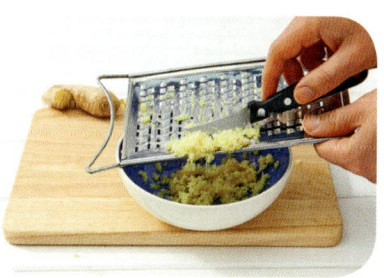

◂ Ingwer samt ausgetretenem Saft weiterverarbeiten.

Scharf und exotisch
# Ingwer-Karotten-Dip

**Geeignet für die Testphase, problematisch: Orange**
Für 2 Personen • gelingt leicht
⊘ 20 Min.

½ Zwiebel • 1 kleines Stück Ingwer • 200 g Karotten • 1 EL Öl • etwas Currypulver • 1 EL Gemüsebrühe (hefefrei) • etwas Kreuzkümmel • 1 Prise Zucker • 1 Prise Chilipulver • Salz • schwarzer Pfeffer, frisch gemahlen • ½ Orange

● Zwiebel abziehen und fein hacken, Ingwer schälen und reiben. Karotten schälen und hobeln. Zwiebeln und Ingwer im Öl andünsten. Karotten zugeben und mit Curry würzen. 2 Min. dünsten. Mit der Brühe ablöschen und mit Kreuzkümmel, Zucker, Chili, Salz und Pfeffer würzen.

● Zugedeckt gut 10 Min. köcheln lassen. Vom Herd nehmen und die Karotten mit einem Kartoffelstampfer zerdrücken. Die Orange auspressen, die Hälfte des Safts hinzufügen und evtl. mit Salz und Pfeffer nachwürzen.

**Variante** Der Dip schmeckt auch ohne Orangensaft gut. Ohne diese Zitrusfrucht ist der Dip garantiert für jeden unbedenklich.

**Nährwerte pro Portion**
› 120 kcal › 2 g E › 7 g F › 12 g KH

Kleine Gerichte : Dips

Beim Grillen der Renner
## Türkischer Joghurt

**Geeignet für die Karenzphase**
Für 2 Personen • preisgünstig
⏲ 10 Min.

1 kleine Salatgurke • 140 g Joghurt • 2 Knoblauchzehen • 1 EL Koriandergrün • 1 EL Minze • Salz • schwarzer Pfeffer, frisch gemahlen

● Die Salatgurke gut waschen, auf einer Gemüsereibe fein raffeln und abtropfen lassen. Knoblauch abziehen und durchpressen.

● Koriandergrün und Minze waschen, trocken schütteln und fein hacken. Gehackte Kräuter und Knoblauch zum Joghurt geben und gut verrühren. Die Gurkenraspel ausdrücken, zugeben, unterrühren und den Türkischen Joghurt kräftig mit Salz und Pfeffer abschmecken.

**Tipp** Servieren Sie den Joghurt gut gekühlt.

**Nährwerte pro Portion**
›70 kcal  ›3 g E  ›3 g F  ›6 g KH

Lecker zu Gemüsesticks
## Zucchinistreich

**Geeignet für die Karenzphase**
Für 4 Personen • gut vorzubereiten
⏲ 10 Min. + 10 Min. Garzeit

2 Knoblauchzehen • 1 Zwiebel • 3 Zucchini • 2 EL Olivenöl • 2 Eier • 2 EL Petersilie, fein gehackt • 2 EL Crème fraîche • Salz • schwarzer Pfeffer, frisch gemahlen • Cayennepfeffer

● Knoblauch und Zwiebel abziehen und fein hacken. Zucchini waschen und auf der Gemüsereibe fein reiben. Zucchiniraspel salzen, in einem Tuch kräftig ausdrücken. Zwiebeln und Knoblauch im heißen Öl anbraten, Zucchini dazugeben und 10 Min. unter Rühren anbraten.

● Die Eier hart kochen, abschrecken, schälen und in feine Würfel schneiden. 1 EL der Petersilie und die Eier in die abgekühlte Zucchinimasse einrühren. Crème fraîche zugeben und mit dem Pürierstab fein pürieren. Mit Pfeffer, Salz und wenig Cayennepfeffer würzen und mit der restlichen Petersilie garnieren.

**Nährwerte pro Portion**
›150 kcal  ›6 g E  ›12 g F  ›4 g KH

Schön herbstlich
## Kartoffelstreich

**Geeignet für die Karenzphase**
Für 4 Personen • gelingt leicht
⏲ 5 Min. + 20 Min. Garzeit

3 große Kartoffeln, mehligkochend • 200 g Schmand • 1 Zwiebel • Salz • schwarzer Pfeffer, frisch gemahlen • 1 EL Schnittlauch

● Die Kartoffeln als Pellkartoffeln weich kochen, schälen und mit einem Kartoffelstampfer zerstampfen. Die Zwiebel abziehen und sehr fein hacken. Zwiebeln, Salz, Pfeffer, Schmand unter die Kartoffelmasse rühren. Kräftig mit Salz und Pfeffer würzen.

● Schnittlauch waschen, trocken schütteln und in feine Röllchen schneiden. Den Kartoffelaufstrich fingerdick auf Brot oder Brötchen streichen und mit Schnittlauch garnieren – fertig!

**Variante** Der Aufstrich kann durch Zugabe von gepresstem Knoblauch zusätzlich verfeinert werden.

**Nährwerte pro Portion**
›110 kcal  ›4 g E  ›15 g F  ›15 g KH

Ideal zu Kurzgebratenem
# Paprikastreich

**Geeignet für die Karenzphase**
Für 4 Personen • gelingt leicht
⏱ 10 Min. + 10 Min. Garzeit

2 rote mittelgroße Paprikaschoten •
2 Karotten • 2 Schalotten • 50 g Butter • 1 Knoblauchzehe • Kräutersalz •
frische Thymianblättchen • frische
Dillspitzen • Petersilie, fein gehackt •
2 EL gemahlene Haselnüsse

● Paprika waschen, putzen und fein würfeln. Karotten und Schalotten schälen, ebenfalls in feine Würfel schneiden und zusammen mit der Paprika zugedeckt in der Butter weich dünsten. Etwas abkühlen lassen.

● Knoblauch abziehen und durchpressen. Paprikastreich mit den Kräutern, Knoblauch und den Gewürzen abschmecken. Zum Schluss mit einem Pürierstab pürieren und die Haselnüsse unterrühren.

**Das passt dazu** Der Aufstrich schmeckt sehr lecker zu Reis, Nudeln oder Folienkartoffeln!

**Nährwerte pro Portion**
›190 kcal ›3 g E ›16 g F ›9 g KH

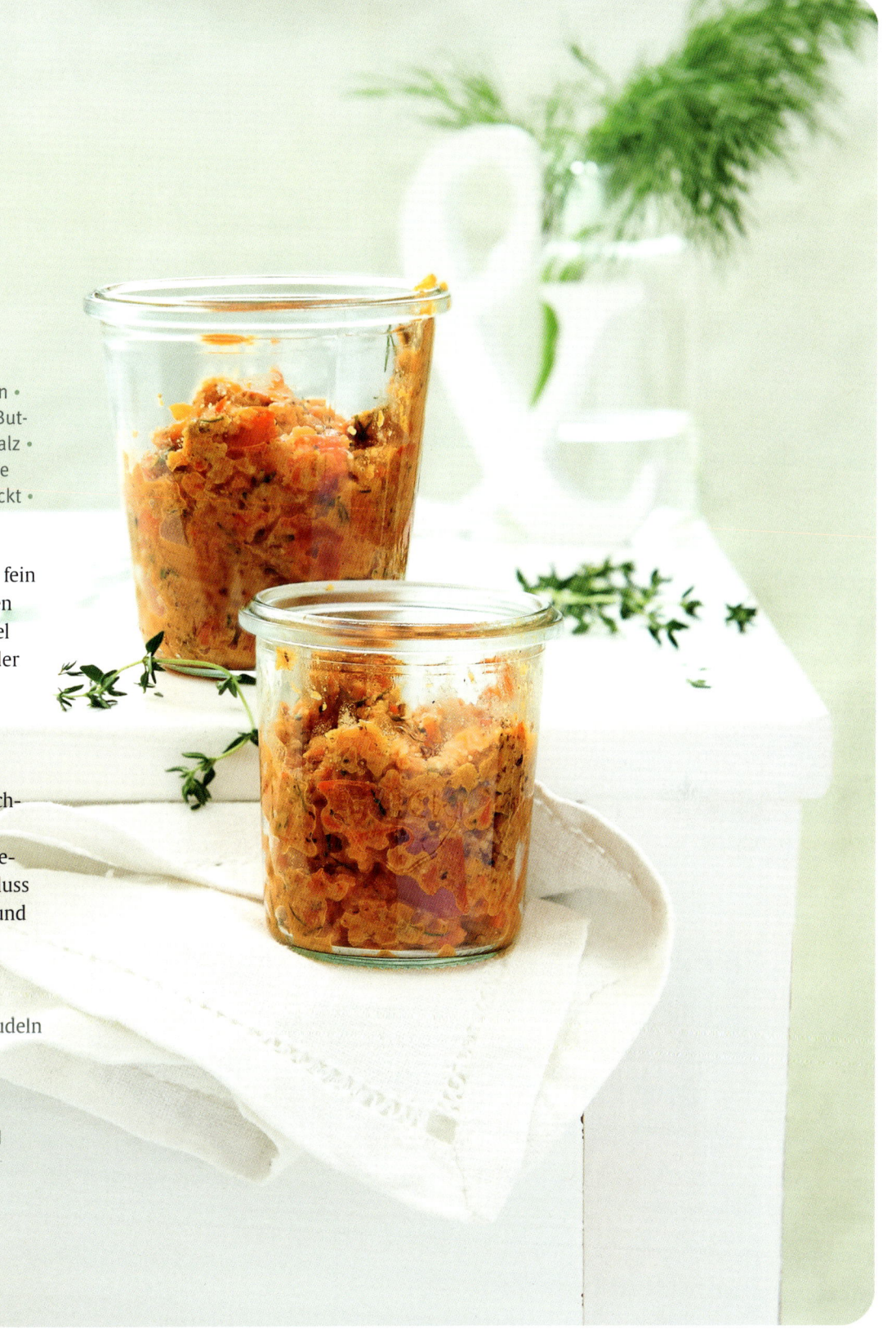

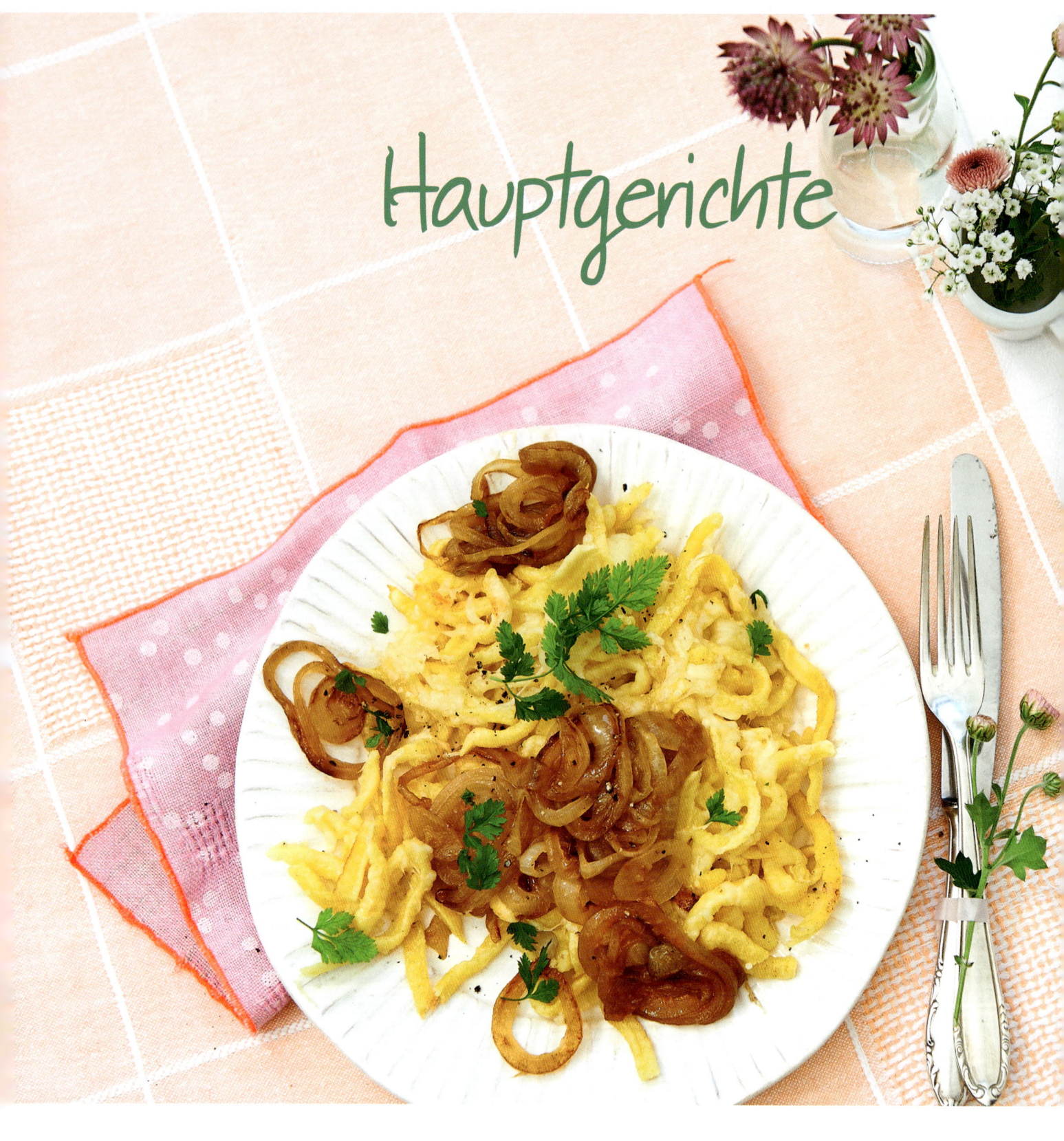

# Hauptgerichte

Schönes Winter- und Herbstessen
## Kässpätzle

**Geeignet für die Karenzphase**
Für 4 Personen • braucht etwas mehr Zeit
🕐 30 Min. + 30 Min. Ruhezeit

400 g Mehl • 4 Eier • 1 TL Salz • 12 EL Wasser •
150 g junger Gouda • 2 Zwiebeln • 50 g Butter •
schwarzer Pfeffer, frisch gemahlen

● Mehl in eine Schüssel geben. Eier, Salz und nach und nach Wasser zugeben und dabei mit einem Handrührgerät verrühren. Den Teig anschließend mit einem Holzrührlöffel so lange schlagen, bis er Blasen wirft. Dann eine halbe Std. lang ruhen lassen und anschließend nochmals durchschlagen.

● Den Backofen auf 180 Grad (Umluft 160 Grad) vorheizen. Eine Auflaufform aus Keramik in den Ofen stellen. Den Teig mit einer Spätzlepresse portionsweise in kochendes Salzwasser drücken. Schwimmen die Spätzle an der Wasseroberfläche, mit einem Schaumlöffel aus dem Wasser heben, in die Auflaufform füllen und jede Schicht mit Käse bestreuen. Die Form im heißen Backofen aufbewahren.

● Die Zwiebeln abziehen, in feine Ringe schneiden und in heißer Butter andünsten. Spätzle auf Tellern anrichten, Zwiebeln darübergeben, wenig Pfeffer darüberstreuen und servieren.

**Tipp** Spätzle lassen sich auch mit einem großen, scharfen Messer oder mit einem Teigspachtel direkt in das kochende Salzwasser schaben.

**Nährwerte pro Portion**
›670 kcal ›28 g E ›29 g F ›73 g KH

Toll sättigend
## Vegetarischer Hirsetopf

**Geeignet für die Karenzphase**
Für 4 Personen • geht schnell
🕐 10 Min. + 20 Min. Garzeit

1 Stange Lauch • 3 – 4 Pastinaken • 3 – 4 Karotten •
2 Zwiebeln • 300 g Hirse • 2 EL Olivenöl • ½ l Gemüsebrühe
(hefefrei) • Salz • schwarzer Pfeffer, frisch gemahlen •
2 TL Petersilie, gehackt

● Lauch gründlich waschen, putzen und in Ringe schneiden. Pastinaken und Karotten schälen und würfeln. Zwiebel abziehen und klein hacken. Hirse heiß abspülen und in Öl kurz anschwitzen. Zwiebeln zugeben und mit schmoren.

● Lauch, Pastinaken und Karotten zugeben, kurz schmoren lassen und mit Brühe ablöschen. 20 Min. köcheln lassen. Mit Salz und Pfeffer abschmecken, auf Tellern anrichten und mit der Petersilie garnieren.

**Tipp** Mitunter werden Hülsenfrüchte nicht gut vertragen – Sie sollten auf jeden Fall während der Diätphase auf Linsen und Co. verzichten.

**Nährwerte pro Portion**
›400 kcal ›11 g E ›10 g F ›65 g KH

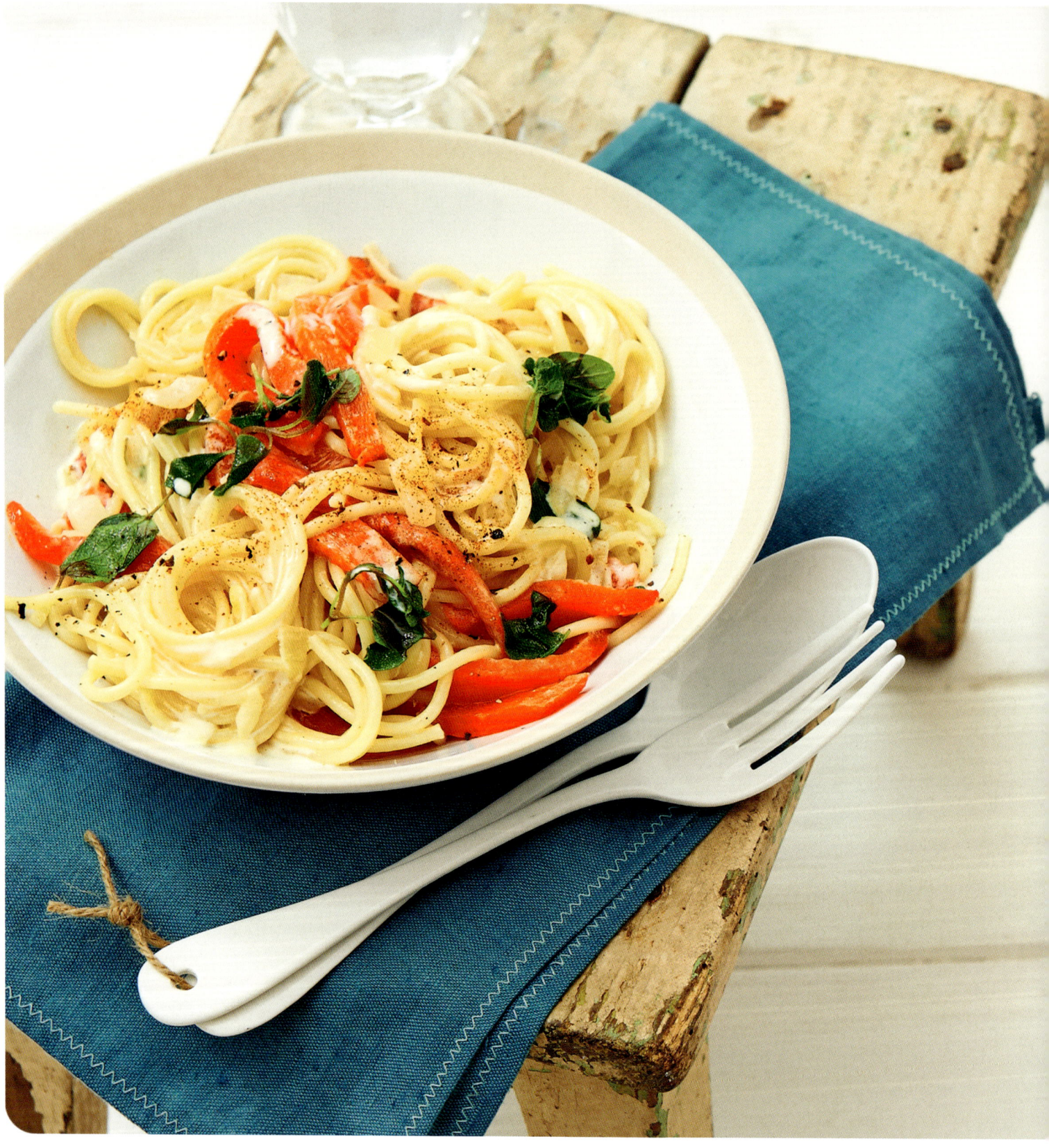

Nudeln : Hauptgerichte

Pikante Sauce für Spaghetti mit Biss
# Spaghetti mit gegrillter Paprika

**Geeignet für die Karenzphase**
Für 4 Personen • preisgünstig
⏱ 15 Min. + 20 Min. Garzeit

2 rote Paprikaschoten • Olivenöl • 500 g Spaghetti • 2 Zwiebeln • 2 Knoblauchzehen • 120 g Sahne • Chilipulver • 2 EL frische Oreganoblättchen • Salz • schwarzer Pfeffer, frisch gemahlen

● Den Grill des Backofens vorheizen. Die Paprikaschoten waschen und je nach Größe halbieren oder vierteln. Die Kerne und Rippen herausschneiden. Paprikastücke mit der Hautseite auf ein Backblech legen und mit Öl bepinseln. Unter dem vorgeheizten Grill ca. 10 Min. rösten.

● Spaghetti nach Packungsanweisung al dente garen. Wenn die Haut Blasen wirft und schwarz wird, die Paprikaschoten aus dem Ofen nehmen und mit einem feuchten Tuch abdecken. Die Paprikaschoten unter dem feuchten Küchentuch abkühlen lassen. Anschließend die Haut mit einem Messer abziehen und die Paprikaschoten in lange Streifen schneiden.

● Zwiebeln abziehen, hacken und im heißen Öl andünsten. Knoblauch abziehen und fein hacken. Paprikastreifen, Knoblauch und Sahne dazugeben und mit dem Chilipulver würzen. Oregano hinzufügen und mit Salz und Pfeffer abschmecken. Die Sauce unter die fertig gegarten Nudeln rühren.

**Nährwerte pro Portion**
›660 kcal ›17 g E ›25 g F ›90 g KH

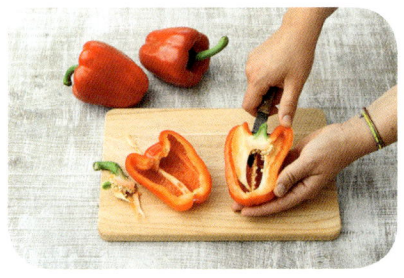
◂ Die Paprikaschoten gründlich waschen und je nach Größe halbieren oder vierteln. Die Kerne und Rippen herausschneiden.

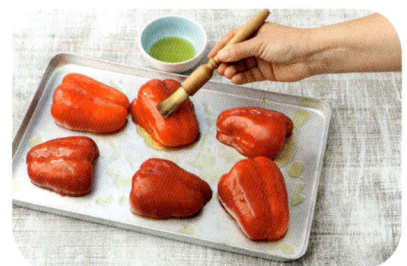
◂ Paprikastücke mit der Hautseite auf ein Backblech legen und mit Öl bepinseln. Unter dem vorgeheizten Grill ca. 10 Min. rösten.

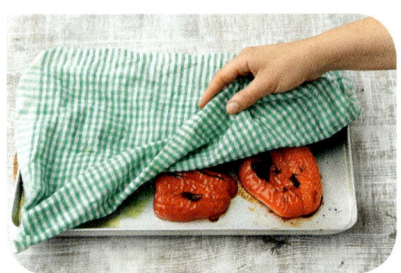
◂ Wenn die Haut Blasen wirft und schwarz wird, die Paprikaschoten aus dem Ofen nehmen und mit einem feuchten Tuch abdecken.

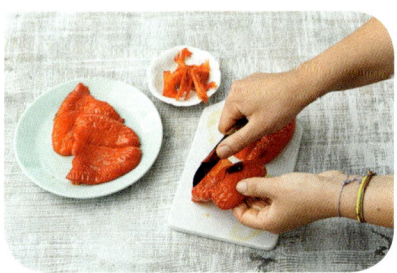
◂ Die Paprikaschoten unter dem feuchten Küchentuch abkühlen lassen. Anschließend die Haut mit einem Messer abziehen.

Hauptgerichte : Nudeln

## Mit cremig-delikater Sauce
# Spaghetti mit Lachs

**Geeignet für die Karenzphase. Rezeptfoto siehe Cover**
Für 4 Personen • gelingt leicht
⏱ 10 Min. + 20 Min. Garzeit

400 g Spaghetti • 4 TK-Lachssteaks • 2 kleine Lauchzwiebeln oder 1 große Zwiebel • 1 TL Olivenöl • 1 TL Basilikum • Salz • schwarzer Pfeffer, frisch gemahlen • gekörnte Gemüsebrühe (hefefrei) • 300 g Sahne • 1 TL Mehl • 5 Schnittlauchhalme

● Die Spaghetti nach Packungsanweisung kochen. Den Lachs in Streifen schneiden. Die Lauchzwiebeln putzen, fein würfeln, im Öl glasig anbraten, dann das Basilikum zugeben. Lachsstreifen hinzufügen und gar dünsten, dabei mit Salz und Pfeffer abschmecken.

● Brühe und die Sahne unterrühren und kurz köcheln lassen. Die Sauce ggf. mit Mehl abbinden. Hierzu das Mehl klümpchenfrei mit wenig kaltem Wasser verrühren und die Sauce damit andicken. Die fertigen Spaghetti auf vorgewärmten Tellern anrichten, Lachs-Sahne-Sauce darübergeben und mit frischem Schnittlauch garnieren – fertig!

**Nährwerte pro Portion**
›860 kcal  ›45 g E  ›43 g F  ›73 g KH

## Die perfekte Kombination
# Fettuccine mit grünem Spargel

**Geeignet für die Karenzphase**
Für 4 Personen • geht schnell
⏱ 10 Min. + 15 Min. Garzeit

500 g Fettuccine (oder Tagliatelle) • 200 g grüner Spargel • 4 EL Butter • etwas Petersilie und Basilikum • 250 g Sahne • Salz • schwarzer Pfeffer, frisch gemahlen

● Nudeln nach Packungsanweisung al dente garen und gut abtropfen lassen. Spargel abspülen, die Enden kürzen und den Rest in kleine Stücke schneiden. Butter in einer Pfanne erhitzen und den Spargel darin bissfest dünsten.

● Petersilie und Basilikum kurz abspülen, trocken schütteln und fein hacken. Kräuter und die Sahne zum Spargel geben und mit Salz und Pfeffer abschmecken. Die Sauce zu den Nudeln geben und gut vermengen.

**Nährwerte pro Portion**
›780 kcal  ›18 g E  ›39 g F  ›89 g KH

## Superlecker
# Quadrucci mit Champignons

**Geeignet für die Karenzphase**
Für 4 Personen • gelingt leicht
⏱ 20 Min.

500 g Quadrucci (oder Farfalle) • 4 EL Butter • 2 Knoblauchzehen • 500 g Champignons • 60 ml Gemüsebrühe (hefefrei) • 80 g Schmand • 2 EL Schnittlauchröllchen • 2 EL Petersilie, gehackt • 2 EL Thymian, gehackt

● Nudeln nach Packungsanweisung al dente garen und gut abtropfen lassen. Die Butter erhitzen. Knoblauch abziehen, in Scheiben schneiden und hinzugeben. Champignons mit einem feuchten Tuch abreiben, putzen, klein schneiden und ebenfalls mit andünsten.

● Mit Brühe ablöschen und mit Schmand cremig rühren. Die Kräuter unter die Sauce rühren. Gut vermengen und kurz aufkochen lassen. Die Sauce unter die Nudeln mischen.

**Nährwerte pro Portion**
›670 kcal  ›19 g E  ›26 g F  ›88 g KH

Risotto und Eintopf : Hauptgerichte

Ein echtes Blitzrezept
## Penne mit Kürbis

**Geeignet für die Karenzphase**
Für 4 Personen • gelingt leicht
⏱ 10 Min. + 15 Min.

500 g Penne • 500 g Kürbisfleisch (z. B. Hokkaido) • 1 kleine Lauchstange • 4 EL Butter • Muskatnuss, frisch gerieben • 250 g Sahne • 1 Handvoll Pinienkerne • 1 Stängel Basilikum

● Nudeln nach Packungsanweisung al dente garen und gut abtropfen lassen. Den Kürbis schälen, mit einem Teelöffel entkernen und in kleine Würfel schneiden. Lauch gründlich waschen und in Ringe schneiden. Butter in einer Pfanne erhitzen und die Lauchringe darin gut 5 Min. dünsten. Kürbis dazugeben und mit Muskat abschmecken. Etwa 8 Min. köcheln lassen. Die Sahne dazugeben, evtl. etwas Wasser.

● Die Pinienkerne ohne Fett anrösten. Kürbis und Sauce unter die Nudeln mischen und mit den Pinienkernen und den Basilikumblättchen garniert servieren.

**Nährwerte pro Portion**
› 845 kcal › 21 g E › 42 g F › 95 g KH

Ein Gedicht
## Waldpilzrisotto

**Geeignet für die Karenzphase**
Für 4 Personen • braucht etwas mehr Zeit
⏱ 10 Min. + 40 Min. Garzeit

je 400 g Pfifferlinge und Kräuterseitlinge • 1 Knoblauchzehe • 1 Zwiebel • 3 EL Olivenöl • 300 g Risottoreis • 600–800 ml heiße Gemüsebrühe (hefefrei) • 2 EL Thymianblättchen • 2 EL Butter • 50 g Tilsiter oder Gorgonzola • Salz • schwarzer Pfeffer, frisch gemahlen • 8 Rukolablätter

● Pfifferlinge und Kräuterseitlinge säubern und klein schneiden. Knoblauch und Zwiebel abziehen, fein würfeln und in Öl anschwitzen. Reis zugeben und unter Rühren 5 Min. glasig werden lassen. Mit einer Kelle heißer Brühe ablöschen, einkochen lassen und immer wieder Brühe zugeben, bis der Reis gar ist.

● Die Pilze in heißem Öl kurz anbraten, Thymian zugeben und anschließend unter den Reis rühren. Butter und den Käse unterrühren, kräftig mit Salz und Pfeffer abschmecken und mit Rukola garnieren.

**Wichtig**  Verwenden Sie für das Risotto weder Steinpilze noch Morcheln!

**Nährwerte pro Portion**
› 530 kcal › 15 g E › 23 g F › 65 g KH

Kunterbunt
## Linseneintopf

**Geeignet für die Testphase, problematisch: Linsen**
Für 4 Personen • gelingt leicht
⏱ 30 Min. + 8 Std. Einweichzeit

300 g Linsen • 2 Zwiebeln • 2 EL Öl • 500 g Kartoffeln • 2 Paprikaschoten • 150 g Frühlingszwiebeln • 1 l Gemüsebrühe (hefefrei) • Salz • schwarzer Pfeffer, frisch gemahlen • Muskatnuss, frisch gerieben • 2 EL Schnittlauchröllchen

● Linsen am Vortag über Nacht in Wasser einweichen lassen. Zwiebeln abziehen und fein hacken. Kartoffeln schälen, würfeln und in heißem Öl zusammen mit den Zwiebeln anbraten. Paprika waschen und putzen und in Würfel schneiden. Die Frühlingszwiebeln waschen, putzen und klein schneiden. Paprika und Frühlingszwiebeln zu den Kartoffeln geben und kurz anschwitzen.

● Alles mit Gemüsebrühe ablöschen, die Linsen zugeben und mindestens 20 Min. köcheln lassen. Eintopf mit Pfeffer, Salz und Muskat abschmecken, auf Tellern anrichten und mit Schnittlauch garnieren.

**Nährwerte pro Portion**
› 515 kcal › 30 g E › 8 g F › 77 g KH

## Pikant gewürzt
## Marokkanisches Gemüse

**Geeignet für die Karenzphase**
Für 4 Personen • gelingt leicht
⏱ 10 Min. + 20 Min. Garzeit

400 g Süßkartoffeln • 200 g Kartoffeln • 150 g Champignons • 1 Zwiebel • 1 Knoblauchzehe • 1 kleine Chilischote • 1 gelbe Paprikaschote • 1 rote Paprikaschote • 1 Karotte • 400 ml Gemüsebrühe (hefefrei) • 3 EL Olivenöl • 1 TL Paprikapulver • 1 TL Currypulver • ½ TL gemahlener Kreuzkümmel • Salz • schwarzer Pfeffer, frisch gemahlen

● Süßkartoffeln und Kartoffeln schälen und grob würfeln. Champignons in Scheiben schneiden. Zwiebel und Knoblauch abziehen und fein hacken. Die Chilischote entkernen und fein hacken. Paprika waschen, putzen und klein schneiden. Karotte schälen und in Scheiben schneiden.

● Zwiebel, Chili und Knoblauch im heißen Öl anschwitzen. Gemüse dazugeben und mitdünsten. Gemüsebrühe zugeben, 20–30 Min. köcheln lassen und mit den Gewürzen kräftig abschmecken.

**Nährwerte pro Portion**
›290 kcal  ›6 g E  ›11 g F  ›41 g KH

## Super fürs Büfett
## Türkische Zucchiniküchlein

**Geeignet für die Karenzphase**
Für 4 Personen • geht schnell
⏱ 20 Min. + 10 Min. Garzeit

1 große Zwiebel • 500 g Zucchini • 30 g Mehl • 3 EL Paniermehl • ½ TL Backpulver • 1 Ei • 40 g junger Gouda • 10 Pfefferminzblätter • 3 Stängel Petersilie • 6 EL Olivenöl • Salz • schwarzer Pfeffer, frisch gemahlen

● Zwiebel abziehen und fein schneiden. Zucchini waschen, putzen und fein raspeln. Zucchiniraspel zusammen mit den Zwiebeln auf ein sauberes Küchenhandtuch geben und gut ausdrücken. Mehl, Paniermehl und Backpulver verrühren und mit der Gemüsemasse vermengen.

● Pfefferminze und Petersilie waschen und fein hacken. Ei, Käse, Pfefferminze, Petersilie, Salz und Pfeffer unterrühren und die Masse gut verkneten. Nacheinander insgesamt 8–10 flache Küchlein im heißen Öl von beiden Seiten goldbraun braten.

**Das passt dazu** Lecker mit erfrischendem Knoblauch-Gurken-Joghurt.

**Nährwerte pro Portion**
290 kcal  ›8 g E  ›23 g F  ›13 g KH

## Schöne Vorspeise
## Wirsingröllchen mit Pilzfüllung

**Geeignet für die Testphase, problematisch: Kohlgemüse**
Für 4 Personen • gut vorzubereiten
⏱ 15 Min. + 20 Min. Garzeit

4 schöne Wirsingblätter • Salz • schwarzer Pfeffer, frisch gemahlen • 2 kleine Zwiebeln • 400 g Shiitakepilze • 2 EL Butter • 150 g Frischkäse • 2 EL Petersilie, gehackt • 2 EL Pistazien, gehackt • 2 EL junger Gouda • 100 g Sahne

● Salzwasser zum Kochen bringen und die Wirsingblätter darin kurz blanchieren. Zwiebeln abziehen und fein hacken. Pilze mit Küchenkrepp abreiben und klein schneiden. Butter in einer Pfanne erhitzen, die Zwiebeln und Pilze darin andünsten.

● Anschließend die Mischung auskühlen lassen und mit den restlichen Zutaten (bis auf die Sahne) vermischen. Wirsingblätter ausbreiten, jeweils die Hälfte der Pilzfüllung in die Mitte geben und einrollen. In einen kleinen Topf geben, die Sahne angießen und etwa 20 Min. garen.

**Nährwerte pro Portion**
›400 kcal  ›11 g E  ›34 g F  ›17 g KH

⇨ Türkische Zucchiniküchlein

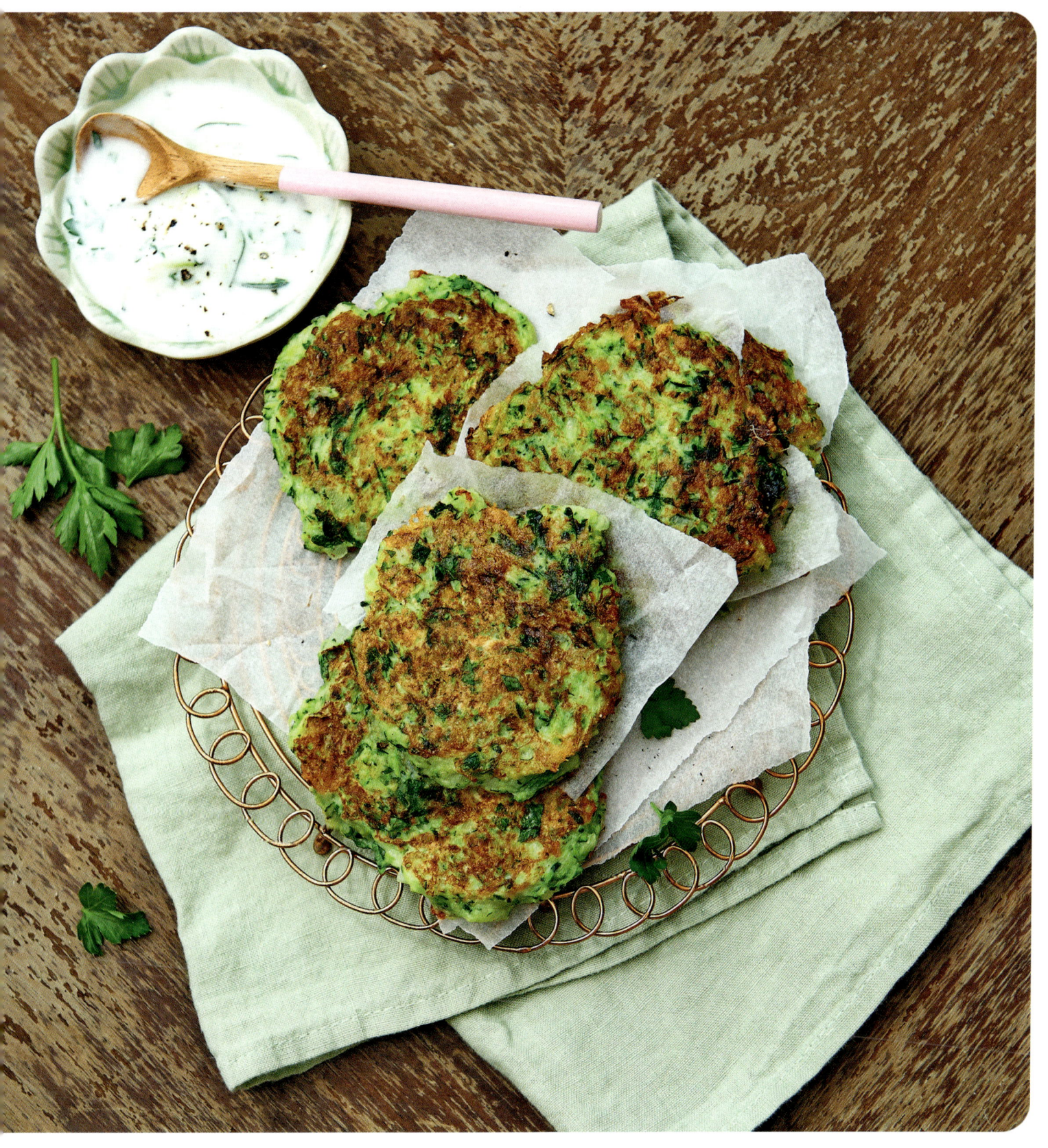

Hauptgerichte : Auflauf und Tortilla

## Preisgünstig und kinderleicht
# Lauchauflauf

**Geeignet für die Karenzphase**
Für 4 Personen • gelingt leicht
⏱ 5 Min. + 25 Min. Garzeit

600 g Lauch • 6 Scheiben gekochter Schinken • 1 TL Butter • 4 EL junger Gouda • 6 EL Crème fraîche • Salz • schwarzer Pfeffer, frisch gemahlen • Muskatnuss, frisch gerieben • Paprikapulver

● Lauch gründlich waschen, der Länge nach halbieren und in etwa 10 cm lange Stücke schneiden. Anschließend in Salzwasser nicht zu weich kochen. Den Schinken in Würfel schneiden. Die Auflaufform mit Butter auspinseln.

● Zuerst den Lauch, dann den Schinken und zum Schluss den Käse in die Form schichten. Crème fraîche mit Salz, Pfeffer, Muskat und Paprika würzen und auf dem Käse verteilen. Im Ofen bei etwa 200 Grad 15 Min. (Umluft 180 Grad) goldgelb überbacken.

**Variante** Sie können zum Auflauf auch Kartoffeln geben.

**Nährwerte pro Portion**
› 275 kcal › 16 g E › 20 g F › 9 g KH

## Traditionelles Bauernfrühstück
# Gemüsetortilla

**Geeignet für die Karenzphase**
Für 4 Personen • braucht etwas mehr Zeit
⏱ 10 Min. + 30 Min. Garzeit

2 Zwiebeln • 500 g Kartoffeln • 2 EL Öl • Salz • schwarzer Pfeffer, frisch gemahlen • 2–3 mittelgroße Karotten • 300 g Brokkoli • 4 Eier • 2 EL Sprudelwasser

● Zwiebeln abziehen und würfeln. Kartoffeln schälen, in dünne Scheiben schneiden und in heißem Öl kurz rundherum etwa 10 Min. lang garen, dabei regelmäßig wenden. Nach der Hälfte der Garzeit die Zwiebeln zugeben und mitgaren. Mit Salz und Pfeffer würzen.

● Karotten schälen und würfeln. Brokkoli putzen und in Röschen teilen. Karotten 3 Min. dämpfen, dann den Brokkoli dazugeben. Das gegarte Gemüse zu den Kartoffeln geben. Die Eier mit Mineralwasser, Salz und Pfeffer verquirlen und zum Gemüse in die Pfanne gießen. Wenn das Omelett gestockt ist, vorsichtig wenden.

**Nährwerte pro Portion**
› 250 kcal › 12 g E › 13 g F › 21 g KH

## Gut bekömmlich
# Gemüsereis mit Huhn

**Geeignet für die Karenzphase**
Für 4 Personen • geht schnell
⏱ 15 Min. + 20 Min. Garzeit

250 g Reis • 1 gelbe Paprikaschote • 1 rote Paprikaschote • 2–3 Zucchini • 4 Karotten • 400 g Hühnerbrust • 2 EL Öl • Salz • schwarzer Pfeffer, frisch gemahlen • etwas Paprikapulver

● Reis nach Packungsanweisung garen. Paprikaschoten waschen, putzen, entkernen und in Würfel schneiden. Zucchini und Karotten waschen und in Scheiben schneiden. Gemüse in 1 EL Öl kurz andünsten, dann unter den Reis heben.

● Mit Salz und Pfeffer abschmecken und warm stellen. Hühnerbrust waschen, trocken tupfen und in heißem Fett von beiden Seiten knusprig braten, mit Salz, Pfeffer und Paprika würzen. Fleisch in Scheiben schneiden und mit dem Gemüsereis anrichten.

**Variante** Der Gemüsereis lässt sich mit Frühlingszwiebeln, Lauch oder Knoblauch verfeinern.

**Nährwerte pro Portion**
› 440 kcal › 31 g E › 8 g F › 59 g KH

Hähnchen : Hauptgerichte 79

Herbstliches Mittagessen
## Hähnchen-Lauch-Ragout

**Geeignet für die Karenzphase**
Für 4 Personen • gelingt leicht
⏱ 10 Min. + 15 Min. Garzeit

400 g Hähnchenbrustfilet • 2 TL Honig • Salz • schwarzer Pfeffer, frisch gemahlen • 500 g Lauch • 2 EL Öl • 300 ml Gemüsebrühe (hefefrei) • 1 Handvoll gemischte Kräuter

● Das Hähnchenfleisch würfeln und dünn mit dem Honig bestreichen. Mit Salz und Pfeffer würzen. Den Lauch gründlich abspülen, putzen und in feine Ringe schneiden.

● Die Hähnchenwürfel in etwas Öl anbraten, den Lauch dazugeben und andünsten. Die Gemüsebrühe angießen, unter Rühren aufkochen und bei schwacher Hitze köcheln lassen. Mit Salz, Pfeffer, den Kräutern und evtl. noch etwas Honig abschmecken.

**Das passt dazu** Nudeln, Reis oder Polenta.

**Nährwerte pro Portion**
›225 kcal ›26 g E ›7 g F ›13 g KH

Veträgliche Variante
## Hähnchen-Saltimbocca

**Geeignet für die Karenzphase**
Für 4 Personen • gut vorzubereiten
⏱ 10 Min. + 30 Min. Garzeit

4 Hähnchenbrustfilets • Salz • schwarzer Pfeffer, frisch gemahlen • Paprikapulver, edelsüß • Kräuter der Provence • 4 frische Salbeiblätter • 4 Scheiben gekochter Schinken • 200 g Zucchini • 2 EL Öl

● Den Backofen auf 180 Grad (Umluft 160 Grad) vorheizen. Hähnchenbrust halbieren, mit Salz, Pfeffer, Paprika und den Kräutern einreiben. Ein Salbeiblättchen auf jedes Hähnchenfilet legen und das ganze Filet mit dem Schinken einwickeln.

● Zucchini abspülen und längs in dünne Scheiben schneiden. Diese gleichmäßig in eine gefettete Auflaufform verteilen und das Hähnchenfleisch drauflegen. Mit einem Deckel zugedeckt bei 180 Grad (Umluft 160 Grad) im heißen Ofen etwa 30 Min. garen.

**Das passt dazu** Lecker mit einem grünen Salat.

**Nährwerte pro Portion**
›270 kcal ›45 g E ›9 g F ›1 g KH

In sahniger Sauce
## Hähnchen-Blumenkohl-Curry

**Geeignet für die Testphase, problematisch: Kohlgemüse**
Für 4 Personen • gelingt leicht
⏱ 10 Min. + 25 Min. Garzeit

400 g Blumenkohl • 2 junge Karotten • 600 g Hähnchenbrustfilet • 40 g Butter • 2 – 3 EL Currypulver • Salz • schwarzer Pfeffer, frisch gemahlen • 100 ml Gemüsebrühe (hefefrei) • 200 g Sahne

● Den Blumenkohl waschen, putzen und in kleine Röschen teilen. Die Karotten schälen und in Scheiben schneiden. Das Fleisch in große Würfel schneiden. Butter in einem breiten Topf erhitzen und das Hähnchenfleisch darin anbraten.

● Gemüse und Currypulver zugeben und dünsten lassen. Mit Salz und Pfeffer würzen. Brühe mit der Sahne nach und nach hinzufügen und 10 Min. einköcheln lassen.

**Variante** Sie können den frischen Blumenkohl prima gegen tiefgekühlten Blumenkohl austauschen.

**Nährwerte pro Portion**
›410 kcal ›39 g E ›25 g F ›8 g KH

## Herrlich cremig
# Brokkoli-Mandel-Hähnchen

**Geeignet für die Testphase**
Für 4 Personen • braucht etwas mehr Zeit
🕐 30 Min. + 30 Min. Garzeit

2 Zwiebeln • 2 Knoblauchzehen • 2 rote Chilischoten (nach Geschmack) • 100 g gehobelte Mandeln • 2 TL italienische Kräuter, getrocknet • 400 g Brokkoli • 500 g Hähnchenbrustfilet • Salz • schwarzer Pfeffer, frisch gemahlen • 1 TL Paprikapulver, edelsüß • 2 TL Speisestärke • 4 EL Öl • 400 ml Gemüsebrühe (hefefrei) • 100 g Joghurt • 100 g Sahne

● Zwiebeln und Knoblauch abziehen und hacken. Die Chilischoten aufschlitzen und die Kerne entfernen. Die Hälfte der Mandeln mit Chili, Zwiebeln, Knoblauch und den Kräutern pürieren.

● Brokkoli waschen, in Röschen brechen und 3 Min. im kochenden Wasser blanchieren. Die Hähnchenbrust kalt abspülen, trocken tupfen und in Streifen schneiden. Mit Salz, Pfeffer und Paprikapulver würzen und mit der Speisestärke einreiben.

● Das Hähnchenfleisch unter mehrmaligem Wenden bei mittlerer Hitze in 1 EL Öl etwa 5 Min. anbraten, dann herausnehmen. Die Mandelblättchen in einer kleinen Pfanne hellbraun anrösten.

● Gewürzpaste 5–10 Min. in Öl leicht anschwitzen. Wird die Paste zu trocken, etwas Brühe angießen. Sahne, Joghurt und Brühe zugeben und aufkochen lassen, bis die Sauce eine Bindung bekommt. Hähnchenfleisch und Brokkoli zugeben, 2 Min. kochen lassen, mit Pfeffer und Salz abschmecken und mit den Mandelblättchen servieren.

**Nährwerte pro Portion**
› 530 kcal › 40 g E › 37 g F › 10 g KH

## Im Gemüse-Mozzarella-Bett
# Hähnchen mit Kohlrabi

**Geeignet für die Karenzphase**
Für 4 Personen • braucht etwas mehr Zeit
🕐 20 Min. + 20 Min. Garzeit

4 Hähnchenbrustfilets • Salz • schwarzer Pfeffer, frisch gemahlen • 4 EL Öl • 2 große Kohlrabi mit Grün • 1½ Bund junge Karotten • 100 g Mozzarella • 1 Bund Basilikum • 2 EL Pinienkerne • 1 EL Honig

● Das Fleisch kalt abspülen, trocken tupfen und mit Salz und Pfeffer würzen. Die Hähnchenbrustfilets 2 Min. von jeder Seite in 2 EL Öl scharf anbraten und auf kleiner Flamme weitergaren. Kohlrabi schälen und das Grün beiseitelegen. Karotten schälen. Kohlrabi und Karotten in etwa 2 cm lange Stifte schneiden. Mozzarella in Streifen schneiden.

● Das Basilikum abspülen, trocken schütteln und klein schneiden. Das Kohlrabigrün fein hacken und mit dem Basilikum mischen. Pinienkerne ohne Fett goldbraun anrösten.

● Karotten und Kohlrabi in 2 EL Öl andünsten. Basilikum, Kohlrabiblätter und Mozzarella dazugeben. Mit Honig, Salz und Pfeffer würzen, mit den Pinienkernen bestreuen und das Fleisch zum Servieren in die Mitte geben.

**Nährwerte pro Portion**
› 420 kcal › 44 g E › 22 g F › 10 g KH

➜ Brokkoli-Mandel-Hähnchen

Hähnchen : Hauptgerichte 81

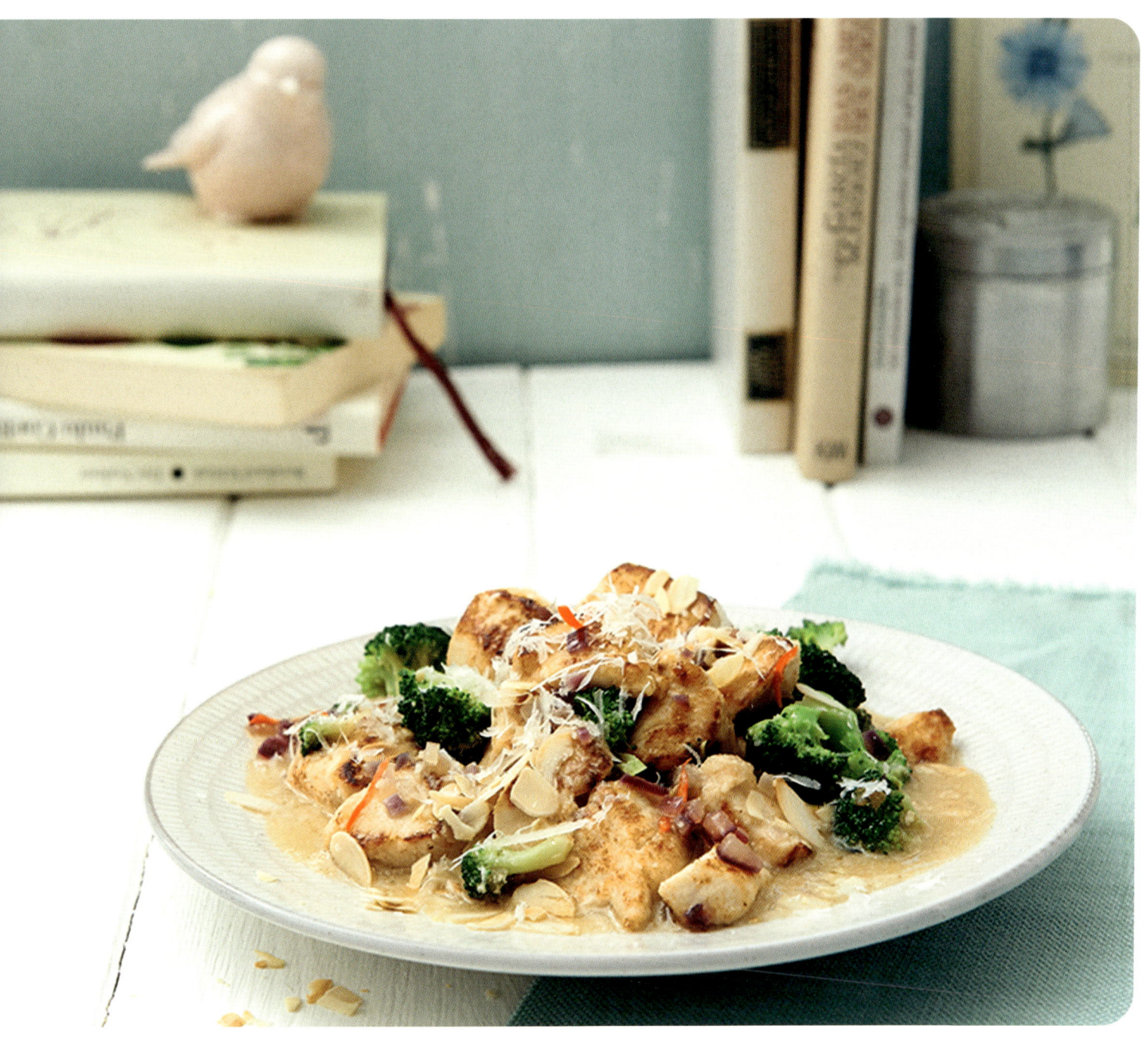

Hauptgerichte : Hähnchen

Superlecker
## Rosmarin-Hähnchen

**Geeignet für die Karenzphase**
Für 4 Personen • gelingt leicht
🕐 10 Min. + 30 Min. Garzeit

1 Zweig Rosmarin • 4 frische Salbeiblätter • 4 Knoblauchzehen • 4 Hähnchenschenkel • 4 EL Olivenöl • Salz • schwarzer Pfeffer, frisch gemahlen • 100 ml heller Traubensaft • 100 ml Gemüsebrühe (hefefrei) • 100 g Sahne • 1 EL Crème fraîche • 2 EL Honig • 2 EL Speisestärke

● Rosmarinnadeln zupfen. Rosmarin und Salbeiblätter ganz fein hacken. Knoblauchzehen abziehen und fein schneiden. Die Hähnchenschenkel kalt abspülen, trocken tupfen, von beiden Seiten mit 1 EL Öl bestreichen, pfeffern, salzen und mit den zerkleinerten Kräutern und dem Knoblauch bestreuen. Öl erhitzen und die Schenkel zuerst auf der Hautseite kräftig anbraten, dann wenden.

● Die Pfanne zudecken und alles 30 Min. schmoren lassen. Anschließend die Hähnchenschenkel aus der Pfanne nehmen, in Alufolie wickeln und auf kleinster Stufe im Backofen warm halten.

● Traubensaft und Brühe zu dem Bratfett geben. Sahne hinzufügen und einkochen lassen. Mit Crème fraîche, Pfeffer, Salz und Honig abschmecken. Sauce mit der Speisestärke binden. Die Schenkel aus dem Ofen nehmen und in die Sauce legen.

**Nährwerte pro Portion**
› 540 kcal › 29 g E › 38 g F › 23 g KH

Mit mediterranem Flair
## Oliven-Hähnchen

**Geeignet für die Karenzphase**
Für 4 Personen • preisgünstig
🕐 10 Min. + 50 Min. Garzeit

4 Hähnchenschenkel • Salz • schwarzer Pfeffer, frisch gemahlen • Paprikapulver • 2 EL Olivenöl • 4 kleine Zwiebeln • 4 Knoblauchzehen • 8 EL Olivenöl • 100 ml weißer Traubensaft • 1 Bund Thymian • 8 Blatt Salbei • 150 g französische Oliven

● Die Hähnchenschenkel kalt abspülen, trocken tupfen und mit Salz, Pfeffer und Paprika würzen. Anschließend in Olivenöl von beiden Seiten kräftig anbraten und in eine Auflaufform legen.

● Zwiebeln abziehen und halbieren. Knoblauch abziehen und vierteln. Zwiebel- und Knoblauchstücke um die beiden Hähnchenschenkel herum verteilen.

● Olivenöl und Traubensaft mischen und über die Hähnchenschenkel gießen. Thymianblättchen zupfen. Thymian und Salbei fein hacken und damit die Hähnchenschenkel bestreuen. Oliven dazugeben. Mit Salz und Pfeffer würzen. Im Backofen bei 200 Grad (Umluft 180 Grad) etwa 40 Min. backen.

**Das passt dazu** Basmatireis oder Backofenkartoffeln

**Nährwerte pro Portion**
› 610 kcal › 28 g E › 52 g F › 7 g KH

Geflügel : Hauptgerichte

## Hähnchen im Römertopf
*Rustikal und einfach lecker*

**Geeignet für die Karenzphase**
4 Personen • gelingt leicht
⏱ 90 Min.

250 g Reis • 1 Knoblauchzehe • 400 g Champignons • 500 g Hähnchenbrustfilet • Salz • schwarzer Pfeffer, frisch gemahlen • ½ TL Ingwer • 150 g junger Gouda • 300 ml Gemüsebrühe (hefefrei) • 100 g Crème fraîche

● Zur Vorbereitung den Römertopf samt Deckel mit Wasser füllen und 30 Min. stehen lassen. So nimmt der Topf Feuchtigkeit auf, die er beim Braten wieder abgibt. Anschließend das restliche Wasser weggießen.

● Reis nach Packungsbeschreibung garen. Knoblauch abziehen und hacken. Champignons putzen und in Scheiben schneiden. Hähnchenbrustfilets kalt abspülen, trocken tupfen, salzen und pfeffern. Das Fleisch in den Topf legen und Knoblauch und Ingwer darüber verteilen. Champignons dazugeben und Goudakäse darüberraspeln. Crème fraîche und Brühe verrühren und dazugießen.

● Den Römertopf mit geschlossenem Deckel in den kalten Ofen stellen und bei 200 Grad etwa 70–80 Min. backen. Mit Reis servieren – fertig!

**Nährwerte pro Portion**
›590 kcal ›47 g E ›20 g F ›54 g KH

## Entenbrust mit Feigen
*Eine edle Speise*

**Geeignet für die Karenzphase**
Für 4 Personen • braucht etwas mehr Zeit
⏱ 1 Std. + 6 Std. Einweichzeit

100 g getrocknete Feigen • 100 g getrocknete Aprikosen • 4 Entenbrustfilets (zu jeweils 200 g) • 60 g Butter • Salz • schwarzer Pfeffer, frisch gemahlen • 300 ml roter Traubensaft • 100 ml Gemüsebrühe (hefefrei) • 2 frische Feigen

● Feigen und Aprikosen mit dem Traubensaft übergießen und etwa 6 Std. zugedeckt einweichen, dann herausnehmen und klein schneiden. Den Saft auffangen. Den Backofen auf 200 Grad (180 Grad) vorheizen.

● Die Entenbrüste kalt abspülen, trocken tupfen und in der Butter von beiden Seiten kräftig anbraten. Das Fleisch anschließend in eine feuerfeste Form legen, salzen und pfeffern. Den Traubensaft darübergießen und die Entenbrust im Backofen bei 200 Grad (Umluft 180 Grad) etwa 20 Min. garen.

● Nach 10 Min. die Feigen und Aprikosen sowie die Brühe hinzufügen. Die frische Feige waschen, halbieren und zum Schluss 5 Min. mitgaren. Die Entenbrust mit den Früchten servieren.

**Nährwerte pro Portion**
›765 kcal ›40 g E ›48 g F ›42 g KH

## Köstliche Kombination
# Sizilianischer Fenchelbraten

**Geeignet für die Karenzphase**
Für 4 Personen • braucht etwas mehr Zeit
⏱ 20 Min. + 1 Std. Garzeit

1 Zweig Rosmarin • 2 Knoblauchzehen • 2 TL Fenchelsamen • Salz • schwarzer Pfeffer, frisch gemahlen • 800 g Kotelettfleisch vom Schwein (ausgelöst) • Olivenöl • 2 Fenchelknollen • 2 EL Butter • 100 ml Milch • 40 ml weißer Traubensaft

● Den Backofen auf 180 Grad (Umluft 160 Grad) vorheizen. Rosmarinnadeln abzupfen und Knoblauch abziehen. Beides fein hacken und mit den Fenchelsamen, Salz und Pfeffer vermischen. Das Fleisch an der Fettschicht rautenförmig einschneiden und die Gewürzmischung gründlich in das Fleisch einmassieren.

● Öl in einem Bräter erhitzen und das Fleisch kräftig rundherum anbraten. Anschließend für etwa 1 Std. bei 180 Grad im Backofen braten. Falls nötig, etwas Wasser hinzufügen. Fenchelknollen abspülen, putzen, grob hacken und in der Butter weich dünsten. Mit Milch ablöschen.

● Den Braten aus dem Ofen nehmen und einen Moment ruhen lassen. Den Bratensatz mit dem Traubensaft loskochen. Den Sud zum Fenchel geben, verrühren und das Gemüse aufkochen. Mit Salz und Pfeffer abschmecken und zusammen mit dem Fleisch servieren.

**Das passt dazu** Passt sehr gut zu Risotto.

**Nährwerte pro Portion**
›645 kcal ›56 g E ›44 g F ›8 g KH

## Deftig für den großen Appetit
# Steak mit Kräuterkartoffeln

**Geeignet für die Karenzphase**
Für 4 Personen • gut vorzubereiten
⏱ 20 Min. + 1 Std. Garzeit

4 sehr große Kartoffeln • 1 Bund Petersilie • 1 Bund Schnittlauch • 2 Knoblauchzehen • 8 schwarze Oliven ohne Stein • 2 TL Kapern • 2 TL Pinienkerne • 8 EL Olivenöl • Salz • schwarzer Pfeffer, frisch gemahlen • 4 Rumpsteaks (zu jeweils 150 g) • 2 EL Butterschmalz • 8 EL Kräuterbutter

● Kartoffeln in der Schale in Wasser 25 Min. gar kochen. Den Backofen auf 200 Grad (Umluft 180 Grad) vorheizen. Petersilie und Schnittlauch waschen und fein schneiden. Knoblauch abziehen und klein schneiden. Oliven, Kapern und Pinienkerne fein hacken. Öl, die Kräuter und den Knoblauch sowie Salz und Pfeffer dazugeben und gut verrühren. Die Kräuterpaste etwas ziehen lassen.

● Kartoffeln abgießen, auskühlen lassen und in Alufolie wickeln. Bei 200 Grad etwa 15 Min. backen. Steaks von jeder Seite etwa 3 Min. im heißen Butterschmalz anbraten und mit Salz und Pfeffer würzen.

● Die Kartoffeln aus dem Backofen nehmen, die Alufolie entfernen, längs einschneiden und mit jeweils 2 EL Kräuterbutter füllen. Folienkartoffeln mit dem Steak anrichten und den Kräuterdip dazu reichen.

**Nährwerte pro Portion**
›930 kcal ›39 g E ›72 g F ›33 g KH

❯❯ Sizilianischer Fenchelbraten

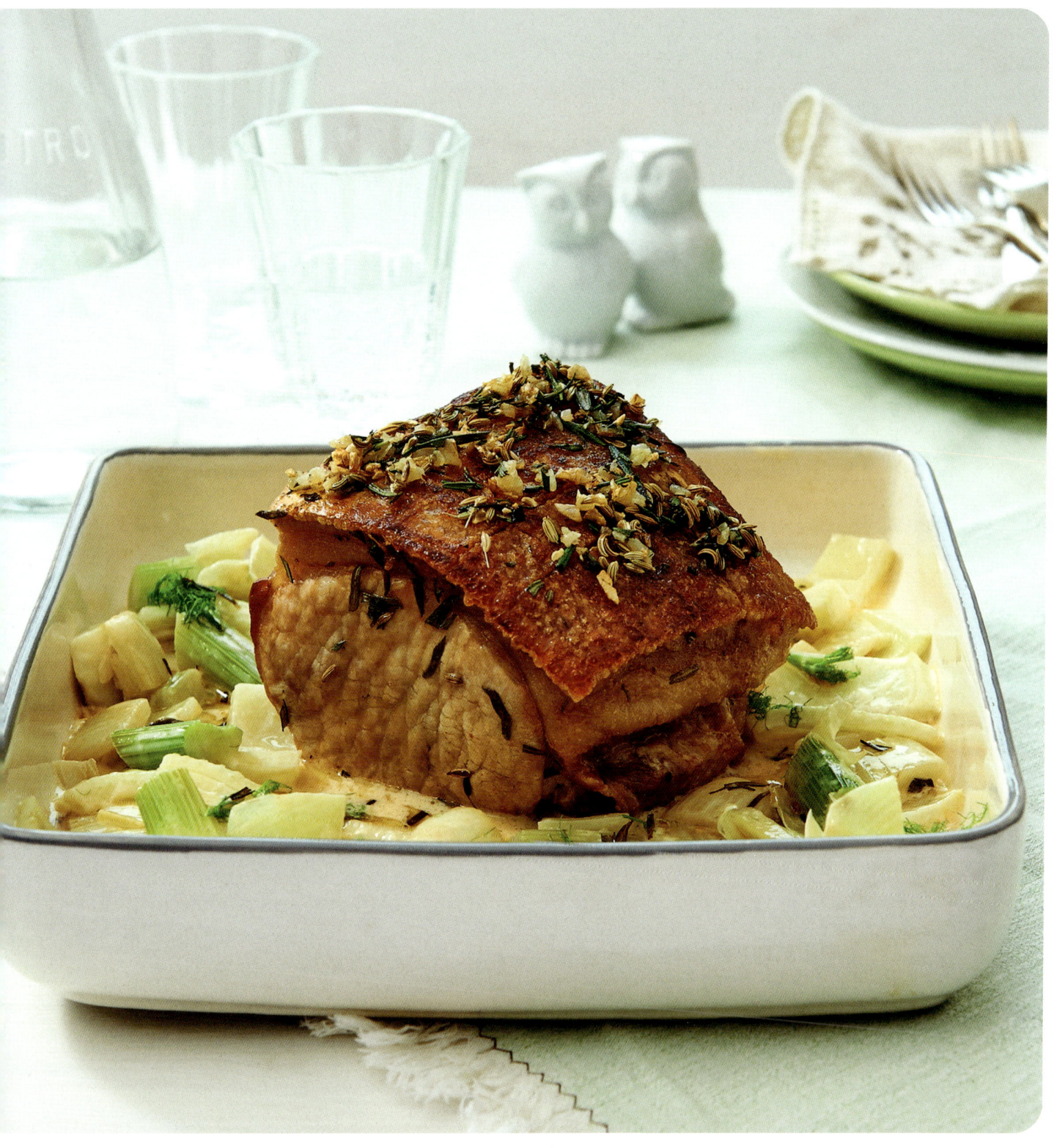

## Hauptgerichte : Braten und Gulasch

**Schönes Sonntagsessen**
# Ossobuco alla milanese

**Geeignet für die Testphase, problematisch: Zitronenschale**
Für 4 Personen • braucht etwas mehr Zeit
⏱ 30 Min. + 2 Std. Garzeit

4 Kalbshaxen in Scheiben • 4 EL Mehl • 4 EL Olivenöl • 50 g Butter • 2 Karotten • 2 Stangen Staudensellerie • 2 Zwiebeln • 500 ml Gemüsebrühe (hefefrei) • 3 EL Paprikamark (Würzpaste) • 2 Knoblauchzehen • 1 Petersilie, gehackt • abgeriebene Schale von 1 Zitrone • Salz • schwarzer Pfeffer, frisch gemahlen

● Die Kalbshaxen waschen, trocken tupfen, in Mehl wenden und in einem gusseisernen Topf von beiden Seiten in heißem Öl scharf anbraten, dann herausnehmen. Karotten und Sellerie schälen bzw. putzen und fein würfeln. Zwiebeln abziehen und fein würfeln. Gemüse im Topf anbraten und nach 5 Min. mit etwas Brühe ablöschen.

● Knoblauch abziehen, fein würfeln und die Hälfte dazugeben. Mit der Hälfte der Brühe ablöschen und das Paprikamark zugeben. Fleisch nebeneinander in die Sauce legen und restliche Brühe aufgießen. Bei geschlossenem Deckel etwa 1½–2 Std. schmoren lassen. Zwischendurch die Scheiben wenden.

● Die Sauce kräftig mit Salz und Pfeffer abschmecken. Petersilie, Zitronenschale und restlichen Knoblauch mischen und die fertig gegarten Kalbshaxen mit der Mischung bestreuen.

**Variante** Möchten Sie auf den Zitronenabrieb verzichten, verwenden Sie stattdessen fein geschnittene Zitronenmelisseblätter oder anstelle von Petersilie Zitronenthymian.

**Nährwerte pro Portion**
›630 kcal ›58 g E ›36 g F ›20 g KH

**Zartes Ragout in sahniger Sauce**
# Kalbsgulasch mit Pfifferlingen

**Geeignet für die Karenzphase**
Für 4 Personen • braucht etwas mehr Zeit
⏱ 10 Min. + 1 Std. Garzeit

800 g Kalbskeule am Stück • 2 große Zwiebeln • 2 EL helles Dinkelmehl • 4 EL Butter • Salz • schwarzer Pfeffer, frisch gemahlen • 1 TL Zucker • 200 ml Gemüsebrühe (hefefrei) • 100 g Crème fraîche • 300 g frische Pfifferlinge • 1 Bund Petersilie

● Das Fleisch kalt abspülen, trocken tupfen und in 4 cm große Würfel schneiden. Zwiebeln abziehen und klein schneiden. Die Fleischwürfel mit Mehl bestäuben, die Butter erhitzen und das Fleisch goldbraun darin anbraten. Mit Salz und Pfeffer würzen.

● Das Fleisch an den Rand des Topfes schieben und den Zucker in der Mitte leicht karamellisieren. Die Zwiebeln dazugeben und andünsten. Mit Gemüsebrühe ablöschen und zugedeckt weitere 45 Min. leicht schmoren lassen.

● Crème fraîche dazugeben und 15 Min. offen köcheln lassen. Pfifferlinge mit einem feuchten Tuch abreiben und 5 Min. mitgaren. Petersilie fein hacken. Gulasch mit Salz und Pfeffer abschmecken und mit der Petersilie bestreut servieren.

**Nährwerte pro Portion**
›515 kcal ›46 g E ›31 g F ›13 g KH

Filet : Hauptgerichte

Superzart
# Pochiertes Kalbsfilet

Geeignet für die Karenzphase
Für 4 Personen • braucht etwas mehr Zeit
20 Min. + 50 Min. Garzeit

600 g Kalbsfilet • 8 EL Öl • Salz • schwarzer Pfeffer, frisch gemahlen • 2 Knoblauchzehen • 1 Zweig Rosmarin • 1 Zweig Thymian • 2 Stängel Petersilie • 150 ml Gemüsebrühe (hefefrei) • 10 weiße Pfefferkörner • 6 Wacholderbeeren • 4 Lorbeerblätter • 6 Karotten • 6 Schalotten • 2 Knollen Sellerie • 2 Lauchstangen • frischer Meerrettich • Schnittlauchröllchen

● Das Filet in 4 EL Öl rundum kräftig anbraten, salzen und pfeffern. Knoblauch abziehen und hacken, Rosmarin, Thymian zupfen und zusammen mit der Petersilie fein hacken.

● Die Gemüsebrühe mit den Kräutern, den Pfefferkörnern, Wacholderbeeren und Lorbeerblättern zum Kochen bringen. Das Fleisch mit einer Schnur an einen Kochlöffel binden und so das Filet bei mittlerer Hitze etwa 20 Min. gar ziehen lassen (es darf nicht den Topfboden berühren). Das Fleisch aus der Brühe nehmen, in Alufolie wickeln und bei 80 Grad (Umluft 70 Grad) im Ofen ½ Std. lang warm halten.

● Schalotten abziehen und fein würfeln. Karotten, Sellerie und Lauch gründlich waschen, sehr fein würfeln und in 4 EL Öl anrösten. Die Brühe dazugeben und das Gemüse bissfest garen. Das Fleisch in Scheiben schneiden. Das Gemüse anrichten und den Meerrettich darüberstreuen. Die Fleischscheiben drauflegen und mit Schnittlauch bestreuen.

Nährwerte pro Portion
›390 kcal ›34 g E ›24 g F ›11 g KH

Herzhaft und fein
# Filet mit Pilz-Nuss-Kruste

Geeignet für die Karenzphase
Für 4 Personen • braucht etwas mehr Zeit
20 Min. + 40 Min. Garzeit

800 g Rinderfilet (aus dem Mittelstück) • Salz • schwarzer Pfeffer, frisch gemahlen • 2 EL Butter • 2 Zweige Rosmarin • 2 Zweige Thymian • 60 g Shiitakepilze • 60 g Austernpilze • 60 g Champignons • 1 EL Butter • 4 Schalotten • 1 TL Honig • Cayennepfeffer • 2 Eier • 80 g Haselnüsse, gehackt

● Das Fleisch kalt abspülen, trocken tupfen und mit Salz und Pfeffer würzen. Butter in einer Pfanne erhitzen. Das Filet rundherum darin anbraten. Rosmarin und Thymian zupfen, fein hacken und mit in die Pfanne geben. Ein Backblech mit Alufolie auslegen. Das Fleisch aus der Pfanne nehmen und auf dem Backblech auskühlen lassen.

● Pilze mit einem feuchten Tuch abreiben, in kleine Würfel schneiden und in Butter anbraten. Die Schalotten abziehen und würfeln. Nach 5 Min. die Schalotten dazugeben und glasig andünsten. Honig dazugeben und mit Cayennepfeffer würzen. Den Backofen auf 180 Grad (Umluft 170 Grad) vorheizen.

● Die Pfanne vom Herd nehmen. Die Eier trennen. Haselnüsse und das Eigelb unter die abgekühlten Pilze rühren. Eiweiß schlagen und unterheben. Die Masse gleichmäßig auf dem Filetstück verteilen. Das Filet auf der mittleren Schiene etwa 30 Min. garen.

Nährwerte pro Portion
›560 kcal ›50 g E ›37 g F ›10 g KH

Hauptgerichte : Fisch

Mit Gemüse und Couscous
## Orientalischer Lachs

Geeignet für die Testphase,
problematisch: Garnelen, Kohlgemüse
Für 4 Personen • braucht etwas mehr Zeit
⏲ 50 Min. + 12 Std. Auftauzeit

2 tiefgekühlte Lachsfilets (à 200 g) • 400 g tiefgekühlte Garnelen • 250 g Blumenkohl • 2 Knoblauchzehen • 2 Zwiebeln • 3 Karotten • 4 EL Öl • Salz • schwarzer Pfeffer, frisch gemahlen • 200 g Couscous • 4 EL Currypulver • 300 ml Kokosmilch • 150 ml Gemüsebrühe (hefefrei)

● Lachsfilet und Garnelen am Vorabend im Kühlschrank auftauen lassen. Blumenkohl waschen und in Röschen zerteilen. Knoblauch und Zwiebeln abziehen und fein würfeln. Karotten schälen und in Scheiben schneiden.

● Backofen auf 200 Grad (Umluft 180 Grad) vorheizen. Lachs in Streifen schneiden, mit den Garnelen in heißem Öl kurz anbraten, salzen und pfeffern und beiseite stellen. In der Pfanne Knoblauch und Zwiebeln anbraten. Blumenkohl und Karotten mitbraten, mit Salz und Pfeffer würzen.

● Couscous in eine gefettete Auflaufform geben. Garnelen, Fisch und Gemüse darauf verteilen. In der Pfanne das Currypulver anschwitzen, mit Kokosmilch und Gemüsebrühe ablöschen und aufkochen. Sauce über den Auflauf gießen und 30 Min. im heißen Backofen backen.

**Wichtig** Meeresfrüchte sind Histaminliberatoren und unter Umständen schlecht verträglich. Testen Sie vorsichtig aus, in welcher Menge Sie sie vertragen. In der ersten Phase der Diät sollten Sie vorsichtshalber darauf verzichten.

**Nährwerte pro Portion**
›845 kcal ›66 g E ›30 g F ›76 g KH

Der Klassiker unter den Fischgerichten
## Forelle Müllerin Art

Geeignet für die Testphase, problematisch: Zitrone
Für 2 Personen • gelingt leicht
⏲ 15 Min. + 30 Min. Garzeit

500 g kleine Kartoffeln • 2 Forellen, küchenfertig • Salz • schwarzer Pfeffer, frisch gemahlen • 2 EL Mehl • 4 EL Butter • 2 EL Öl • 3 EL Petersilie, gehackt • Zitronenscheiben (optional)

● Die Kartoffeln mitsamt Schale in kochendem Salzwasser 20 Min. gar kochen. Die Forellen waschen und trocken tupfen, innen und außen salzen und pfeffern. Das Mehl auf einen flachen Teller geben und im Mehl wenden. 2 EL Butter und das Öl in einer beschichteten Pfanne erhitzen und jede Forelle etwa 5–7 Min. goldbraun braten, dabei häufig wenden.

● Dass die Forellen gar sind, erkennen Sie daran, dass sich die Rückenflosse ganz leicht herauslösen lässt.

● Die Kartoffeln pellen, in 2 EL Butter schwenken und mit der Petersilie bestreuen. Die Forellen auf eine vorgewärmte Platte legen und die Petersilienkartoffeln dazu servieren. Die Forelle mit den Zitronenscheiben dekorieren.

**Tipp** Beim Fischkauf unbedingt auf Frische achten, daher immer nur beim Händler Ihres Vertrauens kaufen.

**Nährwerte pro Portion**
›950 kcal ›68 g E ›56 g F ›43 g KH

❯ Forelle Müllerin Art

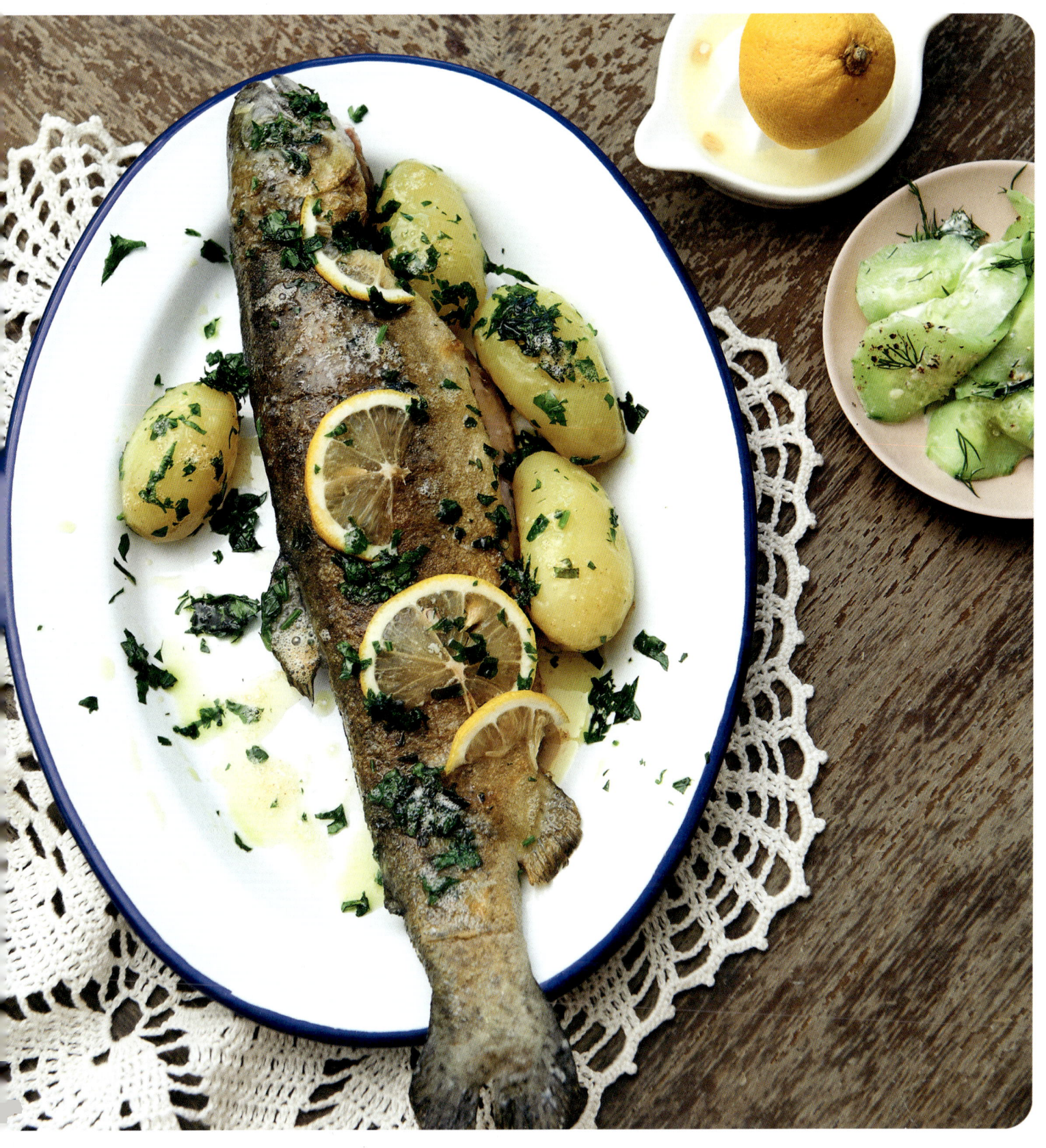

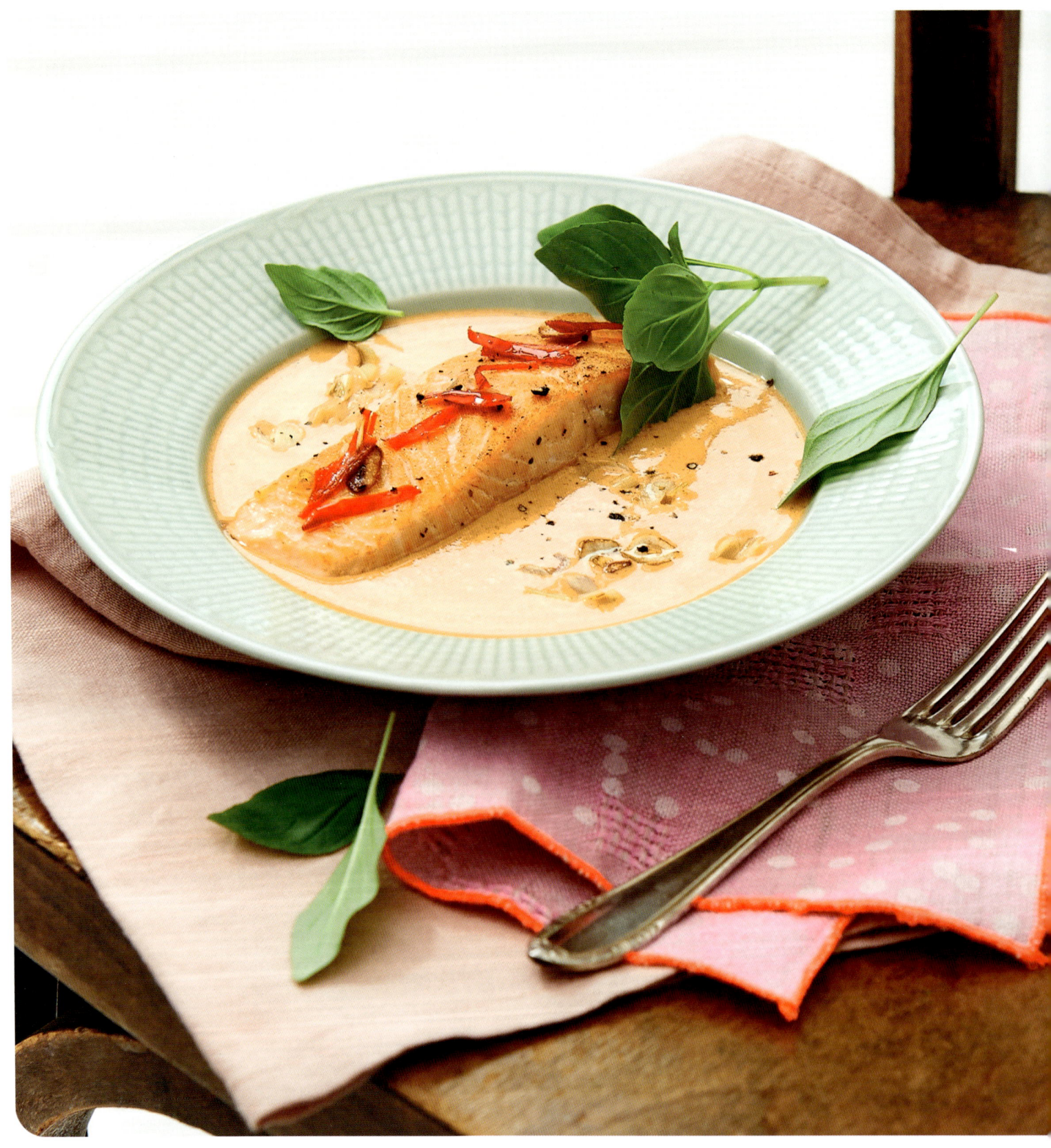

Lachs : Hauptgerichte

Die Sauce ist köstlich
## Lachs in Meerrettichsahne

**Geeignet für die Karenzphase**
Für 4 Personen • gelingt leicht
⏱ 10 Min. + 35 Min. Garzeit

2 tiefgekühlte Lachsfilets (à 200 g) • Salz • weißer Pfeffer, frisch gemahlen • 4 EL Butter • 300 g Sahne • 2 Eigelb • 4 EL frisch geriebener Meerrettich • 2 EL Petersilie, frisch gehackt

• Den Backofen auf 200 Grad (Umluft 180 Grad) vorheizen. Den gefrorenen Lachs mit Salz und Pfeffer einreiben.

• Eine Auflaufform buttern und den Fisch hineinlegen. Sahne, Eigelb, Meerrettich und Petersilie gut verrühren und über den Fisch gießen. Im heißen Backofen etwa 35 Min. goldbraun backen.

**Das passt dazu** Kartoffeln oder Kroketten schmecken hervorragend zum Lachs.

**Nährwerte pro Portion**
› 540 kcal › 23 g E › 49 g F › 4 g KH

Leicht scharf
## Thai-Lachs

**Geeignet für die Karenzphase**
Für 4 Personen • gelingt leicht
⏱ 30 Min. + 12 Std. Auftauzeit

4 tiefgekühlte Lachsfilets (à 200 g) • 2 Stängel Zitronengras • 3 Knoblauchzehen • 2 rote Chilischoten • Salz • schwarzer Pfeffer, frisch gemahlen • 4 EL Öl • 750 ml Kokosmilch • 2 – 3 EL rote Currypaste • 1 Handvoll Thaibasilikumblätter

• Lachsfilets am Vorabend aus dem Gefrierschank nehmen und im Kühlschrank auftauen lassen. Die äußeren harten Blätter vom Zitronengras entfernen, den Rest sehr fein hacken. Knoblauch abziehen und fein hacken. Chilischoten entkernen und in Streifen schneiden.

• Lachs salzen, pfeffern und in heißem Öl mit Zitronengras und Knoblauch von beiden Seiten kross anbraten. Aus der Pfanne nehmen und beiseitestellen. Den Bratensatz mit Kokosmilch loskochen, Currypaste zugeben und einkochen lassen. Basilikumblätter zugeben und Lachs mit der Sauce und Chili garnieren.

**Nährwerte pro Portion**
› 750 kcal › 41 g E › 31 g F › 5 g KH

Fettarm und leicht
## Gedämpfter Lachs

**Geeignet für die Karenzphase**
Für 4 Personen • geht schnell
⏱ 25 Min. + 12 Std. Auftauzeit

4 tiefgekühlte Lachsfilets (à 200 g) • 200 g Kartoffeln • 4 Kohlrabi • 3 – 4 Karotten • Salz • schwarzer Pfeffer, frisch gemahlen • 2 EL Olivenöl

• Lachsfilets am Vorabend aus dem Gefrierschank nehmen und im Kühlschrank auftauen lassen. Kartoffeln waschen, schälen und in Scheiben schneiden. Kohlrabi schälen, waschen, vierteln und in Scheiben schneiden. Das Kohlrabigrün waschen und fein hacken. Karotten schälen und klein schneiden.

• Kartoffeln, Karotten, Kohlrabi und Grün in einen Dämpfeinsatz geben, mit Salz und Pfeffer würzen und mit Öl beträufeln. Im Topf 8 Min. dämpfen. Lachs salzen, pfeffern und auf das Gemüse legen und mitdämpfen. Sobald Fisch und Gemüse gar sind, auf einem Teller anrichten und mit etwas Sud beträufeln.

**Nährwerte pro Portion**
› 395 kcal › 41 g E › 19 g F › 14 g KH

◂ Thai-Lachs

# Besonderes

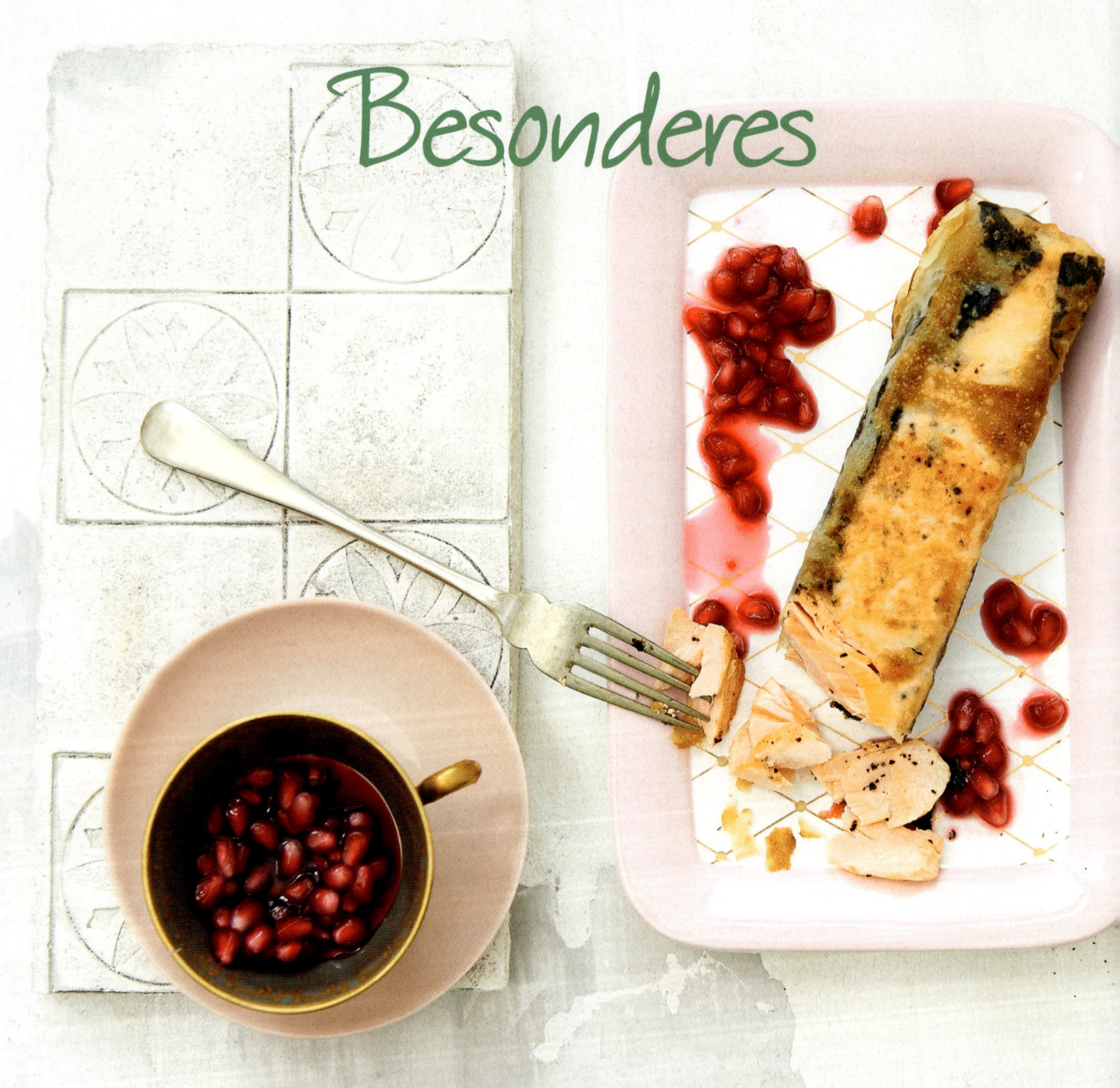

Mit Granatapfelsauce
## Lachs im Filoteig

**Geeignet für die Karenzphase**
Für 4 Personen • gelingt leicht
⏲ 40 Min. + 30 Min. Garzeit

4 tiefgekühlte Lachsfilets (à 200 g) • Salz • schwarzer Pfeffer, frisch gemahlen • 2 EL Öl • 2 Blätter geröstete Nori-Algen • 1 Blatt Filoteig (30 × 40 cm) • 3 EL zerlassene Butter • 2 Granatäpfel • 1 EL Honig

● Lachsfilets am Vorabend aus dem Gefrierschank nehmen und im Kühlschrank auftauen lassen. Anschließend salzen und pfeffern und im heißen Öl auf beiden Seiten anbraten. Herausnehmen und etwas abkühlen lassen.

● Die Nori-Blätter halbieren und jeweils ein Lachsfilet darin einwickeln. Den Filoteig vorsichtig ausbreiten und die Teigplatte in 4 gleich große Stücke teilen, mit 1 EL zerlassener Butter bestreichen und die Lachsstücke in den Teig einschlagen.

● Die Lachspäckchen in der restlichen Butter vorsichtig goldbraun braten. Die Fischpäckchen aus der Pfanne nehmen und auf etwas Küchenkrepp abtropfen lassen. Granatäpfel halbieren und die Kerne herauslösen. Den dabei austretenden Saft auffangen, mit 4 EL Wasser und Honig vermischen und kurz erwärmen. Die Granatapfelkerne zu der Sauce geben, kurz abkühlen lassen und zusammen mit dem Fisch anrichten.

**Nährwerte pro Portion**
›640 kcal ›43 g E ›43 g F ›22 g KH

Köstlich gratiniert
## Lammcarré mit Schnittlauchöl

**Geeignet für die Karenzphase**
Für 8 Personen • braucht etwas mehr Zeit
⏲ 2 Std. + 20 Min. Garzeit

2 Bund Schnittlauch • 8 EL Olivenöl • Salz • 2 Lammcarrés à 400 g • schwarzer Pfeffer, frisch gemahlen • 50 g Semmelbrösel • ½ TL Koriandergrün, gehackt • 1 TL Honig • 20 g weiche Butter • 1 Prise Thymian

● Den Schnittlauch waschen, grob schneiden und in 3 EL Öl andünsten. Die Mischung sehr fein pürieren und 3 EL Olivenöl langsam dazugießen. Leicht salzen, 1 Stunde ziehen lassen und anschließend durch ein sehr feines Sieb gießen und das Öl auffangen.

● Die Stielknochen der Lammcarrés gründlich abschaben und von Sehnen befreien. Das Fleisch salzen und pfeffern und in 2 EL Öl von allen Seiten 1–2 Min. scharf anbraten. Herausnehmen und mit der Knochenseite auf ein Backblech legen.

● Die Semmelbrösel mit Koriandergrün, Honig, Butter und Thymian zu einer glatten Masse verrühren. Die Paste auf das Carré streichen und gut andrücken.

● Die Lammcarrés im vorgeheizten Backofen auf mittlerer Schiene bei 210 Grad (Gas 3–4, Umluft nicht empfehlenswert) 15 Min. braten. Anschließend 5 Min. ruhen lassen. Die Koteletts portionieren und mit dem Schnittlauchöl servieren.

**Nährwerte pro Portion**
›290 kcal ›30 g E ›18 g F ›4 g KH

Vietnamesisches Fingerfood
# Vietnamesische Sommerrollen

**Geeignet für die Testphase, problematisch: Garnelen**
Für 2 Personen • exotische Zutaten
⏲ 40 Min.

1 Römersalatherz • 8 große Reispapierblätter • ½ Salatgurke • 12 Garnelen, geschält • 1 Frühlingszwiebel • 24 Minzeblättchen • 8 EL süß-scharfe Chilisauce • 1 EL Sesamsaat • Limettenspalten (optional)

• Das Salatherz halbieren und den Strunk keilförmig herausschneiden. Die Salatblätter waschen und in feine Streifen schneiden. Die Gurke schälen und der Länge nach halbieren. Die Kerne mit einem Teelöffel herausschaben. Die Gurke in dünne, 4 cm lange Streifen schneiden.

• Die Frühlingszwiebel putzen und in feine Ringe schneiden. Die Garnelen in etwas kochendem Wasser etwa 1 Min. blanchieren. Abschrecken und längs halbieren.

• Kaltes Wasser in einer weiten Schale herrichten und darin die Reispapierblätter jeweils 1–2 Min. einweichen. Auf jedes Blatt mittig jeweils etwas von dem Salat, der Gurke, den Zwiebeln und den Garnelen anhäufen. Mit der Minze belegen und mit Sesamsaat bestreuen, etwas Chilisauce darüberträufeln und zu Rollen formen. Dafür zuerst die Seiten der Reispapierblätter über die Füllung klappen und dann stramm aufrollen. Die Sommerrollen zusammen mit Chilisauce und Limettenspalten servieren.

**Wichtig** Meeresfrüchte sind Histaminliberatoren und unter Umständen schlecht verträglich. Testen Sie vorsichtig aus, in welcher Menge Sie sie vertragen. In der ersten Phase der Diät sollten Sie vorsichtshalber darauf verzichten.

**Nährwerte pro Portion**
›440 kcal  ›45 g E  ›9 g F  ›42 g KH

Pasta neu interpretiert
# Spaghetti mit Algen

**Geeignet für die Karenzphase**
Für 4 Personen • exotische Zutaten
⏲ 20 Min. + 2 Std. Einweichzeit

100 g Meersalat, frisch (Ulva lactuca) • 200 g Dulse-Algen, frisch (Palmaria palmata) • 500 g Spaghetti • 300 g Karotten • 2 Knoblauchzehen • 1 Frühlingszwiebel • 3 EL Olivenöl • 1 EL Paprikapaste • 1 TL Zucker

• Den Meersalat und die Dulse-Algen 2 Std. wässern. Das Wasser währenddessen mehrmals wechseln. Die Spaghetti bissfest kochen.

• Die Karotten schälen mithilfe eines Gemüsespaghettischneiders in Spaghetti schneiden. Frühlingszwiebel und Knoblauch abziehen, fein würfeln und 1 EL Olivenöl in einer weiten Pfanne anschwitzen. Den Zucker zufügen und karamellisieren lassen. Karottenspaghetti zugeben und 3 Min. dünsten.

• Die Algen abtropfen lassen und mit der Paprikapaste zum Gemüse geben. Die Spaghetti und die Karotten-Algen-Mischung in eine große Schüssel geben und alles gut vermengen. 2 EL Olivenöl unterrühren und servieren.

**Nährwerte pro Portion**
›580 kcal  ›21 g E  ›13 g F  ›93 g KH

▸ Vietnamesische Sommerrollen

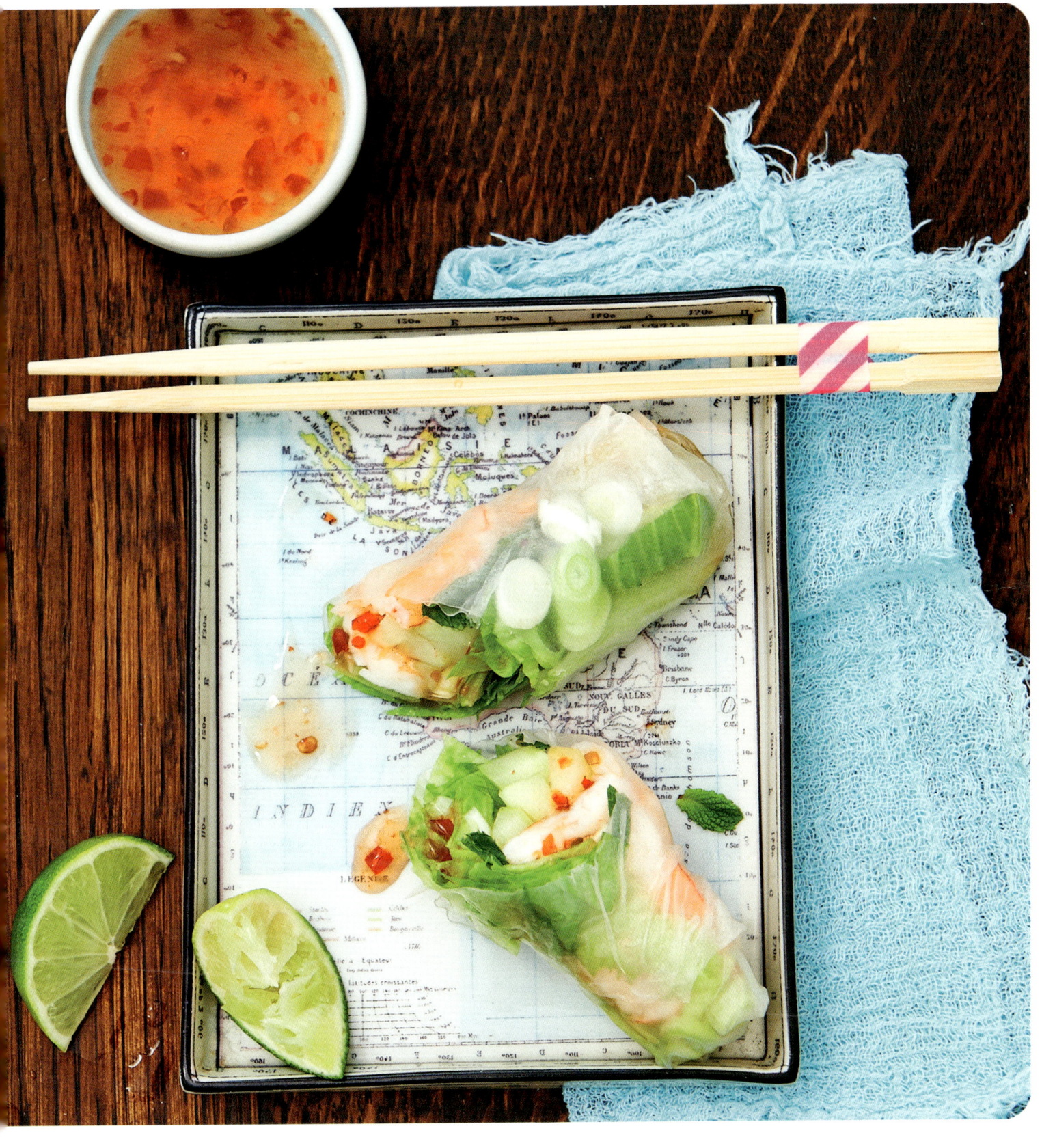

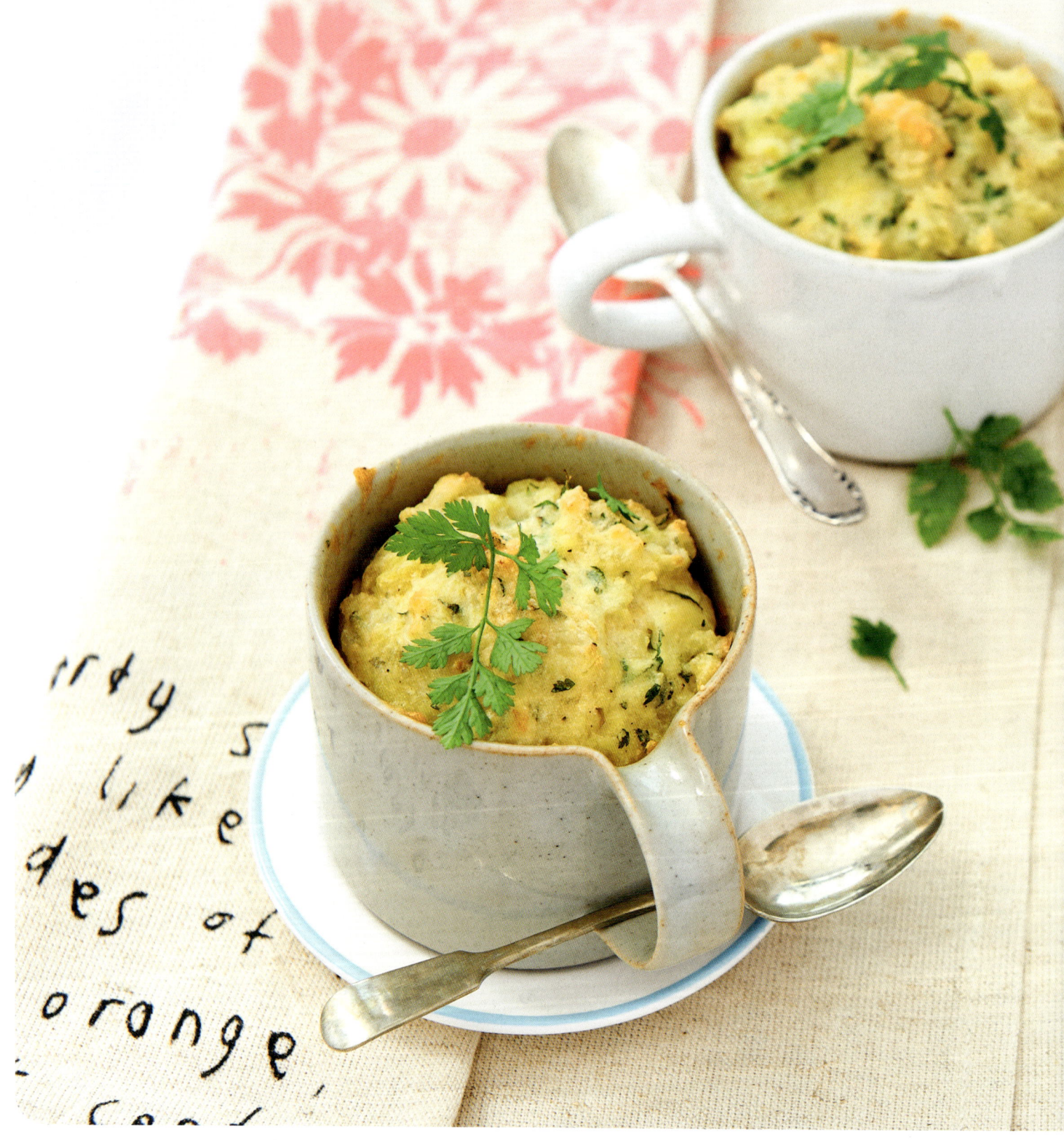

Soufflé : Besonderes

Edle Beilage
# Kartoffel-Soufflé

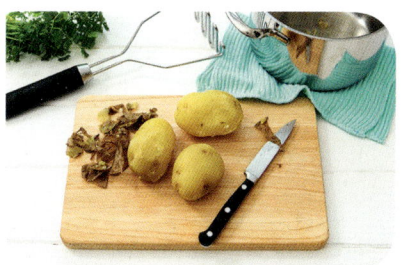

◂ Gekochte Kartoffeln pellen und in einen Topf geben.

**Geeignet für die Karenzphase**
Für 2 Personen • anspruchsvoll
⏲ 20 Min. + 50 Min. Garzeit

350 g mehligkochende Kartoffeln • Salz • 1 Bund Kerbel (alternativ Petersilie) • 2 Eier (Klasse M) • 40 g Gouda • 30 g weiche Butter • schwarzer Pfeffer, frisch gemahlen • Muskatnuss, frisch gerieben • Butter für die Form

● Die Kartoffeln in der Schale in Salzwasser 20–25 Min. gar kochen. Kerbel waschen, trocken schütteln und zupfen. Kerbelblättchen fein schneiden. Den Backofen auf 200 Grad (Umluft nicht geeignet) vorheizen.

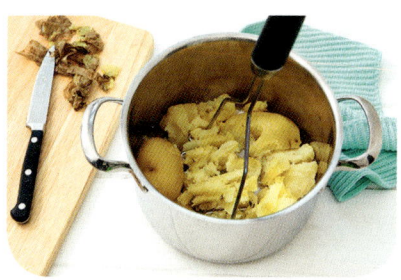

◂ Die Kartoffeln mit einem Stampfer zerdrücken und anschließend durch eine Kartoffelpresse drücken.

● Sind die Kartoffeln gar, abgießen, abschrecken und pellen. Die Kartoffeln mit einem Stampfer zerdrücken und anschließend durch eine Kartoffelpresse drücken.

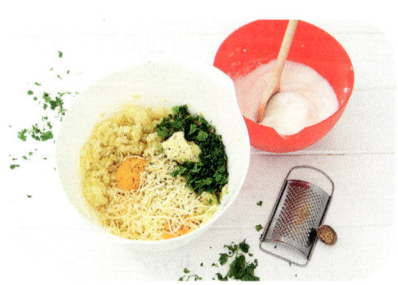

◂ Eigelb, Butter, Käse und den Kerbel zur Kartoffelmasse geben und alles miteinander vermengen.

● Die Eier trennen. Eiweiß zu Schnee schlagen. Den Gouda fein reiben. Eigelb, Butter, Käse und den Kerbel zur Kartoffelmasse geben und alles miteinander vermengen. Die Masse mit Salz, Muskatnuss und Pfeffer abschmecken. Anschließend den Eischnee zügig, aber vorsichtig unterheben.

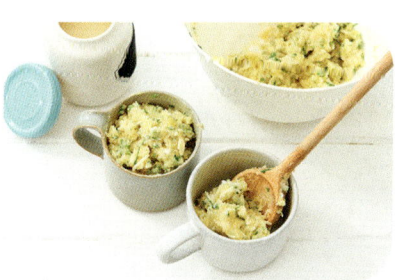

◂ Die Kartoffelmasse auf zwei große, gefettete Tassen aufteilen.

● Die Kartoffelmasse auf zwei große, gefettete Tassen aufteilen. Die Kartoffelsoufflés im vorgeheizten Backofen auf der 2. Schiene von unten etwa 20–25 Min. backen. Wichtig: Während der ersten 20 Min. die Backofentür nicht öffnen! Mit Kerbelblättchen garnieren und sofort servieren.

**Tipp** Die Soufflés schmecken direkt aus den Förmchen gelöffelt am besten.

**Nährwerte pro Portion**
›420 kcal  ›16 g E  ›30 g F  ›22 g KH

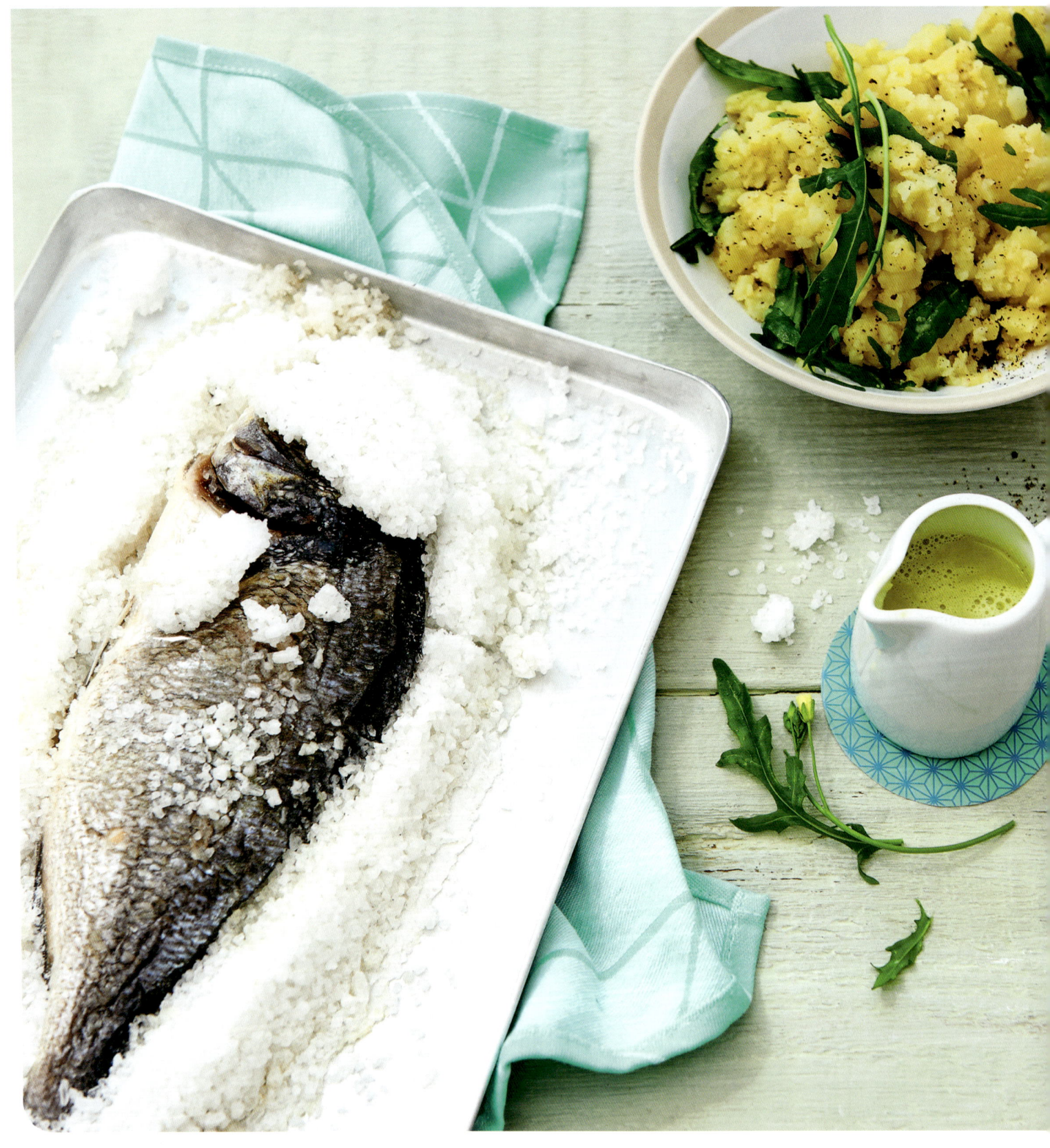

Fisch : Besonderes

Sanft gegart mit Apfelsauce und Kartoffelstampf
## Dorade im Salzmantel

**Geeignet für die Karenzphase**
Für 4 Personen • gelingt leicht
🕒 40 Min. + 35 Min. Garzeit + 8 Std. Auftauzeit

- 2 tiefgekühlte Doraden, küchenfertig (à 500 g)
- 800 g mehligkochende Kartoffeln
- 50 g Rukola
- 2 kg grobes Meersalz
- 8 Zweige Thymian
- 150 g Lauch
- 2 mittelgroße säuerliche Äpfel
- 120 ml Olivenöl
- Salz
- schwarzer Pfeffer, frisch gemahlen

● Die Doraden über Nacht im Kühlschrank auftauen lassen. Die Kartoffeln waschen und mit Schale in Salzwasser etwa 20 Min. gar kochen. Rukola waschen, die Stiele kürzen und in einem Sieb gut abtropfen lassen.

● Den Backofen auf 200 Grad vorheizen (Umluft 180 Grad). Die gekochten Kartoffeln in einem Sieb abtropfen und kurz ausdämpfen lassen. Solange die Kartoffeln noch warm sind, pellen und in einen Topf legen.

● 2 kg Meersalz mit 100 ml Wasser mischen. Die Bauchhöhlen der Doraden mit der Hälfte des Thymians füllen. Etwa die Hälfte der Salzmasse auf einem Backblech verteilen. Die Doraden und die verbliebenen Thymianzweige auf die Salzmasse legen.

● Die Fische mit dem restlichen Salz abdecken und rundherum sehr gut andrücken. Dorade im vorgeheizten Backofen auf der untersten Schiene 30 – 35 Min. garen.

● Lauch waschen, putzen und nur den dunkelgrünen Teil in feine Ringe schneiden. Lauch in kochendem Salzwasser 2 Min. garen, in ein Sieb gießen, mit kaltem Wasser abschrecken und gut abtropfen lassen. Die Äpfel achteln und entkernen, mit der Schale in feine Scheiben schneiden.

● Äpfel und Lauch in ein hohes Gefäß geben, 100 ml Olivenöl hinzufügen und mit dem Pürierstab fein pürieren. Die Masse durch ein feines Haarsieb streichen.

● Die Kartoffeln mit einem Kartoffelstampfer zerdrücken. 20 ml Olivenöl und Rauke hinzugeben und kräftig mit Salz und Pfeffer würzen. Die Masse vorsichtig 1 – 2 Min. sanft erwärmen.

● Die Apfel-Lauch-Sauce ebenfalls etwas erwärmen und mit dem Pürierstab aufschäumen. Die Doraden aus dem Ofen nehmen, die Salzkruste vorsichtig aufbrechen, die Doraden herausnehmen. Zusammen mit dem Kartoffelstampf und wenig Sauce auf vorgewärmten Tellern anrichten und sofort servieren. Die restliche Sauce separat dazu reichen.

**Tipp** Beim Fischkauf sollten Sie immer auf Frische achten, daher nur beim Händler Ihres Vertrauens kaufen

**Nährwerte pro Portion**
›590 kcal  ›42 g E  ›32 g F  ›34 g KH

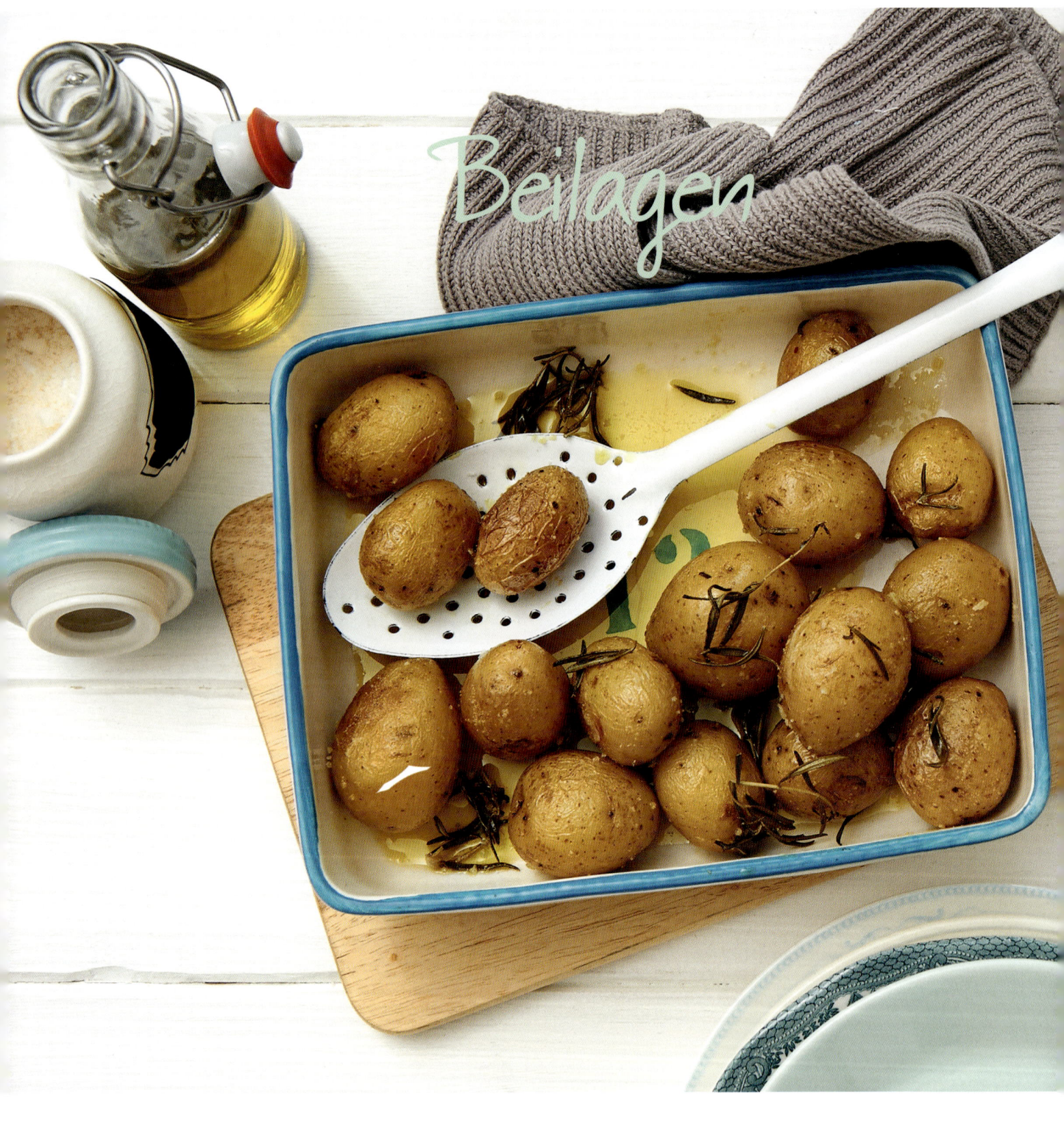

Der Ofen erledigt die ganze Arbeit
# Rosmarinkartoffeln

**Geeignet für die Karenzphase**
Für 4 Personen • preisgünstig
⊘ 5 Min. + 35 Min. Garzeit

1 kg Frühkartoffeln • 2 Zweige Rosmarin • Salz • schwarzer Pfeffer, frisch gemahlen • 4 EL Olivenöl

● Backofen auf 200 Grad (Umluft 180 Grad) vorheizen. Die Kartoffeln unter fließendem Wasser gründlich abbürsten.

● Die Kartoffeln in eine feuerfeste Form geben, die Rosmarinzweige dazulegen. Mit Salz, Pfeffer würzen und das Olivenöl darüberträufeln. Die Kartoffeln im heißen Backofen 35 Min. backen.

**Das passt dazu** Zusammen mit einem Salatteller eignen sich die Rosmarinkartoffeln bereits als vollwertige, vegetarische Hauptmahlzeit. Als Beilage eignen Sie sich prima für kurzgebratenes Fleisch.

**Nährwerte pro Portion**
›290 kcal ›5 g E ›12 g F ›38 g KH

Schöne Beilage zu Fisch und Lamm
# Apfel-Kürbis-Stampf

**Geeignet für die Karenzphase**
Für 4 Personen • preisgünstig
⊘ 30 Min.

1,2 kg Birnenkürbis • Salz • 1 Apfel • 25 g Butter • 2 EL Milch • 2 TL grober Senf

● Den Kürbis waschen, schälen, halbieren und mit einem Löffel die Kerne und das weiche Innere herausschaben. Das Kürbisfruchtfleisch grob würfeln. Die Kürbiswürfel in kochendem Salzwasser ca. 15 Min. lang garen, bis sie weich sind.

● Währenddessen den Apfel schälen, vierteln und das Kerngehäuse entfernen. Das Fruchtfleisch in Würfel schneiden. Die Butter erhitzen und die Apfelwürfel darin 5 Min. weich dünsten.

● Die Kürbiswürfel abgießen, die Milch dazugeben, anschließend die Kürbismasse zu Püree stampfen. Apfelwürfel und groben Senf zugeben und unterrühren.

**Das passt dazu** Der Apfel-Kürbis-Stampf eignet sich hervorragend als Beilage zu Fischgerichten, aber auch zu Lamm schmeckt er herrlich.

**Nährwerte pro Portion**
›150 kcal ›5 g E ›6 g F ›19 g KH

## Schnell und einfach
# Sesamkartoffeln

**Geeignet für die Karenzphase**
Für 4 Personen • preisgünstig
⏱ 10 Min. + 25 Min. Garzeit

1 kg Frühkartoffeln • 1 EL Sesamsamen • 1 EL Kümmel • 1 EL Rosmarinnadeln • Salz • 1 EL Sonnenblumenöl

● Den Backofen auf 225 Grad (Umluft 200 Grad) vorheizen. Kartoffeln unter fließendem Wasser gründlich abbürsten und längs halbieren. Die Schnittflächen mit Sesam, Kümmel, Rosmarin und Salz bestreuen.

● Ein Backblech mit Backpapier auslegen oder gut einfetten und die Kartoffelhälften mit der Schnittfläche nach unten darauf verteilen. Die Oberseite der Kartoffeln mit Öl einpinseln. Im Ofen auf der mittleren Schiene 20–25 Min. backen.

**Tipp** Frühkartoffeln oder auch »Neue Kartoffeln« eignen sich besonders gut, weil sie eine besonders dünne Schale besitzen. Sie können aber auch jede andere Sorte verwenden.

**Nährwerte pro Portion**
›240 kcal ›6 g E ›6 g F ›39 g KH

## Kinder lieben Rösti
# Schweizer Rösti

**Geeignet für die Karenzphase**
Für 4 Personen • braucht etwas mehr Zeit
⏱ 20 Min.

800 g Kartoffeln, festkochend • 1 große Zwiebel • Salz • schwarzer Pfeffer, frisch gemahlen • 80 g Butter

● Die Kartoffeln in der Schale gar kochen, abgießen und pellen. Die Zwiebel abziehen und klein würfeln. Abgekühlte Kartoffeln auf einer Gemüsereibe raspeln. Zwiebel und Kartoffelraspel mit Salz und Pfeffer vermischen und 5–8 cm dicke Kugeln formen.

● Butter in einer Pfanne erhitzen, die Kugeln hineinsetzen und zu runden Rösti platt drücken. Von jeder Seite goldbraun braten und servieren.

**Variante** Sie können für die Rösti problemlos gegarte Pellkartoffeln vom Vortag verwenden.

**Nährwerte pro Portion**
›270 kcal ›4 g E ›17 g F ›25 g KH

## Selbst gemacht
# Echte Gnocchi

**Geeignet für die Karenzphase**
Für 4 Personen • braucht etwas mehr Zeit
⏱ 15 Min. + 25 Min. Garzeit

1 kg Kartoffeln (mehligkochend) • ½ TL Salz • 120 g Mehl • Salz • Muskatnuss, frisch gerieben • 4 EL Butter • 1 Handvoll Salbeiblätter

● Kartoffeln in der Schale in Salzwasser kochen. Noch heiß pellen und durch eine Kartoffelpresse drücken, 5 Min. ausdampfen lassen. Mit dem Mehl nur so lange vorsichtig verkneten, bis der Teig nicht mehr klebt. Den Teig mit ½ TL Salz und einer kräftigen Prise Muskat würzen.

● Die Arbeitsfläche mit Mehl bestreuen. Den Kartoffelteig und zu langen, daumendicken Rollen formen, in etwa 2 cm lange Stücke schneiden und über die Spitzen einer Gabel rollen und dabei leicht flach drücken. Die Gnocchi portionsweise etwa 2 Min. kochen. Butter erhitzen, Salbei darin anbraten und die Gnocchi in der Salbeibutter schwenken.

**Nährwerte pro Portion**
›430 kcal ›8 g E ›17 g F ›59 g KH

Lecker zu asiatischem Fisch
## Korianderreis

**Geeignet für die Karenzphase**
Für 4 Personen • braucht etwas Zeit
⏱ 10 Min. + 40 Min. Garzeit

2 Knoblauchzehen • 1 kleine grüne Chilischoten • 2 Zwiebeln • 300 ml Gemüsebrühe • 1 Bund Koriandergrün, gehackt • 90 ml Olivenöl • 200 g Langkornreis • Salz • schwarzer Pfeffer, frisch gemahlen

● Ungeschälten Knoblauch, Chilischote und die ungeschälten Zwiebeln waschen. Zwiebeln halbieren und zusammen mit dem Knoblauch und Chili in wenig heißem Öl anrösten, danach abkühlen lassen.

● Zwiebeln und Knoblauch abziehen, Chili entkernen und klein schneiden. Zwiebeln und Knoblauch hacken. Alles zusammen mit der Gemüsebrühe und dem Koriandergrün pürieren.

● Den Reis im restlichen Öl leicht braun anbraten. Hin und wieder umrühren. Die Paste zugeben und auf kleiner Flamme kochen, bis der Reis gar ist, dann ca. 5 Min. ziehen lassen. Mit Pfeffer und Salz würzen.

**Nährwerte pro Portion**
›405 kcal  ›5 g E  ›24 g F  ›44 g KH

Garantiert verträglich
## Hefefreier Pizzateig

**Geeignet für die Karenzphase**
Für 1 Blech • geht schnell
⏱ 30 Min.

300 g Mehl • 4 TL Backpulver • 500 ml Buttermilch • 1 TL Salz • 1 Ei

● Alle Zutaten in eine Rührschüssel geben und mit den Knethaken des Handrührgeräts zu einem glatten Teig verarbeiten. Das Backblech mit Backpapier auslegen und den Teig darauf ausrollen. Nach Belieben belegen.

**Variante** Verwenden Sie anstatt Tomatenpassata Ajvar (Paprikapaste). Dann kommt Olivenöl, Mozzarella, Schinken, Knoblauch und Oregano obendrauf. Die Pizza kann man auch prima mit Gemüse (Zucchini, Aubergine, Brokkoli) belegen – Pizza verdure!

**Nährwerte pro Portion**
›325 kcal  ›13 g E  ›3 g F  ›59 g KH

Erfrischend leicht
## Kartoffel-Gurken-Salat

**Geeignet für die Testphase, problematisch: Essig**
Für 4 Personen • gut vorzubereiten
⏱ 20 Min. + 20 Min. Garzeit

1 kg kleine festkochende Kartoffeln • 1 Zwiebel • ⅛ l Gemüsebrühe (hefefrei) • 4 EL Öl • 1 TL Zucker • 4 EL Essig • Salz • schwarzer Pfeffer, frisch gemahlen • ½ Salatgurke

● Kartoffeln waschen und in der Schale in Salzwasser garen. Anschließend abkühlen lassen, pellen und in Scheiben schneiden. Die Zwiebel abziehen und fein würfeln.

● Brühe, Öl, Zucker, Essig, Salz und Pfeffer mit dem Schneebesen in einer Salatschüssel aufschlagen. Salatgurke schälen und in Streifen hobeln. Zwiebeln, Gurken und Kartoffeln mit der Salatsauce vermengen.

**Tipp** Mit diesem Rezept können Sie gut Ihre persönliche Verträglichkeit von Essig austesten, da das Rezept ansonsten nur unbedenkliche Zutaten enthält.

**Nährwerte pro Portion**
›270 kcal  ›5 g E  ›12 g F  ›33 g KH

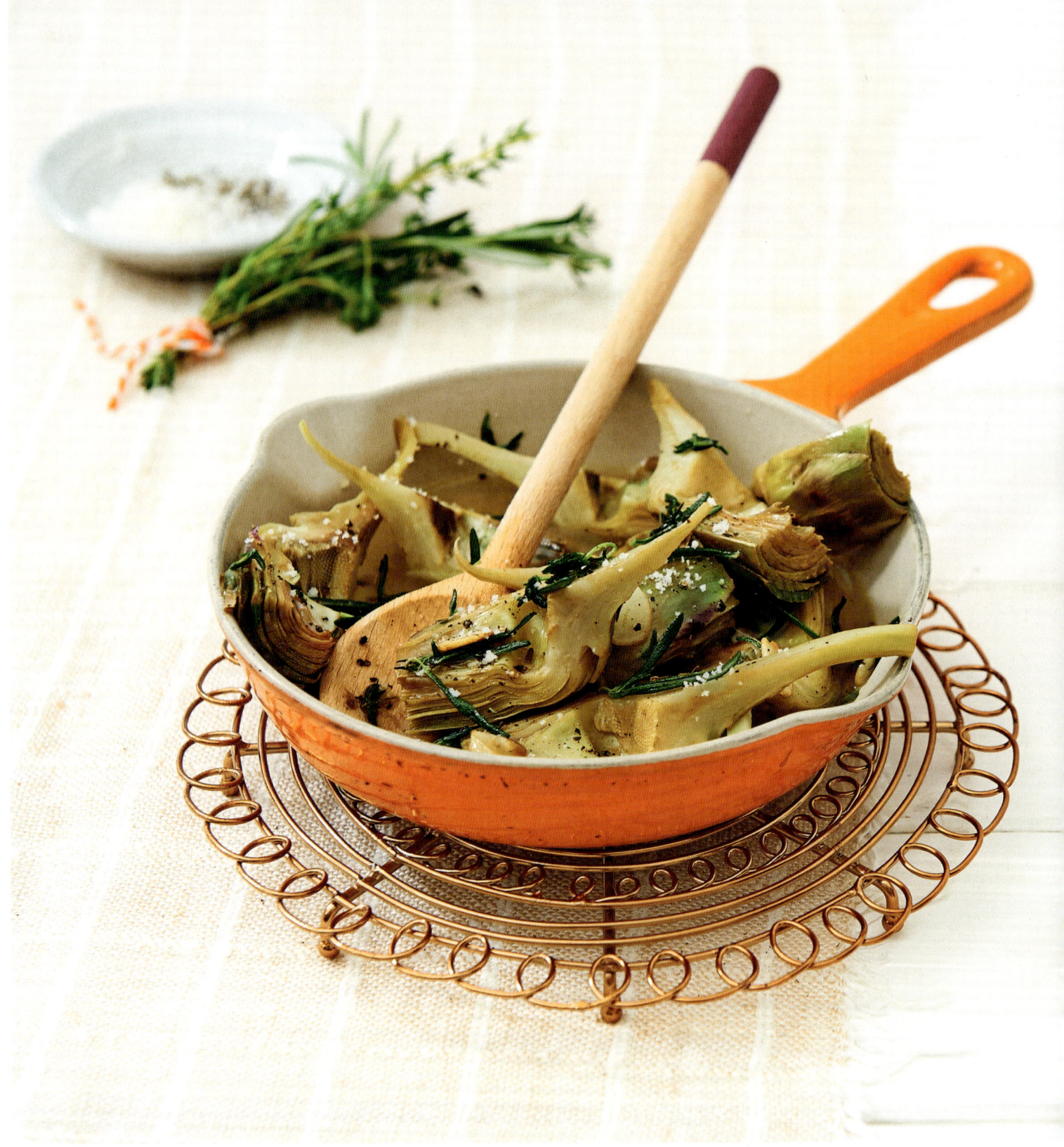

Artischocken : Beilagen 105

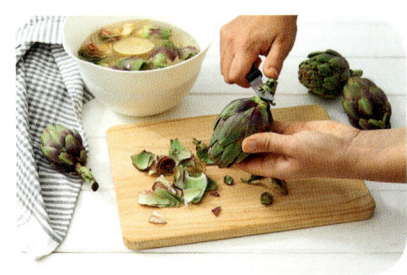

◂ Den Stiel der Artischocken mit einem scharfen Messer abschneiden, den Stielansatz dünn schälen.

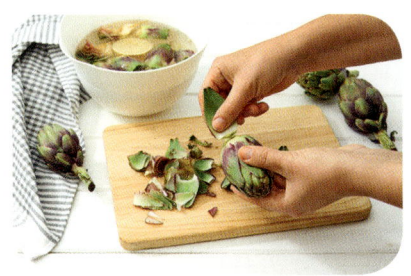

◂ Die äußeren harten Artischockenblätter Schicht für Schicht entfernen, bis die Blätter weich und zart werden.

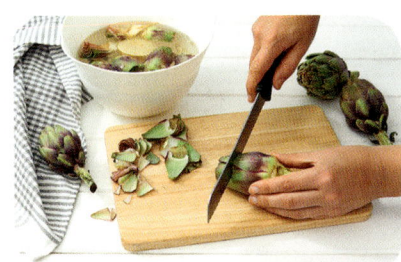

◂ Mit einem Sägemesser oder mithilfe einer Schere die oberen Blattspitzen um ein Drittel kürzen.

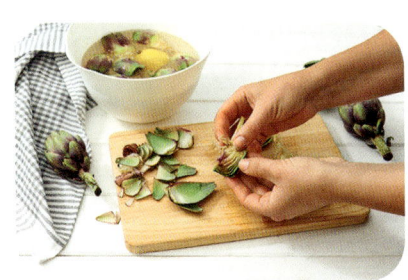

◂ Die Artischocken vierteln, und wenn Heu vorhanden ist, dieses mit den Fingern herauszupfen. Artischocken in Zitronenwasser legen.

Original italienisches Familienrezept
# Artischocken mit Thymian und Rosmarin

**Geeignet für die Testphase, problematisch: Zitronensaft**
**Für 4 Personen • braucht etwas mehr Zeit**
⊙ 15 Min. + 20 Min. Garzeit

½ Zitrone • 8 – 12 kleine italienische Artischocken •
4 EL Olivenöl • 2 Knoblauchzehen • 1 EL Rosmarinnadeln •
1 EL Thymianblättchen • Salz • schwarzer Pfeffer, frisch gemahlen • 100 ml Gemüsebrühe (hefefrei)

● Die halbe Zitrone auspressen und Zitronenwasser in einer Schüssel bereitstellen. Den Stiel der Artischocken mit einem scharfen Messer abschneiden, den Stielansatz dünn schälen. Die äußeren harten Artischockenblätter Schicht für Schicht entfernen, bis die Blätter weich und zart werden. Mit einem Sägemesser die oberen Blattspitzen um ein Drittel kürzen.

● Die Artischocken vierteln, und wenn Heu vorhanden ist, dieses mit den Fingern herauszupfen. Artischocken in Zitronenwasser legen.

● Die Artischocken in heißem Öl von allen Seiten 5 Min. lang anbraten. Knoblauch abziehen, klein schneiden und mitdünsten. Rosmarin, Thymian, Salz und Pfeffer zugeben. Mit Gemüsebrühe ablöschen und 10 – 15 Min. garen.

**Das passt dazu** Italienisches Hartweizenbrot oder türkisches Fladenbrot.
**Wichtig** Möchten Sie komplett auf Zitrusfrüchte verzichten, ist das gar kein Problem – der Zitronensaft verhindert lediglich, dass sich die Artischocken braun verfärben.

**Nährwerte pro Portion**
›180 kcal  ›7 g E  ›13 g F  ›10 g KH

Schmeckt schön mild
# Chicorée in Orangensauce

**Geeignet für die Testphase, problematisch: Orange**
Für 4 Personen • preisgünstig
⏱ 25 Min.

6 Chicorée • 2 kleine unbehandelte Orangen • 2 rote Zwiebeln • 2 TL Butter • Salz • schwarzer Pfeffer, frisch gemahlen • Paprikapulver, edelsüß • 2 TL Speisestärke • Gemüsebrühe (hefefrei)

● Chicorée abspülen, die äußeren Blätter ablösen und ein kleines Stück vom Strunk herausschneiden. Die Orangen heiß waschen, etwas Schale abreiben und den Saft auspressen. Die Zwiebeln abziehen und in kleine Würfel schneiden.

● Die Butter in einem kleinen Topf zerlassen und die Zwiebeln darin glasig andünsten. Orangenschale und Saft dazugeben und kurz aufkochen lassen. Den Chicorée dazugeben und bei mittlerer Hitze etwa 8 Min. dünsten. Mit Salz, Pfeffer und Paprika würzen.

● Den Chicorée herausnehmen. Speisestärke mit etwas Wasser glatt rühren und zum Sud geben, kurz aufkochen lassen, mit etwas Brühe würzen und evtl. mit etwas Salz und Pfeffer abschmecken. Den Chicorée auf einem Teller anrichten und mit der Sauce übergießen.

**Nährwerte pro Portion**
›80 kcal  ›2 g E  ›4 g F  ›10 g KH

Kommt ohne Tomaten aus
# Karotten-Paprika-Ketchup

**Geeignet für die Karenzphase**
Für den Vorrat • gelingt leicht
⏱ 15 Min. + 25 Min. Garzeit

2 rote Paprikaschoten • 300 g Karotten • 20 g frischer Ingwer • 1 Zwiebel • 2 Knoblauchzehen • 1 EL Öl • 4 EL Zucker • 1 TL Pimentkörner • 1 TL Ras El Hanout • Salz

● Den Backofen vorheizen (Grillfunktion). Die Karotten schälen und auf der Küchenreibe grob raspeln. Ingwer schälen, Knoblauch und Zwiebel abziehen und fein würfeln.

● Das Öl in einem Topf erhitzen und Karotten, Ingwer, Knoblauch und Zwiebeln darin andünsten. Zucker hinzufügen und alles etwa 20 Min. lang einkochen lassen.

● Die Paprikaschoten waschen, das Kerngehäuse entfernen und die Paprikaschoten im Backofen grillen. Die gegrillten Paprikaschoten herausnehmen, zum Gemüse geben und alles mit dem Pürierstab fein pürieren. Pimentkörner mörsern.

● Karotten-Paprika-Ketchup kräftig mit Piment, Ras El Hanout und etwas Salz abschmecken.

**Nährwerte pro Portion**
›25 kcal  ›1 g E  ›1 g F  ›4 g KH

▶ Karotten-Paprika-Ketchup

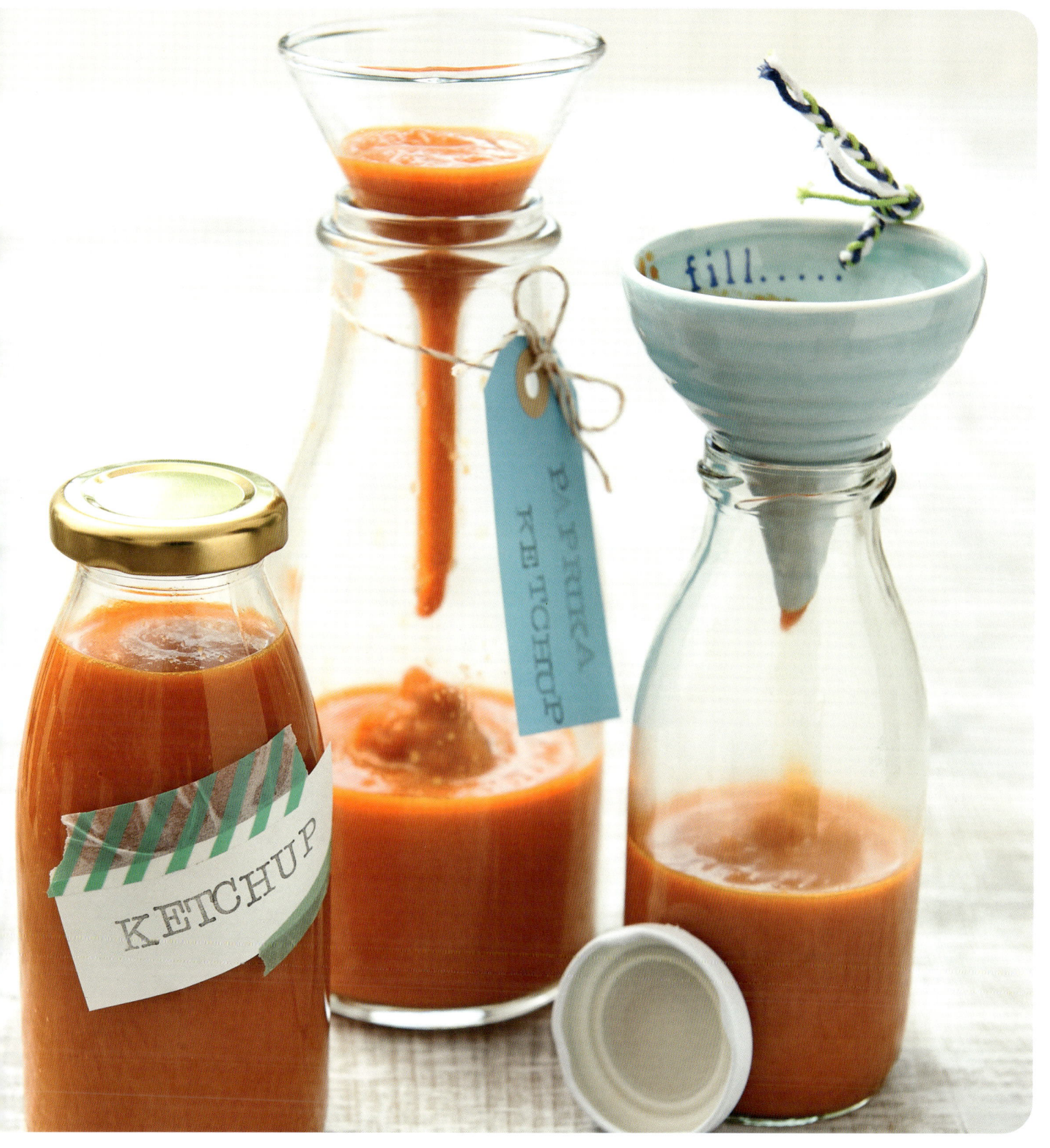

Köstlich überbacken
## Gratinierter Fenchel

**Geeignet für die Karenzphase**
Für 4 Personen • gelingt leicht
⏱ 10 Min. + 15 Min. Garzeit

800 g Fenchel • Salz • Butter • 200 g Crème fraîche • 100 g junger Gouda • 70 g Pistazien, gehackt • schwarzer Pfeffer, frisch gemahlen

● Den Backofen auf 220 Grad (Umluft 200 Grad) vorheizen. Die Fenchelknollen waschen, das Fenchelgrün abschneiden, fein hacken und beiseitelegen. Die Knollen längs in 1 cm dicke Scheiben schneiden. Salzwasser aufkochen und den Fenchel etwa 3 Min. garen. Die Scheiben gut abtropfen lassen.

● Eine Auflaufform buttern und die Fenchelscheiben darin leicht versetzt verteilen. Crème fraîche in eine Schüssel geben, Käse und Pistazien hinzufügen und gut vermengen. Mit Pfeffer abschmecken. Die Käsesauce gleichmäßig über den Fenchel verteilen und bei 220 Grad auf der mittleren Schiene goldbraun überbacken. Vor dem Servieren mit Fenchelgrün bestreuen.

**Nährwerte pro Portion**
›420 kcal ›15 g E ›36 g F ›9 g KH

Passt zu jeder Art von Fleisch
## Spargelgemüse

**Geeignet für die Karenzphase**
Für 4 Personen • gelingt leicht
⏱ 30 Min.

700 g Spargel • Zucker • 250 g braune Champignons • 1 EL Öl • 1 EL Butter • 1 EL Mehl • 150 ml Milch • Muskatnuss, frisch gerieben • Salz • schwarzer Pfeffer, frisch gemahlen

● Spargel schälen, in 2–3 cm lange Stücke schneiden und in kochendem Salzwasser mit 1 Prise Zucker 15 Min. lang garen. 150 ml der Spargelbrühe aufheben. Champignons mit Küchenkrepp säubern und in Scheiben schneiden. Die Champignons in einer beschichteten Pfanne anbraten, salzen und pfeffern.

● Die Butter in einem Topf schmelzen, das Mehl einrühren, mit Milch und Spargelsud ablöschen und mit einem Schneebesen glatt rühren. Unter Rühren einmal aufkochen lassen. Kräftig mit Salz und Muskatnuss würzen. Spargel und Champignons in die Sauce rühren.

**Nährwerte pro Portion**
›140 kcal ›6 g E ›9 g F ›10 g KH

Prima zu Nudeln oder Gemüse
## Schinken-Sahne-Sauce

**Geeignet für die Karenzphase**
Für 4 Personen • gelingt leicht
⏱ 30 Min.

3 große Champignons • 200 g gekochter Schinken • 1 Zwiebel • 1 Knoblauchzehe • 2 EL Öl • 150 g Butter • 50 g Mehl • 400 ml Gemüsebrühe (hefefrei) • 150 g Sahne oder Crème fraîche • Salz • schwarzer Pfeffer, frisch gemahlen

● Die Champignons putzen und in Streifen schneiden. Den Schinken würfeln. Zwiebel und Knoblauch abziehen und fein hacken. Zwiebeln im heißen Öl glasig dünsten. Knoblauch und Schinken hinzufügen.

● Butter in einem Topf schmelzen und Mehl klümpchenfrei einrühren. Mit Gemüsebrühe und Sahne aufgießen und gut verrühren. Champignons, Schinken und Zwiebeln dazugeben und gut umrühren. Mit Salz und Pfeffer abschmecken.

**Nährwerte pro Portion**
›600 kcal ›20 g E ›62 g F ›15 g KH

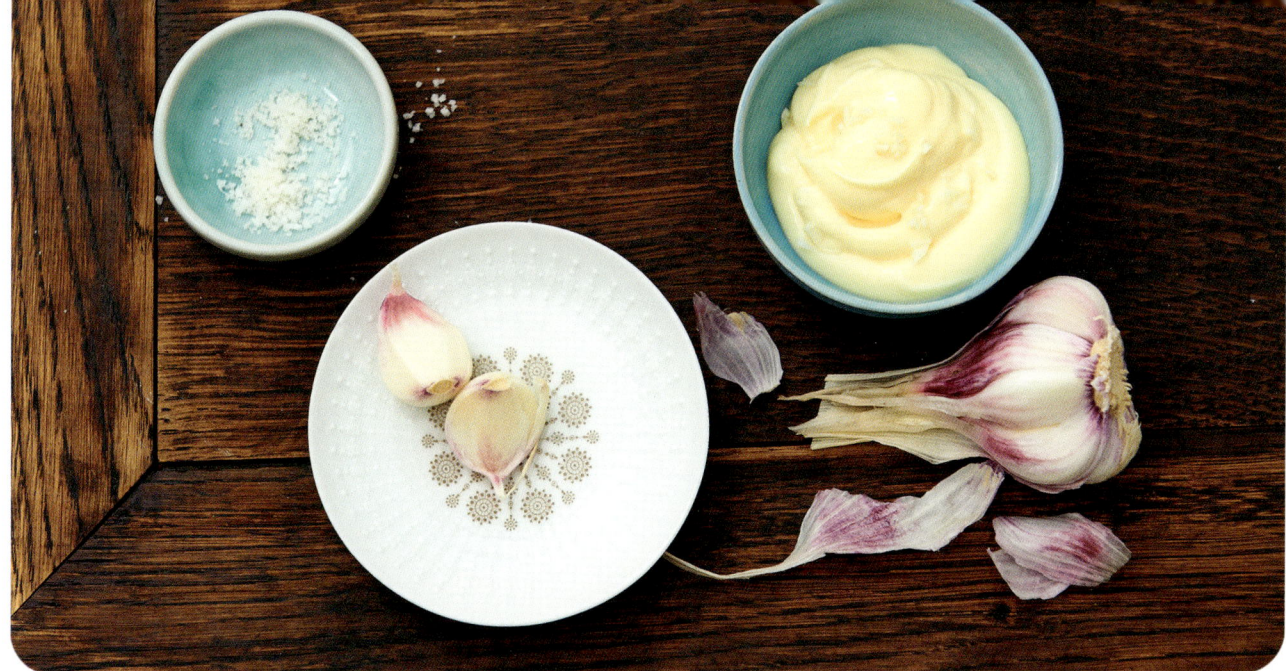

⌃ Aioli

Knoblauch satt
# Aioli

**Geeignet für die Testphase, problematisch: Zitronensaft**
Für 4 Personen • braucht etwas mehr Zeit
⏱ 15 Min.

2 Knoblauchzehen • 1 EL Zitronensaft • Salz • 3 Eigelbe • 250 ml Olivenöl

• Knoblauch abziehen, pressen oder auf einer Ingwerreibe fein reiben. Zitronensaft und 1 Prise Salz mit dem Knoblauch in einer Schüssel vermengen. Eigelb und Öl sehr langsam und anfangs tropfenweise mit dem Schneebesen einrühren. Erst mit dem Rühren aufhören, wenn die gewünschte, cremige Konsistenz erreicht ist.

**Das passt dazu** Schmeckt zu allen Fleisch- und Fischsorten und darf beim Grillen nicht fehlen.

**Nährwerte pro Portion**
›615 kcal ›1 g E ›19 g F ›1 g KH

Lecker zu Hähnchen und Lamm
# Paprikamarinade

**Geeignet für die Karenzphase**
Für 4 Personen • gelingt leicht
⏱ 5 Min. + 30 Min. Marinierzeit

1 Dose gehäutete Paprikaschoten (in Öl) • 1 EL Olivenöl • Salz • schwarzer Pfeffer, frisch gemahlen • je ½ TL Oregano, Thymian, Basilikum, Rosmarin, Majoran

• Alle Zutaten in einen hohen Rührbecher füllen und mit einem Pürierstab sehr gut pürieren. Falls Flüssigkeit fehlt, noch etwas vom Paprikasud unterrühren. Das Fleisch darin wenden und 30 Min. im Kühlschrank ziehen lassen.

**Nährwerte pro Portion**
›130 kcal ›1 g E ›12 g F ›4 g KH

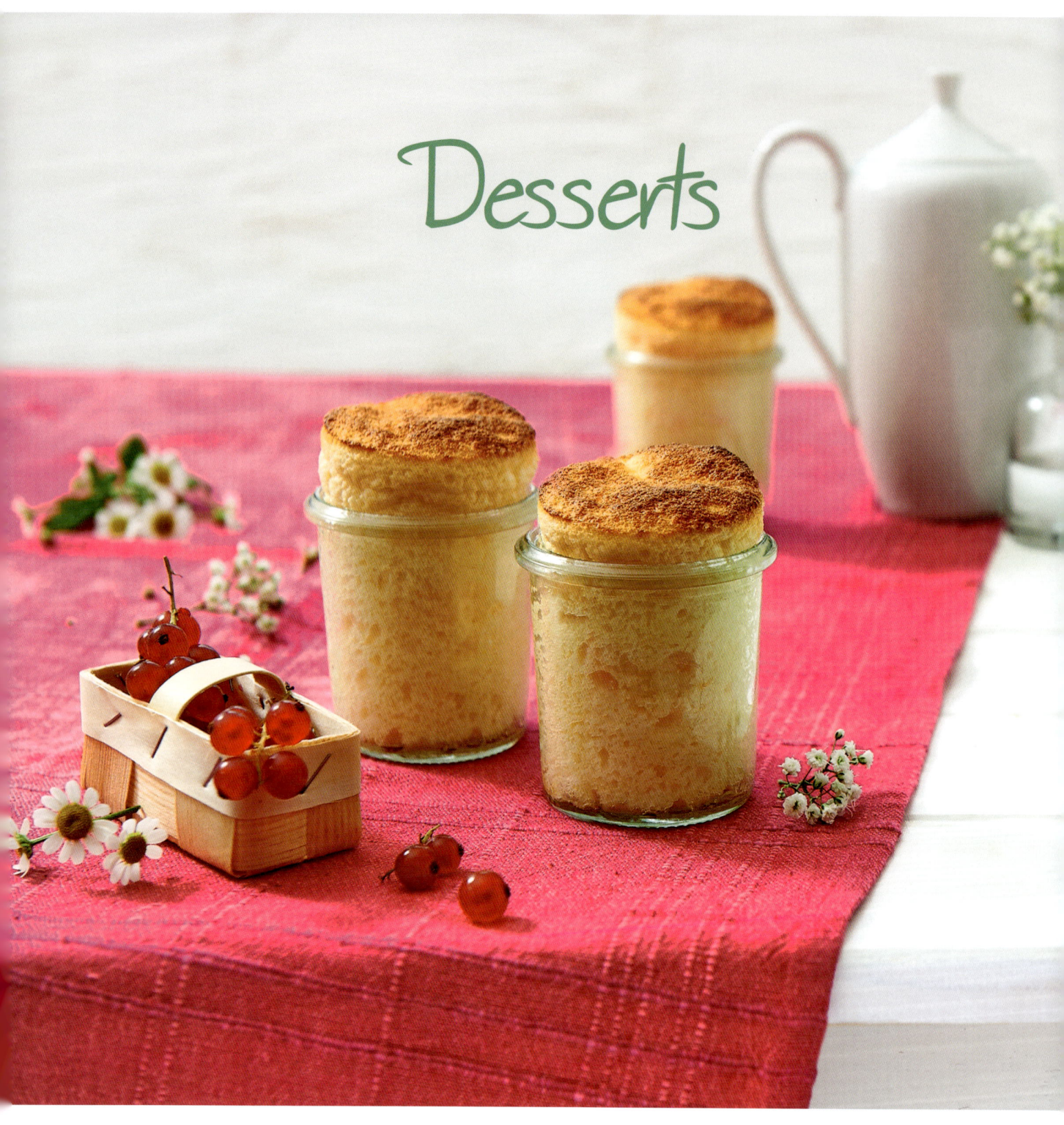

# Desserts

Luftig-leicht und exquisit
## Quarksoufflé

**Geeignet für die Testphase, problematisch: Limettenschale**
Für 4 Personen • braucht etwas mehr Zeit
⊙ 40 Min.

4 EL Quark • 2 Eigelbe • 40 g Puderzucker • 4 Eiweiß • 4 TL Zucker • 2 TL abgeriebene Limettenschale • 2 TL Butter • ein paar frische Johannisbeeren • 4 Melisseblättchen

● Den Backofen auf 190 Grad (Umluft 170 Grad) vorheizen. Den Quark in einem Sieb sehr gut abtropfen lassen. Eigelbe und Puderzucker schaumig schlagen. Nach und nach den Quark unterheben. Eiweiß mit dem Zucker steif schlagen, sachte unter die Quarkmasse heben. Die abgeriebene Limettenschale hinzufügen.

● Zwei kleine Förmchen mit Butter fetten und die Masse einfüllen. Förmchen in ein Wasserbad stellen und etwa 25 Min. im vorgeheizten Ofen bei 190 Grad backen. Herausnehmen und auf einem Teller servieren. Mit Johannisbeeren und Melisseblättchen garnieren.

**Tipp** Die Limettenschale können Sie durch etwas Vanillemark ersetzen.

**Nährwerte pro Portion**
›165 kcal ›9 g E ›7 g F ›17 g KH

Mit Zimt und Vanillecreme
## Omas Rhabarberkompott

**Geeignet für die Karenzphase**
Für 4 Personen • gut vorzubereiten
⊙ 30 Min. + 2 Std. Kühlzeit

350 g Rhabarber • 2 EL brauner Zucker • 1 Zimtstange • 2 Blätter weiße Gelatine • 300 ml Dickmilch (1,5 % Fett, gut gekühlt) • 1 Packung Vanillesaucenpulver ohne Kochen • 1 EL Puderzucker • 1 EL Apfelsaft • 100 g Sahne

● Rhabarber waschen, putzen und in 2–3 cm lange Stücke schneiden. Rharbarber in einem Topf mit braunem Zucker mischen, die Zimtstange dazugeben und 5 Min. ziehen lassen. Anschließend das Ganze zum Kochen bringen und bei mittlerer Hitze, unter gelegentlichem Rühren, 5 Min. köcheln lassen und anschließend abkühlen lassen.

● Die Gelantine 5 Min. in kaltem Wasser einweichen. Dickmilch, Vanillesaucenpulver, Puderzucker und Apfelsaft in eine Schüssel geben und mit dem Handrührgerät auf mittlerer Stufe gründlich verrühren. Die Gelatine tropfnass in einen kleinen Topf geben, erwärmen und unter Rühren auflösen.

● Aufgelöste Gelatine zügig unter die Dickmilchcreme heben und 10–15 Min. kalt stellen. Inzwischen die Sahne steif schlagen und vorsichtig unter die gekühlte Vanillemasse unterheben. In hohe Dessert-Gläser schichtweise Rhabarber und Creme in einfüllen und für mindestens 2 Stunden kalt stellen.

**Nährwerte pro Portion**
›190 kcal ›6 g E ›9 g F ›21 g KH

Desserts : Ofengerichte und Knödel

## Traditionelle Süßspeise
## Kirschenmichl

**Geeignet für die Karenzphase**
Für 4 Personen • gelingt leicht
🕒 15 Min. + 45 Min. Backzeit

400 g Sauerkirschen (oder 1 Glas Sauerkirschen) • 1 EL Butter • 200 g Schmand • 250 ml Milch • 50 g Zucker • 1 Päckchen Bourbon-Vanillinzucker • 1 Päckchen Vanille-Puddingpulver • 3 Eier • 12 Zwieback

● Den Backofen auf 180 Grad (Umluft 160 Grad) vorheizen. Milch, Eier, Schmand, Zucker, Vanillezucker und Puddingpulver mit einem Handrührgerät glatt rühren. Eine Auflaufform mit der Butter ausfetten.

● Zwieback in die Schmandcreme legen, sich vollsaugen lassen und in die Auflaufform geben. Die Lücken mit Kirschen ausfüllen. Restliche Creme darübergießen. Kirschenmichl im Backofen 45 Min. backen. Die Form nach 20 Min. Backzeit mit Backpapier abdecken, damit die Oberfläche nicht zu braun wird.

**Variante** Auch sehr lecker mit Äpfeln, Rosinen und Mandeln.

**Nährwerte pro Portion**
›585 kcal  ›13 g E  ›28 g F  ›69 g KH

## Schmeckt warm und kalt
## Gratinierte Äpfel

**Geeignet für die Karenzphase**
Für 2 Personen • geht schnell
🕒 10 Min. + 20 Min. Backzeit

50 g Butter • 400 g Äpfel • 100 g Zucker • 1 Eigelb • 100 g Sahnequark • 100 g Mascarpone • 20 g Mehl

● Den Backofen auf 200 Grad (Umluft 180 Grad) vorheizen. Eine Auflaufform mit Butter auspinseln. Äpfel waschen, vom Kerngehäuse befreien, vierteln und in Scheiben schneiden. In der Auflaufform verteilen und mit 2 TL Zucker bestreuen.

● Die restliche Butter mit restlichem Zucker und dem Eigelb schaumig rühren. Quark, Mascarpone und Mehl zugeben und verrühren. Die Creme auf den Äpfeln verteilen und im Backofen 20 Min. überbacken.

**Nährwerte pro Portion**
›425 kcal  ›6 g E  ›27 g F  ›40 g KH

## Eine feine Mehlspeise
## Quarkknödel

**Geeignet für die Karenzphase**
Für 4 Personen • braucht etwas mehr Zeit
🕒 30 Min. + 10 Min. Garzeit

50 g Mehl • ½ Päckchen Backpulver • 150 g Hartweizengrieß • 1 EL Butter • 1 Prise Salz • 2 EL Zucker • 2 Eier • 500 g Quark • 500 g Pfirsiche • 1 EL Honig • 1 EL Zitronenmelisse

● Mehl mit Backpulver vermischen und den Grieß unterrühren. Butter, Salz und Zucker schaumig rühren. Nacheinander die Eier, den Quark und die Mehlmischung unterrühren.

● Mit 2 Esslöffeln kleine Klöße formen und in siedend heißem Salzwasser 10 Min. gar ziehen lassen. Pfirsiche kurz mit kochendem Wasser überbrühen, häuten, entsteinen und mit Honig und Zitronenmelisse fein pürieren. Quarkknödel mit der Pfirsichsauce auf Tellern anrichten und servieren.

**Nährwerte pro Portion**
›440 kcal  ›27 g E  ›8 g F  ›62 g KH

Fruchtspeisen : Desserts

## Herrlich erfrischend
## Johannisbeer-Sorbet

**Geeignet für die Karenzphase**
Für 4 Personen • gelingt leicht
⊘ 15 Min. + 2 – 3 Std. Kühlzeit

500 ml weißer Traubensaft, gut gekühlt • 500 g Johannisbeeren • 4 EL Zucker • 4 Minzeblätter • 4 Johannisbeerrispen

● Die Beeren waschen und verlesen. Die Beeren trocken tupfen und im Gefrierschrank 2 – 3 Std. anfrieren. Die gefrorenen Beeren in einen hohen Rührbecher füllen, Zucker und 250 ml Traubensaft hinzufügen und pürieren.

● Das Sorbet sofort auf eisgekühlte Gläser verteilen und mit dem übrigen Traubensaft übergießen. Die Gläser mit Minze, Himbeeren und Johannisbeerrispen garnieren und sofort servieren.

**Das passt dazu** Eine schöne Ergänzung ist, wenn eine cremige Vanillesauce zum Sorbet gereicht wird.

**Nährwerte pro Portion**
› 200 kcal › 2 g E › 0 g F › 43 g KH

## Garantiert verträglich
## Rote Grütze

**Geeignet für die Karenzphase**
Für 4 Personen • gelingt leicht
⊘ 10 Min. + 10 Min. Garzeit

300 g rote Johannisbeeren • 100 g schwarze Johannisbeeren • 240 g Brombeeren • 200 g Sauerkirschen • 100 g Zucker • 500 ml roter Johannisbeersaft • 50 g Speisestärke

● Johannisbeeren abspülen und von den Stängeln zupfen. Brombeeren verlesen und Kirschen abspülen und entkernen. Gut drei Viertel des Obstes in einen Topf geben und erhitzen. Zucker und Saft nach und nach dazugeben und einige Min. köcheln lassen. Die Früchte durch ein Sieb passieren und erneut zum Kochen bringen.

● Die Speisestärke in wenig kaltem Wasser auflösen und das Fruchtpüree damit andicken. Einige Male aufkochen lassen, damit die Grütze klar wird. Die restlichen Früchte vorsichtig unterrühren. Auf Schälchen verteilen und auskühlen lassen.

**Nährwerte pro Portion**
› 340 kcal › 3 g E › 1 g F › 74 g KH

## Schönes Herbstdessert
## Apfel-Vanille-Grütze

**Geeignet für die Karenzphase**
Für 4 Personen • preisgünstig
⊘ 20 Min.

600 g säuerliche Äpfel (James Grieve) • 1 Päckchen Vanillepuddingpulver • 4 EL Zucker • 500 ml Apfelsaft • Zimt, gemahlen • Melisseblättchen

● Äpfel schälen, vierteln und entkernen. Ein Apfelviertel beiseitelegen. Die restlichen Äpfel in kleine Würfel schneiden. Puddingpulver, Zucker und 12 EL Apfelsaft klümpchenfrei miteinander verrühren. Den restlichen Apfelsaft zum Kochen bringen und die Apfelstücke 3 Min. darin köcheln lassen.

● Evtl. mit etwas Zucker und Zimt abschmecken. Puddingpulver langsam einrühren und alles aufkochen lassen. Etwa 1 Min. weiterkochen. Die Grütze etwas auskühlen lassen und auf Dessertschälchen verteilen. Mit Melisseblättchen und Apfelspalten verzieren.

**Tipp** Die Apfelstücke bleiben ansehnlich hell, wenn man sie mit Zitronensaft beträufelt. Falls Sie geringe Mengen an Zitrusfrüchten vertragen, ist dies zu empfehlen.

**Nährwerte pro Portion**
› 235 kcal › 1 g E › 1 g F › 54 g KH

## Lecker mit Blaubeersauce
### Grießpudding

**Geeignet für die Testphase, problematisch: Zitronenschale**
Für 4 Personen • braucht etwas Zeit
⏱ 15 Min. + 5 Min. Garzeit

9 EL Zucker • 2 EL Mandelstifte • etwas Öl • abgeriebene Schale von ½ Zitrone • 500 ml Milch • 1 Päckchen Bourbon-Vanillezucker • Salz • 50 g Grieß • 2 Eier • 250 g Blaubeeren

● 6 EL Zucker in einer Pfanne schmelzen. Die Mandeln unterrühren und die Krokantmasse auf ein Stück geölte Alufolie streichen, auskühlen lassen. Zitronenschale, Milch, Vanillezucker, 1 Prise Salz und 2 EL Zucker zum Kochen bringen. Den Grieß unterrühren und 5 Min. quellen lassen.

● Die Eier trennen und das Eigelb in den Grießbrei rühren. Auskühlen lassen. Das Eiweiß steif schlagen und unter den abgekühlten Grieß heben, in Schälchen füllen und kühl stellen. Die Blaubeeren mit 1 EL Zucker pürieren. Den Krokant in kleine Stücke brechen und auf dem Grieß verteilen. Die Blaubeersauce dazu reichen.

**Tipp** Die Zitronenschale bei Unverträglichkeit einfach weglassen.

**Nährwerte pro Portion**
›390 kcal ›11 g E ›14 g F ›55 g KH

## Einfach und lecker
### Mangocreme

**Geeignet für die Karenzphase**
Für 4 Personen • geht schnell
⏱ 15 Min.

500 ml Milch • 1 Vanilleschote • 1 EL Speisestärke • 80 g Zucker • 1 reife Mango

● Eine Tasse Milch mit dem Mark einer Vanilleschote und mit der Speisestärke glatt verrühren. Die restliche Milch in einen kleinen Topf füllen, den Zucker hinzufügen und aufkochen. Den Inhalt der Tasse dazugeben und mit einem Schneebesen gut verrühren. Danach abkühlen lassen.

● Fruchtfleisch der Mango vom Kern herunterschneiden und in klein würfeln. Mango unter die Creme rühren und in Gläser abfüllen.

**Nährwerte pro Portion**
›220 kcal ›5 g E ›5 g F ›39 g KH

## Toll für Gäste
### Blaubeer-Bavarois

**Geeignet für die Karenzphase**
Für 2 Personen • gelingt leicht
⏱ 20 Min. + 2 Std. Kühlzeit

4 Blatt Gelatine • 400 g Blaubeeren • 50 g Puderzucker • 250 g Sahne • 1 Päckchen Bourbon-Vanillezucker

● Gelatine in kaltem Wasser einweichen. Die Hälfte der Blaubeeren pürieren, durch ein Sieb streichen und Puderzucker unterrühren. Die restlichen Blaubeeren im Kühlschrank aufbewahren. Gelatine ausdrücken und erwärmen, bis sie flüssig ist.

● 1 EL Fruchtmus mit der Gelatine vermischen. Die Mischung unter das Fruchtmus rühren, 15 Min. in den Kühlschrank stellen. Sahne mit dem Vanillezucker steif schlagen und unter das Fruchtmus heben. Die Creme in Schälchen füllen und für mindestens 2 Std. in den Kühlschrank stellen. Zum Servieren mit den restlichen Blaubeeren garnieren.

**Nährwerte pro Portion**
›300 kcal ›6 g E ›19 g F ›24 g KH

❯ Grießpudding

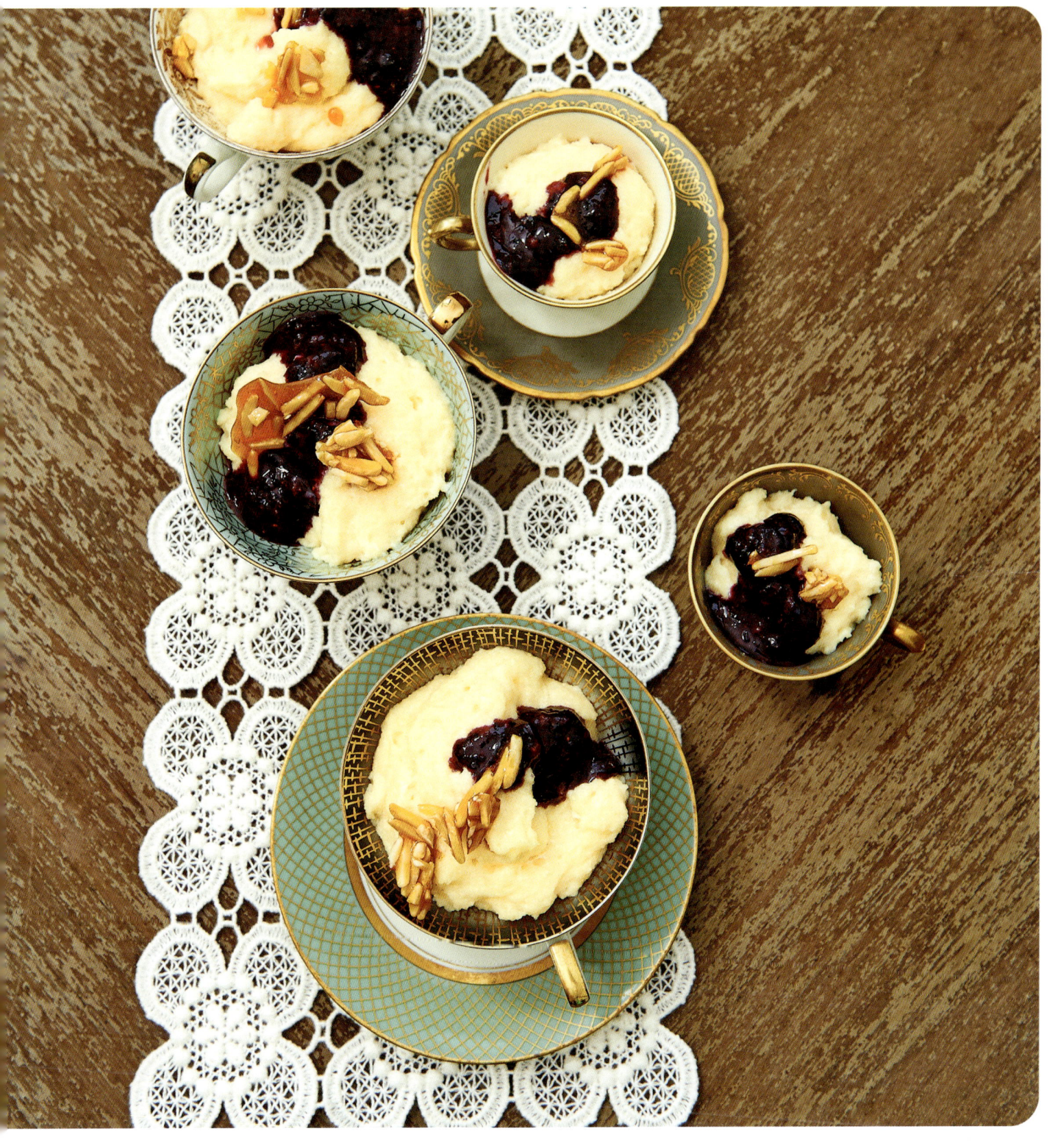

## Ganz einfach
### Vanille-Quark-Creme

**Geeignet für die Karenzphase**
Für 6 Personen • preisgünstig
⏱ 10 Min. + 10 Min. Garzeit

500 ml Milch • 1 Päckchen Vanille-Puddingpulver • 140 g Zucker • 1 Vanilleschote • 250 g Magerquark • 150 g Sahne • 1 Päckchen Sahnesteif

● Von der Milch 6 EL abnehmen, Puddingpulver und Zucker hinzufügen und klümpchenfrei verrühren. Die Vanilleschote der Länge nach aufschlitzen und das Mark mit dem Messerrücken herausschaben und unter die angerührte Masse mischen.

● Die restliche Milch zum Kochen bringen. Dann das angerührte Puddingpulver zugeben und nochmals aufwallen lassen. Den Pudding etwas abkühlen lassen. Sobald der Pudding etwas abgekühlt ist, den Quark unterheben. Sahne steif schlagen und vorsichtig unterrühren. Die Vanille-Quark-Creme in Dessertschalen füllen und kühl stellen.

**Nährwerte pro Portion**
›280 kcal ›9 g E ›11 g F ›37 g KH

## Im Nu zubereitet
### Mango mit Sauerrahm

**Geeignet für die Karenzphase**
Für 4 Personen • geht schnell
⏱ 10 Min.

2 Mangos • ½ Honigmelone • 4 EL Apfelsaft • 2 TL Zitronenmelisse, fein geschnitten • 160 g Sauerrahm • Zimt, gemahlen • 2 TL Honig

● Mango und Melone schälen. Das Mangofruchtfleisch vom Kern herunterschneiden. Die Kerne mit einem Löffel aus der Melone herauskratzen. Mango- und Melonenfruchtfleisch in dünne Spalten schneiden.

● Apfelsaft und die Zitronenmelisse vermischen. Obstspalten in eine Schüssel geben, Saft, Sauerrahm und Zimt dazugeben. Mit dem Honig süßen und kräftig umrühren.

**Tipp** Das Dessert schmeckt am besten gut gekühlt. Falls es schnell gehen soll, legen Sie einfach Mango und Honigmelone vorher zu den anderen Zutaten in den Kühlschrank.

**Nährwerte pro Portion**
›155 kcal ›3 g E ›5 g F ›25 g KH

## Erfrischend
### Melone mit Kokosjoghurt

**Geeignet für die Karenzphase**
Für 4 Personen • geht schnell
⏱ 10 Min.

2 EL Johannisbeergelee • 2 EL flüssiger Honig • 200 g Sahnejoghurt • 6 EL Kokosmilch • 4 EL Zucker • 1 größere Honigmelone • 2 EL Kokosraspel • Minzeblätter zum Verzieren

● Johannisbeergelee erhitzen und den Honig unterrühren. Joghurt und Kokosmilch verrühren und mit dem Zucker süßen. Die Melone schälen, vierteln und die Kerne mit einem Löffel herauskratzen.

● Melonenstücke auf einem Teller anrichten, etwas Joghurt und Gelee darauf verteilen und mit den Kokosraspeln bestreuen. Mit den Minzeblättern garniert servieren.

**Nährwerte pro Portion**
›300 kcal ›4 g E ›11 g F ›47 g KH

▸ Vanille-Quark-Creme

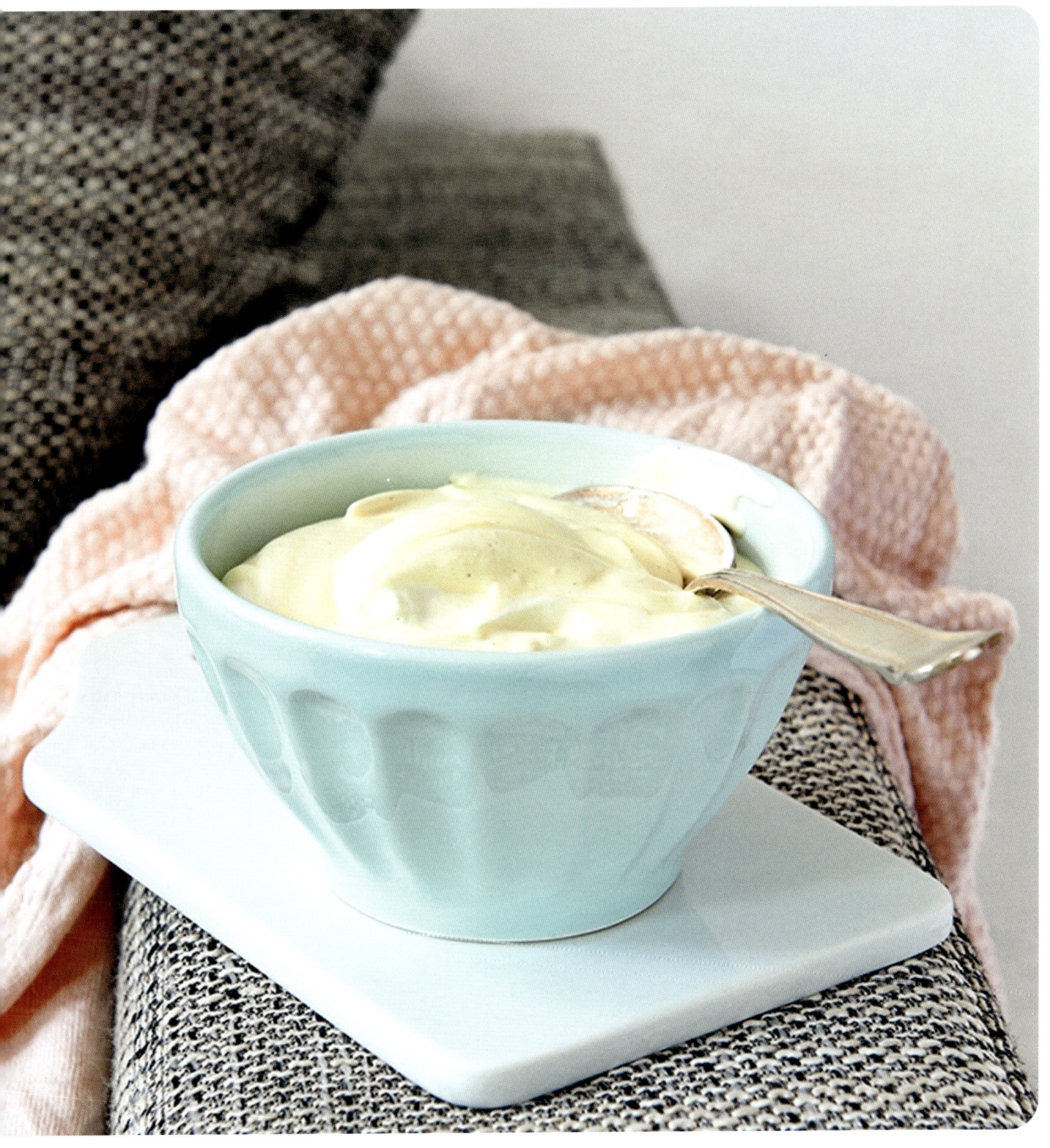

## Desserts: Pfannkuchen und Auflauf

Alle lieben sie
### Blaubeerpfannkuchen

**Geeignet für die Karenzphase**
Für 4 Personen • geht schnell
⏱ 15 Min. + 15 Min. Garzeit

3 EL Butter • 2 Eier • 200 g Mehl • ½ TL Salz • ½ TL Backpulver • ½ TL Vanillepulver • 3 EL Zucker • 350 ml Buttermilch • Öl • 200 g Blaubeeren

● Die Butter zerlassen. Die Eier leicht schaumig rühren. Mehl, Salz, Backpulver, Vanillepulver und Zucker in eine zweite Schüssel geben und Butter, Eier und Buttermilch in die Mitte gießen. Alle Zutaten gut vermengen.

● Eine Pfanne mit Öl ausstreichen und jeweils ein Viertel des Teigs einfüllen. Kurz vor dem Wenden je 50 g Blaubeeren auf den Pfannkuchen geben, danach die andere Seite goldbraun ausbacken.

**Nährwerte pro Portion**
›425 kcal ›12 g E ›17 g F ›55 g KH

Köstlicher Klassiker
### Apfelpfannkuchen

**Geeignet für die Karenzphase**
Für 4 Personen • gelingt leicht
⏱ 20 Min. + 30 Min. Quellzeit

2–3 Äpfel • 200 g Mehl • 2 EL Zucker • 250 ml Milch • Salz • 2 Eier • 4 EL Butterschmalz • 2 EL Puderzucker

● Äpfel schälen und in dünne Scheiben schneiden. Mehl, Zucker und Milch verrühren, 1 Prise Salz hinzufügen und 30 Min. quellen lassen. Dann die Eier unterrühren.

● Je 1 EL Butterschmalz in einer beschichteten Pfanne erhitzen und Teig hineingeben. Mit Apfelscheiben belegen und bei mittlerer Hitze braten. Sobald der Pfannkuchen fest ist, auf einen Teller gleiten lassen, wenden und die andere Seite goldbraun braten. Vor dem Servieren mit Puderzucker bestreuen.

**Nährwerte pro Portion**
›525 kcal ›11 g E ›26 g F ›61 g KH

Schmeckt kalt und warm
### Apfelcobbler

**Geeignet für die Karenzphase**
Für 4 Personen • gelingt leicht
⏱ 20 Min. + 30 Min. Backzeit

2 EL Apfeldicksaft • 50 g Sahne • 800 g Äpfel • 125 g kalte Butter • 100 g Zucker • 100 g Mehl • 1 TL Zimtpulver • 80 g gemahlene Mandeln • 1 Päckchen Bourbon-Vanillezucker

● Den Backofen auf 200 Grad (Umluft 180 Grad) vorheizen. Apfeldicksaft und Sahne verrühren. Äpfel waschen, vierteln, schälen, entkernen und in schmale Scheiben schneiden. Äpfel in eine gebutterte Auflaufform füllen und mit dem Sahnegemisch begießen.

● Die kalte Butter in kleine Stücke schneiden. Butter mit Zucker, Mehl, Zimt, gemahlene Mandeln und Vanillezucker vermengen. Die Masse mit den Fingern zu Streuseln zerkrümeln und auf den Äpfeln verteilen. Im Ofen 30 Min. goldbraun backen und noch warm servieren.

**Nährwerte pro Portion**
›700 kcal ›7 g E ›42 g F ›74 g KH

▶ Blaubeerpfannkuchen

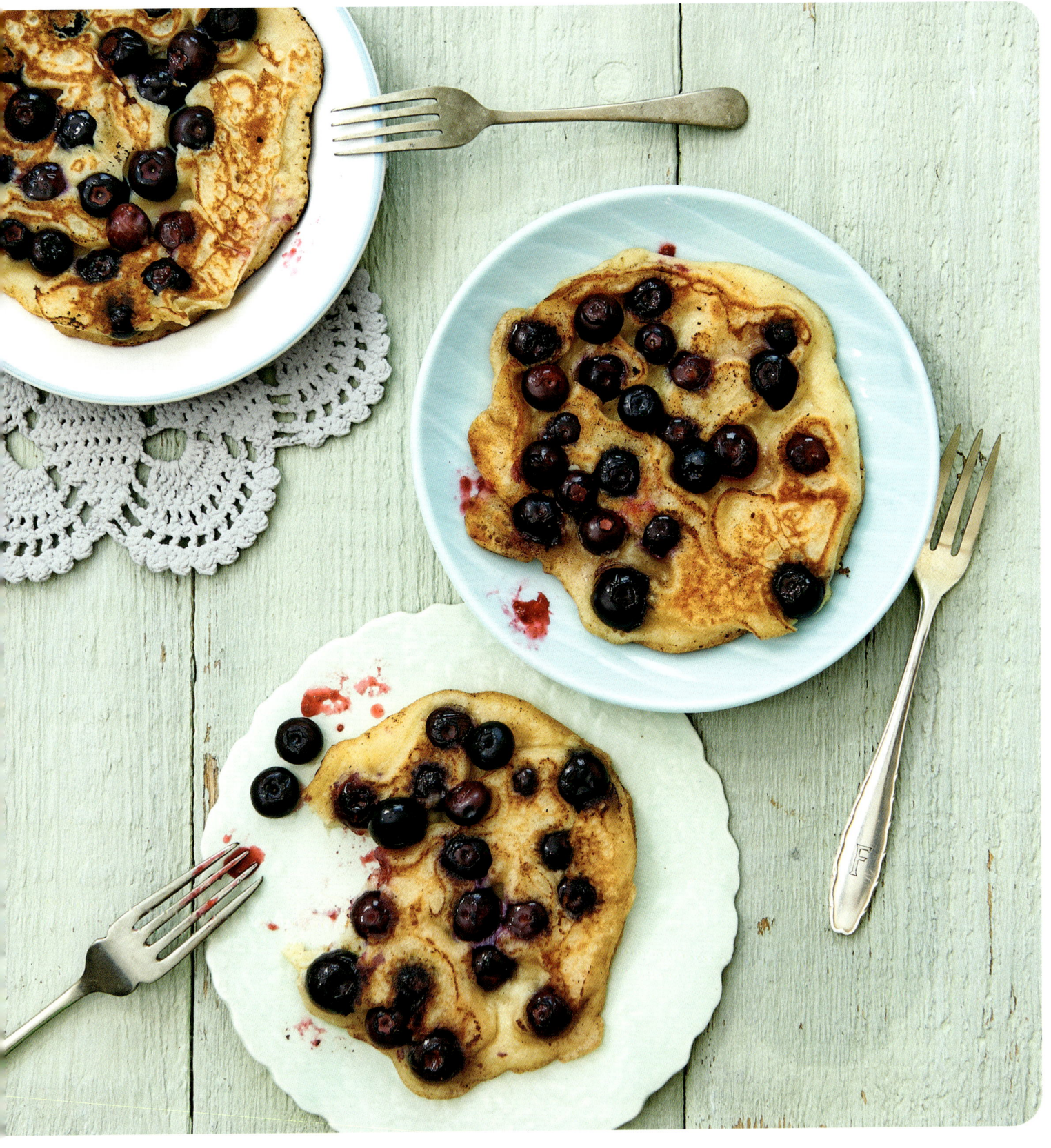

Desserts : Omelett

Schönes Gericht für alle, die es süß lieben
# Tuttifrutti-Biskuit-Omelett

**Geeignet für die Karenzphase**
Für 4 Personen • gelingt leicht
⏱ 20 Min.

- 3 Eier
- 50 g Zucker
- 1 Prise Salz
- 50 g Mehl
- etwas Fett/Öl zum Ausbacken
- 200 g Sahne
- 1 Prise Vanillezucker
- 500 g Früchte der Saison (Brombeeren, Heidelbeeren)
- Puderzucker nach Geschmack

- Von den Eiern jeweils das Eigelb von dem Eiweiß trennen und auffangen.

- Die drei Eigelbe mit dem Zucker in eine Rührschüssel geben und auf höchster Stufe mit den Schneebesen des Handrührgeräts schaumig rühren.

- Das Eiweiß zusammen mit dem Salz in einen sauberen Rührbecher geben und mit dem Handrührgerät steif schlagen.

- Mehl und die Eigelb-Zucker-Masse vorsichtig unter den Eischnee heben. Eine Pfanne (Durchmesser ca. 24 cm) einölen und die Biskuitmasse hineingeben. (Am besten eignet sich eine beschichtete Pfanne.)

- Mit geschlossenem Deckel die Pfanne auf mittlerer Stufe kurz aufheizen, danach auf die niedrigste Stufe zurückschalten und das Omelett weitere 5 Min. fertig backen.

- Danach das Omelett mit einem Pfannenheber vorsichtig vom Pfannenrand lösen und auf einen Teller geben, halb zusammenklappen und erkalten lassen.

- Die Früchte gründlich waschen und verlesen. Gut abtropfen lassen oder vorsichtig trocken tupfen.

- Inzwischen die Sahne mit dem Vanillezucker steif schlagen und mittels einer Spritztüte auf das kalte, wieder aufgeklappte Omelett spritzen.

- Zwei Drittel der Früchte darauf verteilen und das Omelett anschließend wieder zusammenklappen und das Omelette mit Puderzucker bestäuben.

- Danach die restlichen Früchte um das Omelett herum auf den Teller geben und garnieren.

**Variante** Sie können das Omelett auch zusammen mit Marmelade oder Kompott servieren, wenn gerade keine Beerensaison ist.

**Nährwerte pro Portion**
›450 kcal  ›9 g E  ›25 g F  ›46 g KH

Pfannkuchen : Desserts

Schmecken herrlich nach Frühsommer!
# Gefüllte Rhabarbar-Pfannkuchen

**Geeignet für die Karenzphase**
Für 2 Personen • gelingt leicht
◷ 40 Min.

- 500 g Rhabarber
- 3 Pck. Vanillezucker
- 9 EL Zucker
- 125 ml Milch
- 50 g Mehl
- 2 Eier (Gr. M)
- 4 TL Butterschmalz
- 200 g Schmand
- 2 EL Puderzucker

● Den Rhabarber putzen und waschen. Stiele in 2 cm breite Stücke schneiden.

● 100 ml Wasser in einem Topf zum Kochen bringen. Rhabarberstücke darin mit einem Päckchen Vanillinzucker und 8 EL Zucker aufkochen und zugedeckt 5 Min. bei milder Hitze dünsten. Danach abkühlen lassen.

● Milch und Mehl mit zwei Eiern und 1 EL Zucker zu einem glatten Teig verrühren. 15 Min. ruhen lassen. Eine beschichtete Pfanne erhitzen und viermal hintereinander je einen dünnen Pfannkuchen mit 1 TL Butterschmalz goldbraun backen.

● Schmand in eine kleine Schüssel geben und zwei Päckchen Vanillinzucker einrühren. Die fertigen Pfannkuchen mit der Masse bestreichen und aufrollen. Auf einem Teller mit dem Rhabarberkompott anrichten und mit Puderzucker bestreuen – fertig!

**Nährwerte pro Portion**
›530 kcal  ›8 g E  ›24 g F  ›69 g KH

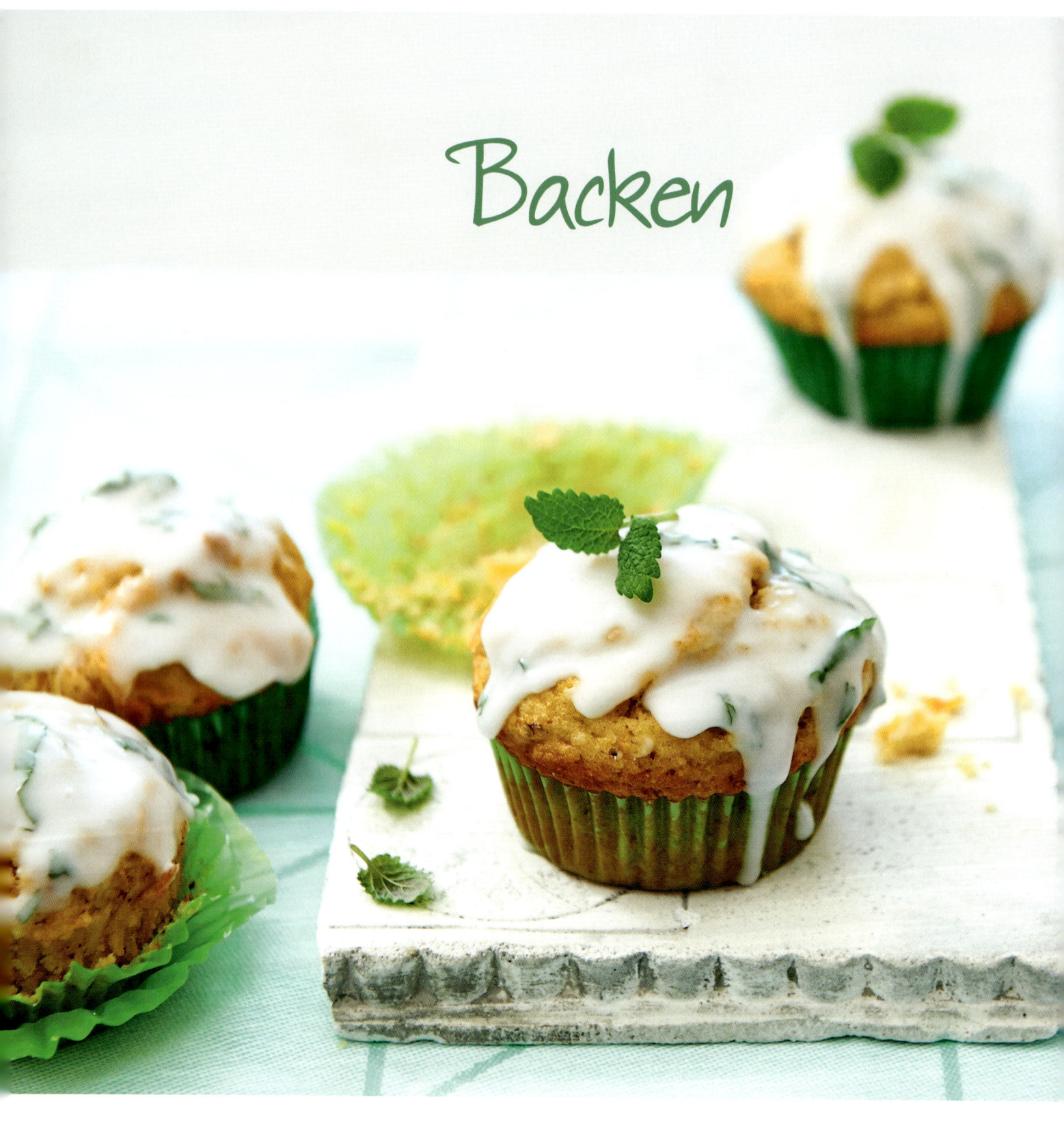

# Backen

Leckere Rüblitorten-Minis
# Rüblimuffins

**Geeignet für die Karenzphase**
Für 12 Stück • preisgünstig
🕐 20 Min. + 25 Min. Backzeit

**Für den Teig:** 100 g Karotten • 300 g Mehl • 1 Päckchen Backpulver • 100 g gemahlene Haselnüsse • 150 g brauner Zucker • 1 TL Ingwer, gemahlen • 150 ml Rapsöl • 200 g saure Sahne • 2 Eier
**Für den Guss:** 125 g Puderzucker • 1 EL Zitronenmelisse, fein gehackt

● Den Backofen 180 Grad (Umluft 160 Grad) vorheizen. Karotten schälen und fein raspeln. Mehl, Backpulver, gemahlene Haselnüsse, Zucker und Ingwer mischen. Karotten, Rapsöl, saure Sahne und Eier in eine Rührschüssel geben und verrühren. Mehlmischung hinzufügen und nur kurz unterrühren.

● Ein Muffinblech mit Papier- oder Silikonförmchen auslegen und den Teig gleichmäßig verteilen. Die Rüblimuffins im Backofen 25 Min. backen. Anschließend die fertigen Muffins aus der Form lösen und auskühlen lassen.

● Puderzucker sieben und mit 2 TL Wasser glatt rühren, bis ein dickflüssiger Guss entsteht. Die Zitronenmelisse unterheben und den Guss gleichmäßig auf den Muffins verteilen.

**Nährwerte pro Portion**
› 395 kcal  › 6 g E  › 23 g F  › 43 g KH

Mini-Quarkstrudel mit Sauerkirschen
# Topfenstrudel

**Geeignet für die Karenzphase**
Für 4 Personen • preisgünstig
🕐 10 Min. + 25 Min. Backzeit

10 g Butter • 200 g Magerquark • 1 Ei • 2 EL Grieß • 2 EL Honig • 200 g Sauerkirschen aus dem Glas • 4 Stück Blätterteig (tiefgekühlt) • 4 EL Milch • 4 EL Semmelbrösel (ca. 40 g)

● Die Butter schmelzen. Quark, Ei, Grieß und Honig in einer Schüssel glatt rühren. Die Kirschen abtropfen lassen. Kirschen und flüssige Butter unterheben.

● Die Strudelteig-Blätter einzeln auf Backpapier ausbreiten. Mit 2 EL Milch bepinseln und einmal falten. Danach Semmelbrösel darauf verteilen, wobei links und rechts 1,5 cm Rand freigelassen werden.

● Die Kirschmasse jeweils quer im unteren Drittel der Strudelblätter auftragen. Die Seiten einschlagen und zu kleinen Strudeln aufrollen. Mit der restlichen Milch bepinseln. Ein Backblech mit Backpapier auslegen, die Mini-Strudel darauf setzen und im vorgeheizten Backofen auf der mittleren Schiene bei 180 Grad (Umluft 160 Grad) 20–25 Min. goldbraun backen.

**Nährwerte pro Portion**
› 400 kcal  › 13 g E  › 19 g F  › 44 g KH

### Waffeln lieben alle
# Buttermilchwaffeln

**Geeignet für die Karenzphase**
Für 4 Personen • geht schnell
⏱ 20 Min.

180 g weiche Butter • 100 g Zucker • 1 Päckchen Bourbon-Vanillezucker • 1 Prise Salz • 2 Eier • 340 g Mehl • 2 TL Backpulver • 260 ml Buttermilch • 6 TL flüssiger Honig • Puderzucker

● Butter mit dem Schneebesen des Handrührgeräts auf höchster Stufe schaumig rühren. Zucker, Vanillezucker und Salz dazugeben und geschmeidig rühren. Nach und nach die Eier dazugeben.

● Mehl und Backpulver miteinander vermischen und unter den Teig rühren. Nach und nach die Buttermilch dazugeben und auf mittlerer Stufe weiterrühren. Zum Schluss den Honig dazugeben. Den Teig portionsweise zu Waffeln backen und mit Puderzucker bestreuen.

**Das passt dazu** Die Waffeln schmecken sehr fein mit geschlagener Sahne oder Vanilleeis und heißen Kirschen.

**Nährwerte pro Portion**
›870 kcal ›15 g E ›42 g F ›107 g KH

### Schön saftig
# Nusswaffeln

**Geeignet für die Karenzphase**
Für 4 Personen • gut vorzubereiten
⏱ 10 Min. + 10 Min. Backzeit

100 g weiche Butter • 1 Päckchen Bourbon-Vanillezucker • 40 g Zucker • 1 Prise Salz • 2 Eier • 40 g Speisestärke • 20 g Mehl • ½ TL Backpulver • 40 g Haselnüsse, gemahlen • 75 g Sahne

● Die Butter mit dem Schneebesen des Handrührgeräts auf höchster Stufe schaumig schlagen. Vanillezucker, Zucker und Salz einrühren. Nach und nach die Eier dazugeben.

● Speisestärke und Mehl mischen und anschließend mit den Haselnüssen in die Masse einrühren.

● Den Teig portionsweise zu Waffeln backen. Währenddessen die Sahne steif schlagen und die Nusswaffeln mit einem kräftigen Schlag Sahne versehen.

**Variante** Nusswaffeln lassen sich auch mit Mandeln zubereiten. Auch Marmelade oder Vanilleeis passen gut.

**Nährwerte pro Portion**
›450 kcal ›6 g E ›36 g F ›26 g KH

### Schön saftig
# Mangomuffins

**Geeignet für die Karenzphase**
Für 12 Portionen • gelingt leicht
⏱ 40 Min.

110 g Butter • 300 g Mehl • 1 Päckchen Backpulver • 100 g Puderzucker • 25 g gemahlene Pistazien • 1 große Mango • 3 Eier • 400 ml Milch

● Den Backofen auf 180 Grad (Umluft 160 Grad) vorheizen. Die Butter zerlassen. Mehl, Backpulver, Puderzucker und Pistazien vermischen.

● Die Mango schälen, das Fruchtfleisch vom Kern herunterschneiden und klein würfeln. Mangowürfelchen, Eier, Milch und Butter mischen. Die trockenen Zutaten auf einmal zugeben und nur so lange rühren, bis sich alle Zutaten verbunden haben.

● Ein Muffinblech mit Papier- oder Silikonförmchen auslegen und den Teig gleichmäßig verteilen. Die Mangomuffins auf der mittleren Schiene 20–30 Min. backen. Anschließend auskühlen lassen und mit Puderzucker bestäuben.

**Variante** Sie können die Muffins auch mit Kirschen, Aprikosen oder Johannisbeeren zubereiten.

**Nährwerte pro Portion**
›260 kcal ›6 g E ›12 g F ›31 g KH

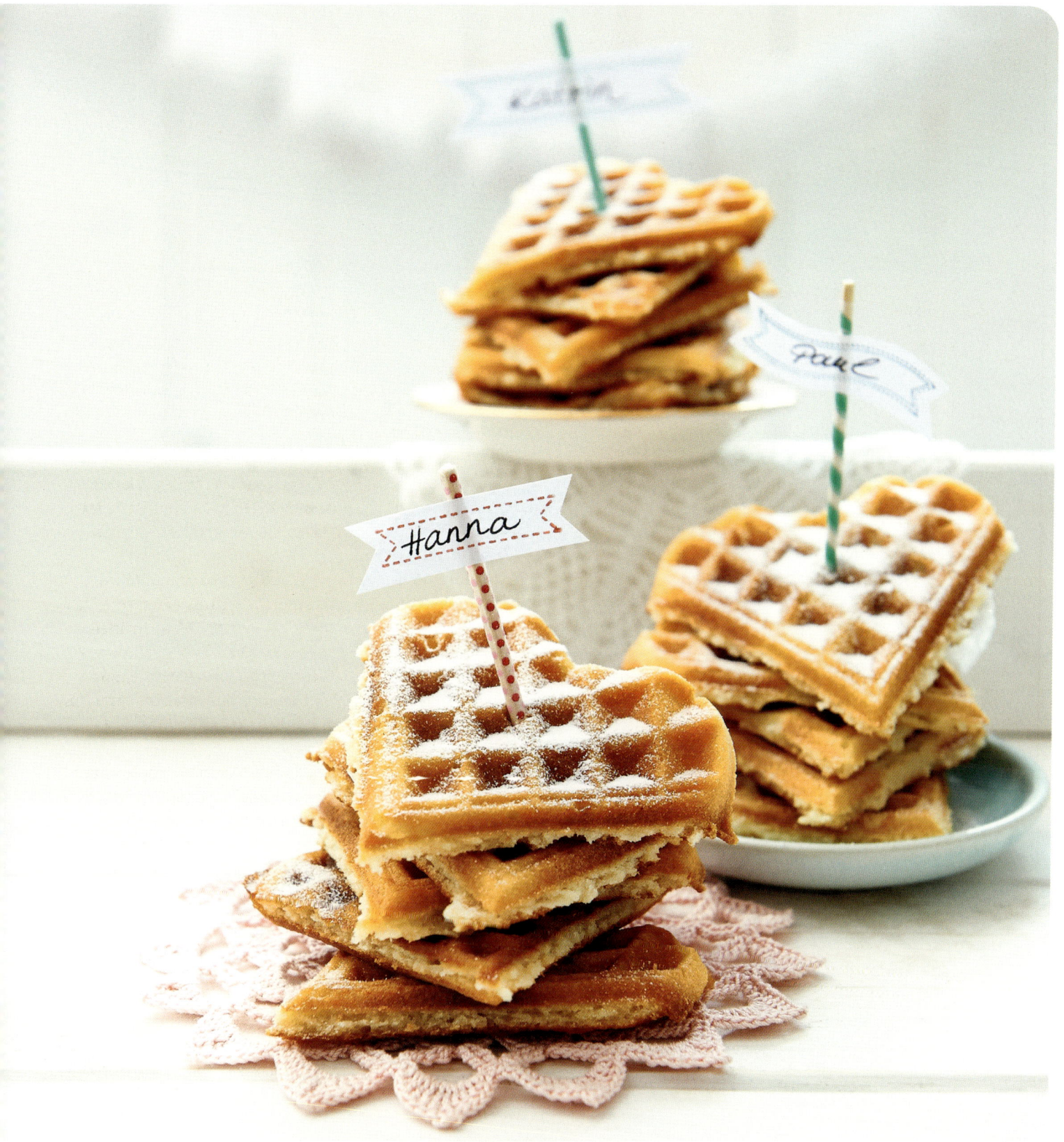

Ganz fein
# Beerenküchlein

**Geeignet für die Karenzphase**
Für 6 Stück (10 cm) • gelingt leicht
⊙ 30 Min. + 50 Min. Backzeit

**Für den Belag:** 250 g tiefgekühlte Beeren (ohne Erdbeeren und Himbeeren) • 1 EL Zucker
**Für den Teig:** 50 g Butter • ½ Päckchen Bourbon-Vanillezucker • 40 g Zucker • 1 Spritzer Zitronenaroma • 1 Prise Salz • 1 Ei • 80 g Mehl • 1 TL Backpulver • 25 g Speisestärke • 3 EL Milch
**Für die Streusel:** 80 g Mehl • 40 g Zucker • ½ Päckchen Bourbon-Vanillezucker • 40 g weiche Butter

● Die Tiefkühlbeeren auftauen. Den Backofen auf 180 Grad (Umluft 160 Grad) vorheizen. Die Förmchen mit Butter auspinseln. Für den Rührteig Butter, Vanillezucker, Zucker, Zitronenaroma, Salz und das Ei verrühren. Mehl mit Backpulver und Speisestärke vermischen und mit der Milch dem Teig zufügen. Alles zu einem glatten Teig verrühren

● Den Teig auf die gebutterten Förmchen verteilen. Die Beeren in die Förmchen geben, dabei einen kleinen Rand lassen. Mit Zucker bestreuen.

● Für die Streusel Mehl, Zucker, Vanillezucker und weiche Butter mit den Händen zu Streuseln zerbröseln. Streusel auf die Streuselküchlein verteilen und die Beerenstreuselküchlein im heißen Backofen 45 – 55 Min. backen.

**Nährwerte pro Portion**
›345 kcal  ›5 g E  ›14 g F  ›50 g KH

Mit feinem Sandkuchenbett
# Apfelkuchen

**Geeignet für die Karenzphase**
Für 12 Stücke • gelingt leicht
⊙ 60 Min.

**Für den Teig:** 125 g weiche Butter • 125 g Zucker • 1 Päckchen Bourbon-Vanillezucker • Salz • ½ Fläschchen Zitronenaroma • 3 Eier • 200 g Mehl • 2 TL Backpulver • 2 EL Milch
**Für den Belag:** 25 g Butter • 750 g Äpfel (Elstar) • 2 EL Aprikosenkonfitüre

● Butter mit Zucker, Vanillezucker, Salz und Zitronenaroma cremig rühren. Ein Ei nach dem anderen dazugeben und auf höchster Stufe weiterrühren. Mehl und Backpulver mischen und dazugeben. Die Milch unterrühren. Eine Springform leicht einfetten und den Teig hineinfüllen. Backofen auf 180 Grad (Umluft 160 Grad) vorheizen.

● Für den Belag die Butter schmelzen. Äpfel schälen, entkernen, vierteln und mehrmals der Länge nach erhitzen. Äpfel mit der eingeritzten Seite nach oben auf dem Teig verteilen und mit der zerlassenen Butter bestreichen.

● Den Kuchen im heißen Backofen etwa 45 Min. backen. Aprikosenkonfitüre durch ein Sieb streichen und mit 1 EL Wasser kurz aufkochen lassen. Dabei ständig rühren. Den fertigen Kuchen sofort nach dem Backen mit der Konfitüre bestreichen.

**Variante** Mit dem gleichen Rezept können Sie auch einen Kirschkuchen backen. Verwenden Sie dazu einfach 350 g Sauerkirschen (Abtropfgewicht) aus dem Glas.

**Nährwerte pro Portion**
›260 kcal  ›4 g E  ›13 g F  ›32 g KH

Eine supertolle Sommertorte
# Beerentorte

**Geeignet für die Karenzphase**
Für 12 Stücke • braucht etwas mehr Zeit
⊘ 50 Min. + 2 Std. Kühlzeit

**Für den Teig:** 300 g Mehl • 75 g Zucker • 1 Päckchen Bourbon-Vanillezucker • 2 EL weißer Traubensaft • 175 g Butter
**Für den Belag:** 8 Blatt weiße Gelatine • 500 g Sahnequark • 300 g Joghurt • 100 g Puderzucker • 250 g Sahne • 800 g Brombeeren, Johannisbeeren und Blaubeeren • 1 Päckchen roter Tortenguss

● Den Backofen auf 200 Grad (Umluft 180 Grad) vorheizen. Mehl, Zucker, Vanillezucker, Traubensaft und Butter mit den Händen verkneten und rund ausrollen. Den Boden einer Springform mit dem Teig auslegen, dabei einen 3 cm hohen Rand formen, den Boden mit einer Gabel mehrmals einstechen und 20–25 Min. backen.

● Für den Belag die Gelatine 10 Min. in kaltem Wasser einweichen. Quark, Joghurt und Puderzucker verrühren. Gelatine ausdrücken, in einem Topf erhitzen und auflösen. Gelatine mit wenig Quarkmasse verrühren und unter die restliche Masse rühren. Die Sahne steif schlagen und unterheben. Die Hälfte der Masse auf dem Tortenboden verteilen. Die Beeren abspülen und verlesen. ⅔ der Beeren darauf verteilen und den restlichen Quark darüberstreichen.

● Die Torte kühl stellen. Sobald die Masse beginnt, fest zu werden, die übrigen Beeren auf der Oberfläche verteilen und 2 Std. kühlen. Tortenguss nach Packungsanweisung zubereiten und vorsichtig über die Beeren gießen.

**Wichtig** Nur frische Milchprodukte verwenden.

**Nährwerte pro Portion**
›445 kcal ›11 g E ›26 g F ›41 g KH

Schmeckt warm oder kalt
# Apfelstrudel

**Geeignet für die Karenzphase**
Für 1 Strudel (8 Portionen) • braucht etwas mehr Zeit
⊘ 1 Std. 35 Min. + 40 Min. Backzeit

250 g Mehl • 1 Prise Salz • 1 Ei • 100 ml Wasser • 100 g Butter • 5 Äpfel • 150 g gemahlene Mandeln • 50 g gehackte Mandeln • 1 EL Zitronenmelisse • 100 g Rosinen • ½ TL Zimt • 125 g Zucker • Puderzucker

● Mehl mit Salz, Ei und 100 ml Wasser zu einem Teig verkneten, in Frischhaltefolie wickeln und 1 Std. ruhen lassen. Butter zerlassen. Äpfel schälen, entkernen und in feine Scheiben schneiden. Den Backofen auf 225 Grad (Umluft 200 Grad) vorheizen.

● Den Teig sehr dünn ausrollen, mit Butter bestreichen und zu einem Rechteck ziehen. Die gemahlenen Mandeln, die Äpfel, gehackte Mandeln, Rosinen, Zimt und Zucker in dieser Reihenfolge auf dem Teig verteilen, dabei die Seitenränder frei lassen.

● Den Strudel aufrollen und mit der Nahtstelle nach unten auf ein gefettetes und mit Mehl bestäubtes Backblech legen. Mit Butter bestreichen und auf mittlerer Schiene 30–40 Min. backen.

**Das passt dazu** Den Strudel mit Puderzucker bestreuen und mit Vanillesauce servieren. Auch lecker: mit Vanilleeis und Schlagsahne.

**Nährwerte pro Portion**
›490 kcal ›9 g E ›26 g F ›56 g KH

## Kuchenklassiker besonders fein
# Omas Käsekuchen

**Geeignet für die Karenzphase**
Für 12 Stücke • preisgünstig
⏱ 20 Min. + 1 Std. Backzeit

**Für den Boden:** 150 g Mehl • 75 g kalte Butter • 75 g Zucker • 2 TL Backpulver • 1 Päckchen Vanillezucker • 2 Eigelbe
**Für die Käsemasse:** 1 kg Magerquark • 200 g Zucker • 4 Eigelb • 2 Päckchen Vanille-Puddingpulver • 50 g Sahne • 6 Eiweiß

● Den Backofen auf 175 Grad (Umluft 150 Grad) vorheizen. Für den Boden Mehl, Butter, Zucker, Backpulver, Vanillezucker und Eigelbe zu einem Mürbeteig verkneten. Eine Springform (Ø 26 cm) buttern und mit dem Teig auslegen. Dabei einen 4 cm hohen Rand formen.

● Für die Käsemasse Magerquark, Zucker und Eigelb mit dem Handrührgerät verrühren. Das Vanille-Puddingpulver hinzufügen. Eiweiß zu Schnee schlagen und auch die Sahne aufschlagen. Eischnee sowie und Schlagsahne mithilfe eines Teigschabers unter die Käsemasse heben. Die Masse auf dem Teig verteilen und im vorgeheizten Backofen etwa 1 Std. backen.

**Wichtig** Nur frische Milchprodukte verwenden.
**Tipp** Damit der Kuchen nicht so zusammenfällt, den Kuchen nach der Backzeit noch etwa 15 Min. im ausgeschalteten Ofen ruhen lassen. Die Backofentür währenddessen einen Spalt weit geöffnet lassen.

**Nährwerte pro Portion**
› 330 kcal › 16 g E › 10 g F › 43 g KH

## Schnell gemacht
# Rhabarberkuchen

**Geeignet für die Karenzphase**
Für 12 Stücke • gelingt leicht
⏱ 20 Min. + 35 Min. Backzeit

**Für den Teig:** 100 g Butter • 100 g Zucker • 3 Eigelbe • 150 g Mehl • 1 TL Backpulver
**Für den Belag:** 400 g Rhabarber • 2 EL Zucker • 3 Eiweiß • 240 g Zucker

● Den Backofen auf 200 Grad (Umluft 180 Grad) vorheizen. Für den Teig Butter und Zucker mit den Eigelben schaumig rühren. Mehl, 6 EL Wasser und das Backpulver nach und nach unterrühren. Den Teig in eine gefettete Springform füllen und im heißen Backofen 20 Min. bei 200 Grad backen.

● Rhabarber putzen und in Stücke schneiden. Rhabarberstücke kurz dünsten und mit 2 EL Zucker bestreuen. Das Obst auf den vorgebackenen Boden geben. Die Eiweiße mit dem Zucker steif schlagen und als Haube auf dem Rhabarber verteilen. Die Temperatur auf 175 Grad (Umluft 160 Grad) reduzieren und weitere 15 Min. backen.

**Tipp** Rhabarber ist meist sehr sauer. Probieren Sie die Rhabarbermasse am Ende der Kochzeit und fügen Sie bei Bedarf mehr Zucker hinzu. Der Kuchen schmeckt am besten warm.

**Nährwerte pro Portion**
› 255 kcal › 3 g E › 9 g F › 40 g KH

» Omas Käsekuchen

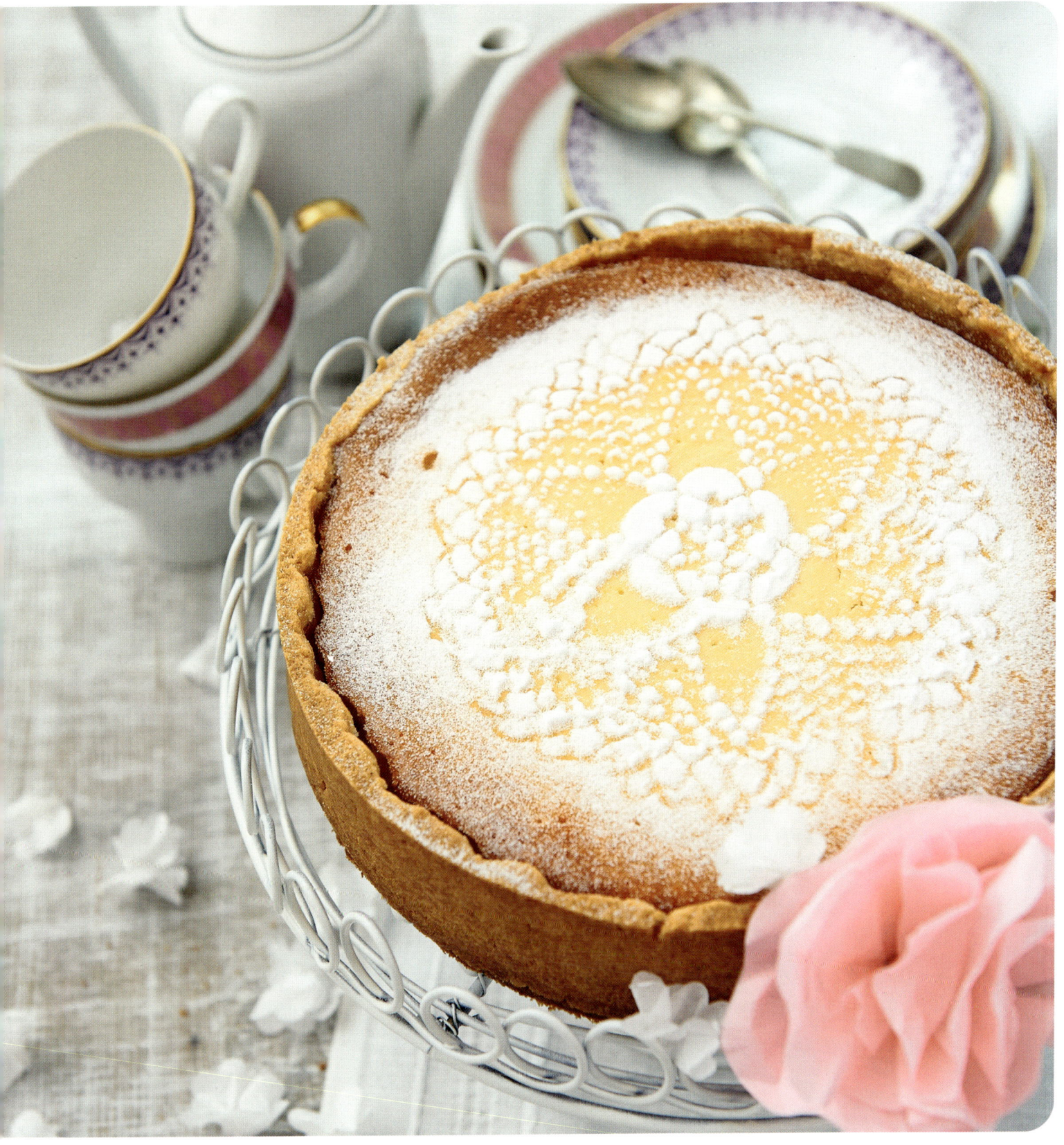

### Hefefreie Variante
## Nusszopf

**Geeignet für die Karenzphase**
16 Stücke • braucht etwas mehr Zeit
⏱ 30 Min. + 40 Min. Backzeit

**Für den Teig:** 300 g Mehl • 1 TL Backpulver • 100 g Zucker • 100 g weiche Butter • 150 g Crème fraîche
**Für die Füllung:** 200 g gemahlene Haselnüsse • 100 g Zucker • 1 Ei • 1 Eiweiß • 5 Tropfen Bittermandel-Aroma
**Zum Bestreichen:** 1 Eigelb • 1 TL Milch • 2 EL Aprikosenkonfitüre

● Für den Teig alle Zutaten verkneten und zu einer Rolle formen. Für die Füllung alle Zutaten mit 4 EL Wasser gut verrühren. Den Teig zu einem Rechteck (40 × 35 cm) ausrollen und mit der Füllung bestreichen, dabei am Rand 1 cm frei lassen.

● Den Teig von der langen Seite her aufrollen und einmal durchschneiden. Die beiden Teigstränge zu einem Zopf flechten, die Enden zusammendrücken, auf ein gefettetes Backblech legen, mit Eiermilch bestreichen. Im vorgeheizten Backofen bei 180 Grad (Umluft 160 Grad) 40 Min. backen. Die Konfitüre mit 1 EL Wasser aufkochen und den Zopf damit bepinseln.

**Nährwerte pro Portion**
›285 kcal  ›5 g E  ›17 g F  ›29 g KH

---

### Superschnell zubereitet
## Partybrot

**Geeignet für die Karenzphase**
12 Scheiben • preisgünstig
⏱ 15 Min. + 35 Min. Backzeit

100 g Oliven • 3 Tassen Mehl • 1½ Tassen Milch • 1 Päckchen Backpulver • 1 Prise Salz • etwas Butter

● Den Backofen auf 180 Grad (Umluft 160 Grad) vorheizen. Die Oliven entsteinen und hacken. Oliven, Mehl, Milch, Backpulver und Salz in einer Schüssel mit den Knethaken des Handrührgeräts verkneten.

● Eine Kastenbackform mit etwas Butter einfetten und den Teig hineinfüllen. das Partybrot im heißen Backofen etwa 30 – 40 Min. backen.

**Variante** Hier können Sie beliebig variieren. Statt der Oliven passen Paprika, gehackte Zwiebeln, Schinkenwürfel, geriebene Karotten, Mais oder frische, gehackte Kräuter.

**Nährwerte pro Portion**
›130 kcal  ›3 g E  ›5 g F  ›19 g KH

---

### Schön saftig mit Quark
## Quarkbrot

**Geeignet für die Karenzphase**
10 Scheiben • gut vorzubereiten
⏱ 15 Min. + 40 Min. Backzeit

100 g Quark (20 % Fett) • 1 Prise Salz • 2 kleine Eier • 2 EL zerlassene Butter • 200 g Dinkelmehl (Vollkorn oder hell) • ½ Päckchen Backpulver • etwas Öl

● Den Backofen auf 180 Grad (Umluft 160 Grad) vorheizen. Quark, Salz, Eier, zerlassene Butter, Mehl und Backpulver in einer Schüssel mischen und mithilfe der Knethaken des Handrührgeräts zu einem schönen Teig verarbeiten.

● Den Teig zu einer Rolle formen und in eine gefettete Kastenform legen. Das Quarkbrot im heißen Backofen etwa 40 Min. backen.

**Tipp** Das Brot nach dem Backen gut auskühlen lassen. Passt zu allen Aufstrichen und Suppen.

**Nährwerte pro Portion**
›140 kcal  ›5 g E  ›8 g F  ›13 g KH

## Gelingt immer
## Weißbrot

**Geeignet für die Karenzphase**
12 Scheiben • gelingt leicht
⏱ 30 Min. + 60 Min. Backzeit

500 g Hammermühle Back-Mix-Weißbrot (Reformhaus) • 1 Päckchen Weinsteinbackpulver (Reformhaus) • 20 ml Öl

● Den Backofen auf 200 Grad (Umluft 180 Grad) vorheizen. Mehlmischung und Backpulver mischen und in eine Rührschüssel geben. 400 ml Wasser und das Öl dazugeben und mithilfe der Knethaken des Handrührgeräts so lange rühren, bis der Teig schön geschmeidig ist.

● Eine Form leicht einfetten und den Teig hineinfüllen. Die Oberfläche glatt streichen und mit etwas Öl bepinseln (evtl. leicht einschneiden). Das Weißbrot im heißen Ofen etwa 60 Min. backen.

**Variante** Sie können zusätzlich 150 g Rosinen unter den Teig kneten.

**Nährwerte pro Portion**
›160 kcal ›0 g E ›2 g F ›36 g KH

## Brot für jeden Tag
## Mischbrot

**Geeignet für die Karenzphase**
8 Scheiben • gut vorzubereiten
⏱ 40 Min. + 35 Min. Backzeit

1 Ei • 125 g Reismehl oder Maismehl • 125 g Kartoffelmehl • 2 Messlöffel Bindefix (Reformhaus) • 1 Päckchen Weinsteinbackpulver (Reformhaus) • ½ TL Salz • 210 ml Sprudelwasser (viel Kohlensäure)

● Ei, Reis- oder Maismehl, Kartoffelmehl, Bindefix, Backpulver, Salz und Sprudelwasser mischen und gut miteinander verrühren (aber nicht zu lange, da sonst zu viel von der Kohlensäure freigesetzt wird).

● Den Teig sofort in eine gefettete Kastenform füllen und glatt streichen. Teig mit einem Küchentuch zudecken und etwa 30 Min. ruhen lassen. Den Backofen auf 190 Grad (Umluft 170 Grad) vorheizen und das Brot im heißen Ofen 35 Min. backen.

**Wichtig** Bevor Sie das Brot backen, einmal kurz mit Wasser besprühen. Auch während des Backens ein- bis zweimal in den Backofen sprühen, um Dampf zu erzeugen.

**Nährwerte pro Portion**
›120 kcal ›2 g E ›1 g F ›26 g KH

## Herzhaft-lecker
## Dinkelbrot

**Geeignet für die Karenzphase**
12 Scheiben • geht schnell
⏱ 20 Min. + 30 Min. Backzeit

500 g Dinkelmehl • 1 Päckchen Weinsteinbackpulver (Reformhaus) • 80 g Butter • 4 EL Rohrzucker • 1 TL Salz • etwas Öl

● Den Backofen auf 200 Grad (Umluft 180 Grad) vorheizen. Dinkelmehl, Backpulver, Butter, Zucker und Salz mit 300 ml Wasser in einer Rührschüssel gut verrühren.

● Eine Kastenform mit etwas Öl einfetten und mit dem Teig befüllen. Das Dinkelbrot im heißen Backofen etwa 30 – 40 Min. backen.

**Wichtig** Das Brot muss unbedingt vollständig auskühlen, bevor man es anschneidet.
**Variante** Noch herzhafter wird das Dinkelbrot, wenn Sie Röstzwiebeln, Kräuter oder gehackte Oliven in den Teig geben.

**Nährwerte pro Portion**
›225 kcal ›6 g E ›8 g F ›34 g KH

## Sesamhörnchen

Schönes Sonntagsfrühstück

**Geeignet für die Karenzphase**
Für 12 Stück • gelingt leicht
⏱ 15 Min. + 20 Min. Backzeit

300 g Mehl • 1 Päckchen Backpulver • 150 g Magerquark • 100 ml Milch + 1 EL Milch • 100 ml Öl • 80 g Zucker • 1 Prise Salz • 2 Eigelb • 3 EL Sesamsamen

• Mehl und Backpulver mischen. Quark, Milch, Öl, Zucker und Salz hinzufügen und alles mit den Knethaken des Handrührgeräts verrühren – jedoch nicht zu lange, sonst beginnt der Teig zu kleben. Die Arbeitsplatte mit etwas Mehl bestäuben und den Teig zu einer Rolle formen.

• Die Teigrolle in 12 Stücke schneiden und die Teigstücke zu etwa 18 cm langen Rollen formen. Dabei die Enden etwas dünner lassen. Aus den Teigrollen Hörnchen formen, auf ein mit Backpapier ausgelegtes Backblech legen. Eigelb und Milch verrühren und damit die Rollen bestreichen. Mit Sesam bestreuen. Im vorgeheizten Backofen bei 200 Grad (Umluft 180 Grad) 20 Min. backen.

**Nährwerte pro Portion**
› 230 kcal › 6 g E › 12 g F › 26 g KH

## Kräuterbrötchen

Sommerbrötchen

**Geeignet für die Karenzphase**
Für 9 Stück • geht schnell
⏱ 10 Min. + 20 Min. Backzeit

250 g Mehl • 200 g Dickmilch • 1 TL Salz • 1 TL Backpulver • 3 EL Olivenöl • 1 EL Thymian, gehackt • 1 EL Basilikum, gehackt • 1 Eigelb • 1 EL Milch

• Den Backofen auf 200 Grad vorheizen. Mehl, Dickmilch, Salz, Backpulver, Öl, Thymian und Basilikum in einer Schüssel mit den Knethaken des Handrührgeräts verkneten. Den Teig fingerdick ausrollen.

• Das Eigelb mit Milch verrühren. Mit einem Glas oder einer Ausstechform runde Teigportionen ausstechen und mit der Eiermilch einpinseln. Teiglinge auf ein Backpapier ausgelegtes Backblech setzen, mit einem nassen Messer leicht einritzen und 15 – 20 Min. goldbraun ausbacken.

**Tipp** Die Kräuterbrötchen schmecken pur, mit Kräuterbutter, Kräuterquark oder auch nur mit Butter.

**Nährwerte pro Portion**
› 155 kcal › 4 g E › 6 g F › 21 g KH

## Sonntagsbrötchen

Duftig-frische Brötchen

**Geeignet für die Karenzphase**
Für 12 Stück • gelingt leicht
⏱ 25 Min. + 20 Min. Backzeit

250 g Mehl-Mix plus Hammermühle (Reformhaus) • 1 Päckchen Backpulver • 250 g Sahnequark • 1 Ei • ½ TL Salz • evtl. Sesam oder Mohn zum Bestreuen

• 3 EL Mehl beiseitestellen. Den Rest mit dem Backpulver mischen. Quark, Ei und Salz dazugeben und alles mit den Knethaken des Handrührgeräts gründlich verrühren. Teig zugedeckt etwa 15 Min. ruhen lassen.

• Aus dem Teig Brötchen formen und dabei die 3 EL Mehl zum Ausformen verwenden. Evtl. mit Sesam oder Mohn bestreuen und die Brötchen in der Mitte einmal einschneiden. Im vorgeheizten Ofen bei 180 Grad (Umluft 160 Grad) 20 Min. backen.

**Tipp** Den Teig für die Sonntagsbrötchen können Sie getrost am Samstagabend vorbereiten und kühl stellen.

**Nährwerte pro Portion**
› 135 kcal › 3 g E › 6 g F › 19 g KH

❯ Sesamhörnchen

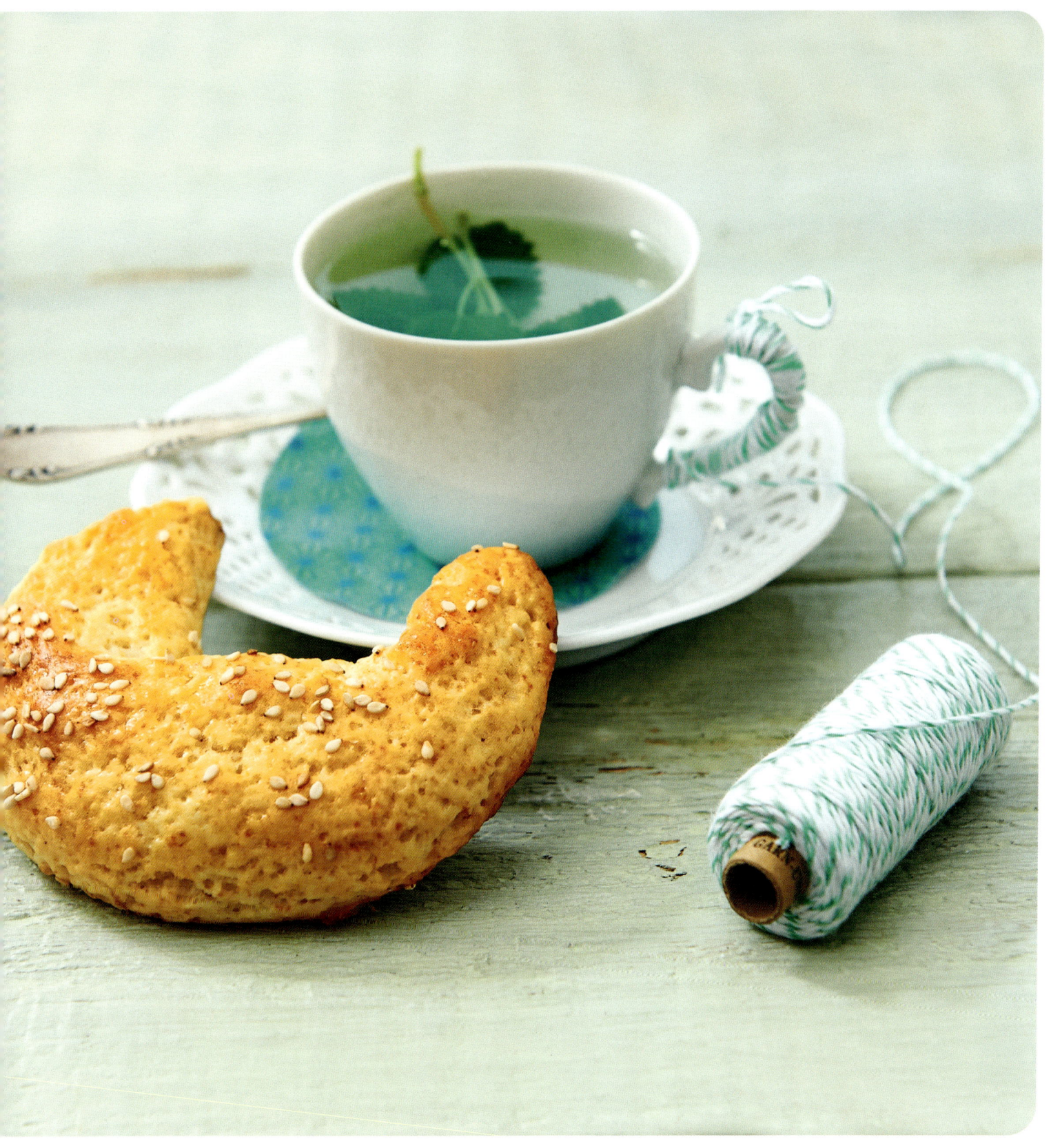

## Für jeden Anlass
# Das schmeckt auch meinen Gästen

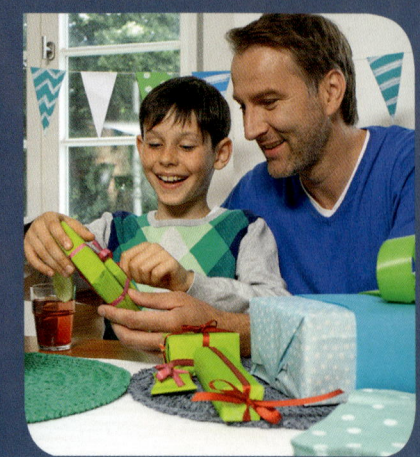

### Brunch

Wunderbar, seine Freundinnen für ein ausgedehntes Brunch einzuladen! Diese Köstlichkeiten lassen sich prima vorbereiten:

- S. 45 Pancakes
- S. 49 Mangostreich
- S. 52 Paprika-Rührei
- S. 61 Wrap mit Roastbeef
- S. 76 Türkische Zucchiniküchlein
- S. 124 Buttermilchwaffeln
- S. 131 Dinkelbrot

### Picknick

Es gibt kaum etwas Schöneres, als unterwegs eine Rast einzulegen. An der frischen Luft schmeckt es allen besonders gut, ein Picknick im Freien ist zwanglos und beliebt bei Groß und Klein.

- S. 58 Quiche
- S. 78 Gemüsetortilla
- S. 123 Rüblimuffins
- S. 130 Nusszopf
- S. 132 Sesamhörnchen

### Partybüfett

Für Gesellschaften ab 10 Personen eignet sich besonders gut ein Büfett. So kann sich jeder selbst bedienen, die Gäste kommen leichter ins Gespräch und Sie geraten nicht in den Stress, jeden Gang servieren zu müssen. Hier finden Sie kalte und warme Köstlichkeiten, die auf Ihrem Büfett nicht fehlen dürfen.

- S. 58 Quiche
- S. 60 Spargel-Omelett
- S. 61 Wrap mit Roastbeef
- S. 62 Oliven-Croissants
- S. 64 Hummus
- S. 68 Kartoffelstreich
- S. 68 Zucchinistreich
- S. 76 Türkische Zucchiniküchlein
- S. 78 Gemüsetortilla
- S. 87 Filet mit Pilz-Nuss-Kruste
- S. 94 Vietnamesische Sommerrollen
- S. 113 Johannisbeer-Sorbet
- S. 113 Rote Grütze
- S. 114 Grießpudding
- S. 123 Rüblimuffins
- S. 130 Partybrot
- S. 132 Kräuterbrötchen

### Fingerfood

Leckere Gerichte, die sich gut vorbereiten und sich prima ohne Besteck essen lassen. Folgendes eignet sich sehr gut, um es seinen Gästen als Fingerfood anzubieten:

- S. 58 Quiche als kleine Tartes gebacken
- S. 60 Spargel-Omelett
- S. 61 Wrap mit Roastbeef
- S. 62 Oliven-Croissants
- S. 76 Türkische Zucchiniküchlein
- S. 94 Vietnamesische Sommerrollen
- S. 132 Kräuterbrötchen

### Lockere Einladung

Für liebe Freunde zu kochen macht Spaß. Besonders schön ist es, wenn das Kochen nicht zu viel Arbeit macht und noch genug Zeit zum Quatschen bleibt.

- S. 55 Kürbissuppe
- S. 84 Steak mit Kräuterkartoffeln
- S. 114 Blaubeer-Bavarois

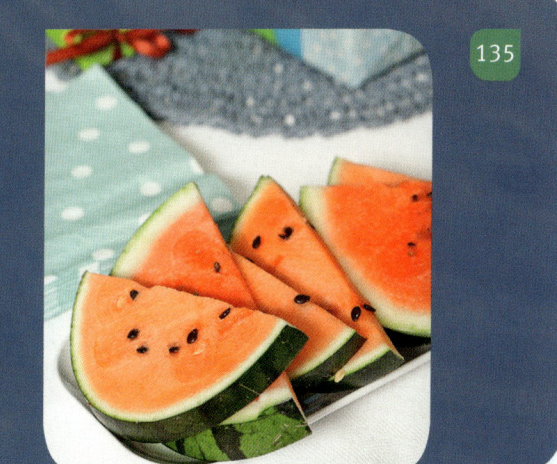

## Zum Grillfest

Schönes Wetter, gute Laune, leichtes Essen und liebe Freunde – das ist alles, was Sie für einen gelungenen Grillabend brauchen.

S. 64  Gurkensalat
S. 64  Frisée-Champignon-Salat
S. 109 Lamm- und Hähnchenspieße
S. 109 Aioli
S. 131 Weißbrot
S. 132 Kräuterbrötchen

## Leichtes Frühlingsmenü

Vogelgezwitscher, Duft nach Primeln und Narzissen, dazu liebe Freunde und ein leckeres Menü.

S. 56  Zucchinicremesuppe
S. 74  Spaghetti mit Lachs
S. 113 Johannisbeer-Sorbet

## Kaffeebesuch

Leckere Kuchen und süße Sachen für einen ausgedehnten Kaffeeklatsch. Und dazu allesamt sehr gut verträglich sind:

S. 123 Rüblimuffins
S. 124 Nusswaffeln
S. 126 Beerenküchlein
S. 128 Omas Käsekuchen

## Weihnachtsmenü

An Weihnachten soll es etwas Besonderes geben. Gleichzeitig wollen wir nicht den ganzen Tag am Herd stehen. Dieses Menü können Sie größtenteils schon am Vortag zubereiten.

S. 58  Artischockensuppe
S. 86  Ossobuco alla milanese
S. 118 Apfelcobbler

## Sommermenü

Dolce Vita – fast wie im Süden.

S. 62  Oliven-Croissants
S. 64  Frisée-Champignon-Salat
S. 79  Hähnchen-Saltimbocca
S. 97  Kartoffel-Soufflé
S. 118 Blaubeerpfannkuchen

## Kindergeburtstag

Der Süßhunger von Kindern ist groß und gerade am Kindergeburtstag schier nicht zu stillen. Diese Auswahl schmeckt allen kleinen und großen Gästen!

S. 123 Rüblimuffins
S. 124 Mangomuffins
S. 124 Buttermilchwaffeln
S. 126 Beerenküchlein

## Stichwortverzeichnis

**A**
Acetaldehyd 13
Alkohol 13
– Weißwein 39
Amine, biogene 10, 14
Ananas 37
Antirheumatika 15
Asthma 16
Aubergine 37
Ausschlussdiagnose 17
Avocado 37

**B**
Backwaren 36
Bananen 37
Bavaria Blue 33
Blutdruck, niedriger 17

**C**
Cadaverin 13–15
Camembert 33
Chronisch entzündliche
  Darmerkrankungen 38

**D**
Daosin 21
Decarboxylierung 12
– Bier 12
– Käse 12
– Salami 12
– Sauerkraut 12
– Schinken 12
– Wein 12
Diaminoxidase 11, 13
Dinkel-Backferment 36

**E**
Edamer 25
Eier 35
Einfrieren 34
Enzymersatztherapie 21
Erdbeeren 37
Ernährungstagebuch 18
Esrom 25
Essig 37

**F**
Fast Food 27
Fisch 32
– Frische 32
– Thunfisch 32
Fisch, geräuchert 32
Fisch, gesalzener 32
Fisch, getrockneter 32
Fisch, marinierter 32
Fischstäbchen 25
Fischvergiftung 12
Fleisch 22

**G**
Gemüse 37
Gouda 25
Grapefruit 37

**H**
H40-Hauttest 17
Hackfleisch 22
Hautausschlag 17
Hefe 36
Hefeteig 36
Histamin-Intoleranz,
  Histaminbelastung 11
Histaminliberatoren 13, 37
– Ananas 13
– Birnen 13
– Erdbeeren 13
– Kiwi 13
– Meeresfrüchte 13
– Nüsse 13
– Tomaten 13
– Zitrusfrüchte 13
Histaminspiegel 17
Histaminvergiftung 12
Histidin 12

**K**
Käse, aufbewahren 36
Käse, junger 25
Käse, reifer 33
Kühlschrank 35
Kupfer 17

**L**
Laborparameter 17
Lagerung 35
Lebensmittel, fermentierte 14
Lebensmittelallergie 11
Limburger 33

**M**
Magen-Darm-Beschwerden 16
Magen-Darm-Infekt 16
Mastzellen 10
Meeresfrüchte 32
Migräne 16
Mindesthaltbarkeitsdatum 22
Mondseer 33
Münsterkäse 33

**N**
Nitritpökelsalz 14

**O**
Obst 37

**P**
Papayas 37
Pflaumen 37
Phenylephrin 14
Phenylethylamin 14
Picknick 27
Provokation 18
Pseudoallergie 11
Putrescin 13–15

**R**
Restaurant 27
Rohmilch 33
Rohmilchkäse 33
Rondeau 33

**S**
Sauerkraut 37
Schlafmittel 15
Schmerzmittel 15
Schnittkäse 36
Serotonin 14–15

Soja 37
– Sojamilch 37
Sojasauce 15, 37
Spermidin 14–15
Spermin 14–15
Spinat 37
Streukäse 35

**T**
tiefgekühlter Fisch 25
tiefgekühltes Gemüse 24
Tilsiter 25
Tofu 37
Toleranzgrenze 18
Tomate 37
Tomatenketchup 37
Tyramin 13–15
Tyrosin 14

**V**
Verbrauchsdatum 22
Verdauungsstörungen 12
Vitamin $B_6$ 17
Vitamin C 19
Vitamin-$B_6$-Status 19

**W**
Walnüsse 37
Weichkäse 33
Weißwein 39
Wurst, abgepackte 22

**Z**
Ziegenkäse 33
Zitronengras 24
Zitronengraspulver 24
Zitronenmelisse 25

## Rezeptverzeichnis

**A**
Aioli 109
Apfel
– Apfel-Curry-Suppe 56
– Apfel-Ingwer-Smoothie 51
– Apfel-Vanille-Grütze 113
– Apfelcobbler 118
– Apfelkuchen 126
– Apfel-Kürbis-Stampf 101
– Apfelpfannkuchen 118
– Apfelstrudel 127
– Gratinierte Äpfel 112
Aprikosenstreich 50
Artischocken mit Thymian und Rosmarin 105
Artischockensuppe 58

**B**
Beeren
– Beerenküchlein 126
– Beerenmüsli 46
– Beerentorte 127
– Obst-Quark-Frühstück 48
– Rote Grütze 113
Blaubeeren
– Blaubeer-Bavarois 114
– Blaubeerpfannkuchen 118
– Blaubeersmoothie 51
– Blaubeerstreich 49
Blumenkohl
– Hähnchen-Blumenkohl-Curry 79
– Orientalischer Lachs 88
Brie 33
Brokkoli
– Brokkoli-Mandel-Hähnchen 80
– Gemüsetortilla 78
Brot 36
– Dinkelbrot 129
– Kräuterbrötchen 132
– Mischbrot 131
– Partybrot 130
– Quarkbrot 130
– Sesamhörnchen 132
– Sonntagsbrötchen 132
– Weißbrot 131
Buttermilchwaffeln 124

**C**
Champignoncremesuppe 56
Chicorée in Orangensauce 106

**D**
Dill-Kapern-Dressing 65
Dinkelbrot 131
Dorade im Salzmantel 99

**E**
Eier
– Aioli 109
– Ei-Kresse-Brot 21, 52
– Gemüsetortilla 78
– Paprika-Rührei 52
– Schnittlauch-Rührei 52
– Spargel-Omelett 60
– Vollkornbrot mit Rukola und Rührei 45
Englisches Porridge 48
Entenbrust mit Feigen 83
Erbsensuppe mit Lachs 57

**F**
Fenchel
– Gratinierter Fenchel 108
– Sizilianischer Fenchelbraten 84
Fettuccine mit grünem Spargel 74
Filet mit Pilz-Nuss-Kruste 87
Fisch
– Dorade im Salzmantel 99
– Erbsensuppe mit Lachs 57
– Forelle Müllerin Art 88
– Gedämpfter Lachs 91
– Lachs im Filoteig 93
– Lachs in Meerrettichsahne 91
– Orientalischer Lachs 88
– Spaghetti mit Lachs 74
– Thai-Lachs 91
Fleisch
– Filet mit Pilz-Nuss-Kruste 87
– Kalbsgulasch mit Pfifferlingen 87
– Lammkarée mit Schnittlauch 90
– Ossobuco alla milanese 86
– Pochiertes Kalbsfilet 86
– Steak mit Kräuterkartoffeln 84
– Thai-Lachs 91
– Wrap mit Roastbeef 61
Forelle Müllerin Art 88
Frisée-Champignon-Salat 64
Früchtemüsli 46

**G**
Gedämpfter Lachs 91
Geflügel
– Brokkoli-Mandel-Hähnchen 80
– Entenbrust mit Feigen 83
– Gemüsereis mit Huhn 78
– Hähnchen im Römertopf 83
– Hähnchen mit Kohlrabi 80
– Hähnchen-Blumenkohl-Curry 79
– Hähnchen-Lauch-Ragout 79
– Hähnchen-Saltimbocca 79
– Oliven-Hähnchen 82
– Rosmarin-Hähnchen 82
Gemüse, marokkanisches 76
Gemüsebrühe 60
Gemüselaibchen 62
Gemüsereis mit Huhn 78
Gemüsetortilla 78
Gnocchi 102
Grießpudding 114
Gurke
– Gurkensalat 64
– Kartoffel-Gurken-Salat 103
– Türkischer Joghurt 68

**H**
Hähnchen
– Brokkoli-Mandel-Hähnchen 80
– Gemüsereis mit Huhn 78
– Hähnchen im Römertopf 83
– Hähnchen mit Kohlrabi 80
– Hähnchen-Blumenkohl-Curry 79
– Hähnchen-Lauch-Ragout 79
– Hähnchen-Saltimbocca 79
– Oliven-Hähnchen 82
– Rosmarin-Hähnchen 82
Hefefreier Pizzateig 103
Hirsefrühstück 48
Hirsetopf, vegetarischer 71
Hummus 64

**I**
Ingwer
– Apfel-Ingwer-Smoothie 51
– Ingwer-Karotten-Dip 67

**J**
Joghurt
– Kirsch-Joghurt-Drink 50
– Türkischer Joghurt 68
Johannisbeer-Sorbet 113

**K**
Kalbsfilet, pochiertes 86
Kalbsgulasch mit Pfifferlingen 87
Karotten
– Gemüsetortilla 78
– Ingwer-Karotten-Dip 67
– Karotten-Paprika-Ketchup 106
– Rohkost mit Minze 62
– Rüblimuffins 121
– Vegetarischer Hirsetopf 71
Kartoffeln
– Echte Gnocchi 102
– Gemüselaibchen 62
– Gemüsetortilla 78
– Kartoffel-Gurken-Salat 103
– Kartoffel-Soufflé 97
– Kartoffelstreich 68
– Linseneintopf 75
– Marokkanisches Gemüse 76
– Ofenkartoffeln mit Sour Cream 63
– Rosmarinkartoffeln 101
– Schweizer Rösti 102
– Sesamkartoffeln 102
– Steak mit Kräuterkartoffeln 84
Käsekuchen 128
Kässpätzle 71
Kirsch-Joghurt-Drink 50
Kirschenmichl 112
Kohlrabi
– Gedämpfter Lachs 91
– Hähnchen mit Kohlrabi 80
Korianderreis 103
Kräuterbrötchen 132
Kürbis
– Apfel-Kürbis-Stampf 101
– Kürbissuppe 55
– Penne mit Kürbis 75

## Rezeptverzeichnis

**L**
Lachs
- Erbsensuppe mit Lachs  57
- Gedämpfter Lachs  91
- Lachs im Filoteig  93
- Lachs in Meerrettich-sahne  91
- Orientalischer Lachs  88
- Spaghetti mit Lachs  74
- Thai-Lachs  91
Lammcarré mit Schnittlauch-öl  93
Lauch
- Hähnchen-Lauch-Ragout  79
- Lauchauflauf  78
- Quiche lorraine  58
- Vegetarischer Hirsetopf  71
Linseneintopf  75

**M**
Mandeldressing  65
Mango
- Mango mit Sauerrahm  116
- Mangocreme  114
- Mangomuffins  124
- Mangomüsli  46
- Mangosorbet  9
- Mangostreich  49
- Obst-Quark-Frühstück  48
Marokkanisches Gemüse  76
Melone
- Früchtemüsli  46
- Melone mit Kokosjoghurt  116
- Melonensmoothie  50
Mischbrot  131
Mozzarella
- Hähnchen mit Kohlrabi  80
- Paprika-Bruschetta  55
Muffins, Mango-  124
Muffins, Rübli-  123

**N**
Nudeln
- Fettuccine mit grünem Spargel  74

- Penne mit Kürbis  75
- Quadrucci mit Champignons  74
- Spaghetti mit Algen  94
- Spaghetti mit gegrillter Paprika  73
Nusswaffeln  122
Nusszopf  130

**O**
Obst-Quark-Frühstück  48
Ofenkartoffeln mit Sour Cream  63
Oktopamin  14
Oliven-Croissants  62
Oliven-Hähnchen  82
Omas Rhabarberkompott  111
Orientalischer Lachs  88
Ossobuco alla milanese  86

**P**
Pancakes  45
Paprika
- Gemüsereis mit Huhn  78
- Karotten-Paprika-Ketchup  106
- Linseneintopf  75
- Marokkanisches Gemüse  76
- Paprika-Bruschetta  55
- Paprika-Rührei  52
- Paprikamarinade  109
- Paprikastreich  69
- Spaghetti mit gegrillter Paprika  73
Partybrot  130
Penne mit Kürbis  75
Pilze
- Champignoncremesuppe  56
- Filet mit Pilz-Nuss-Kruste  87
- Frisée-Champignon-Salat  64
- Hähnchen im Römertopf  83
- Kalbsgulasch mit Pfifferlingen  87
- Marokkanisches Gemüse  76
- Quadrucci mit Champignons  74

- Schinken-Sahne-Sauce  108
- Waldpilzrisotto  75
- Wirsingröllchen mit Pilzfüllung  76
Pizzateig, Hefefreier  103
Pochiertes Kalbsfilet  86
Porridge, Englisches  48

**Q**
Quadrucci mit Champignons  74
Quark
- Obst-Quark-Frühstück  48
- Quarkbrot  130
- Quarkknödel  112
- Quarksoufflé  111
- Quarkstreich  49
- Vanille-Quark-Creme  116
Quiche lorraine  58

**R**
Rhabarberkompott, Omas  111
Rhabarberkuchen  128
Rhabarber-Pfannkuchen, gefüllte  121
Risotto  8
Rohkost mit Minze  62
Rosmarin-Hähnchen  82
Rosmarinkartoffeln  101
Rösti, Schweizer  102
Rote Grütze  113
Rüblimuffins  123

**S**
Schinken-Sahne-Sauce  108
Schnittlauch-Rührei  52
Schweizer Rösti  102
Sellerie
- Gemüselaibchen  62
- Selleriepuffer  60
Sesamhörnchen  132
Sesamkartoffeln  102
Sizilianischer Fenchelbraten  84
Sommerrollen, Vietnamesische  94
Sonntagsbrötchen  132
Spaghetti mit Algen  94

Spaghetti mit gegrillter Paprika  73
Spaghetti mit Lachs  74
Spargel
- Fettuccine mit grünem Spargel  74
- Spargel-Omelett  60
- Spargelgemüse  108
Steak mit Kräuterkartoffeln  84
Süßkartoffeln
- Marokkanisches Gemüse  76

**T**
Thai-Lachs  91
Topfenstrudel  123
Türkische Zucchiniküchlein  77
Türkischer Joghurt  68
Tuttifrutti-Biskuit-Omelett  120

**V**
Vanille-Quark-Creme  116
Vegetarischer Hirsetopf  71
Vietnamesische Sommerrollen  94
Vollkornbrot mit Rukola und Rührei  45

**W**
Waffeln
- Buttermilchwaffeln  124
- Nusswaffeln  124
Waldpilzrisotto  75
Weißbrot  131
Wirsingröllchen mit Pilzfüllung  76
Wrap mit Roastbeef  61

**Z**
Zucchini
- Gemüsereis mit Huhn  78
- Rohkost mit Minze  62
- Zucchinicremesuppe  56
- Zucchiniküchlein, Türkische  77
- Zucchinistreich  68

# Impressum

**Bibliografische Information der Deutschen Nationalbibliothek**
Die Deutsche Nationalbibliothek verzeichnet diese Publikation in der Deutschen Nationalbibliografie; detaillierte bibliografische Daten sind im Internet über http://dnb.d-nb.de abrufbar.

Programmplanung: Uta Spieldiener
Redaktion: Anja Fleischhauer
Bildredaktion: Anja Fleischhauer, Christoph Frick

Coverfoto: Stockfood
Umschlaggestaltung:
Dominique Loenicker, Stuttgart

Fotos im Innenteil:
alle Personenabbildungen: Holger Münch;
alle Rezeptfotos: Stefanie Bütow
Foodstyling: Sarah Trenkle
Zeichnung: S. 11 Christine Lackner, Ittlingen

3. Auflage 2015

© 2009, 2015 TRIAS Verlag in
MVS Medizinverlage Stuttgart GmbH & Co. KG
Oswald-Hesse-Straße 50, 70469 Stuttgart

Printed in Germany

Satz und Repro: Ziegler und Müller, Kirchentellinsfurt
gesetzt in: APP/3B2, Version 9.1 Unicode
Druck: AZ Druck und Datentechnik GmbH, Kempten

Gedruckt auf chlorfrei gebleichtem Papier

ISBN 978-3-8304-8204-8

Auch erhältlich als E-Book:
eISBN (ePUB) 978-3-8304-8206-2
eISBN (PDF)   978-3-8304-8205-5

**Wichtiger Hinweis:** Wie jede Wissenschaft ist die Medizin ständigen Entwicklungen unterworfen. Forschung und klinische Erfahrung erweitern unsere Erkenntnisse. Ganz besonders gilt das für die Behandlung und die medikamentöse Therapie. Bei allen in diesem Werk erwähnten Dosierungen oder Applikationen, bei Rezepten und Übungsanleitungen, bei Empfehlungen und Tipps dürfen Sie darauf vertrauen: Autoren, Herausgeber und Verlag haben große Sorgfalt darauf verwandt, dass diese Angabe dem Wissensstand bei Fertigstellung des Werkes entsprechen. Rezepte werden gekocht und ausprobiert. Übungen und Übungsreihen haben sich in der Praxis erfolgreich bewährt.

Eine Garantie kann jedoch nicht übernommen werden. Eine Haftung des Autors, des Verlags oder seiner Beauftragten für Personen-, Sach- oder Vermögensschäden ist ausgeschlossen.

Das Werk, einschließlich aller seiner Teile, ist urheberrechtlich geschützt. Jede Verwendung außerhalb der engen Grenzen des Urheberrechtsgesetzes ist ohne Zustimmung des Verlages unzulässig und strafbar. Das gilt insbesondere für Vervielfältigungen, Übersetzungen, Mikroverfilmungen oder die Einspeicherung und Verarbeitung in elektronischen Systemen.

Geschützte Warennamen (Warenzeichen) werden **nicht** besonders kenntlich gemacht. Aus dem Fehlen eines solchen Hinweises kann also nicht geschlossen werden, dass es sich um einen freien Warennamen handelt.

Die abgebildeten Personen haben in keiner Weise etwas mit der Krankheit zu tun.

1 2 3 4 5 6

---

**Liebe Leserin, lieber Leser,**

hat Ihnen dieses Buch weitergeholfen? Für Anregungen, Kritik, aber auch für Lob sind wir offen. So können wir in Zukunft noch besser auf Ihre Wünsche eingehen.

Schreiben Sie uns, denn Ihre Meinung zählt!

Ihr TRIAS Verlag

E-Mail-Leserservice:
kundenservice@trias-verlag.de

Adresse:
Lektorat TRIAS Verlag
Postfach 30 05 04
70445 Stuttgart
Fax: 0711-89 31-748

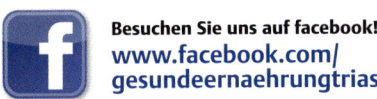

Besuchen Sie uns auf facebook!
www.facebook.com/
gesundeernaehrungtrias

# Der Mega-Erfolg aus „Down Under"

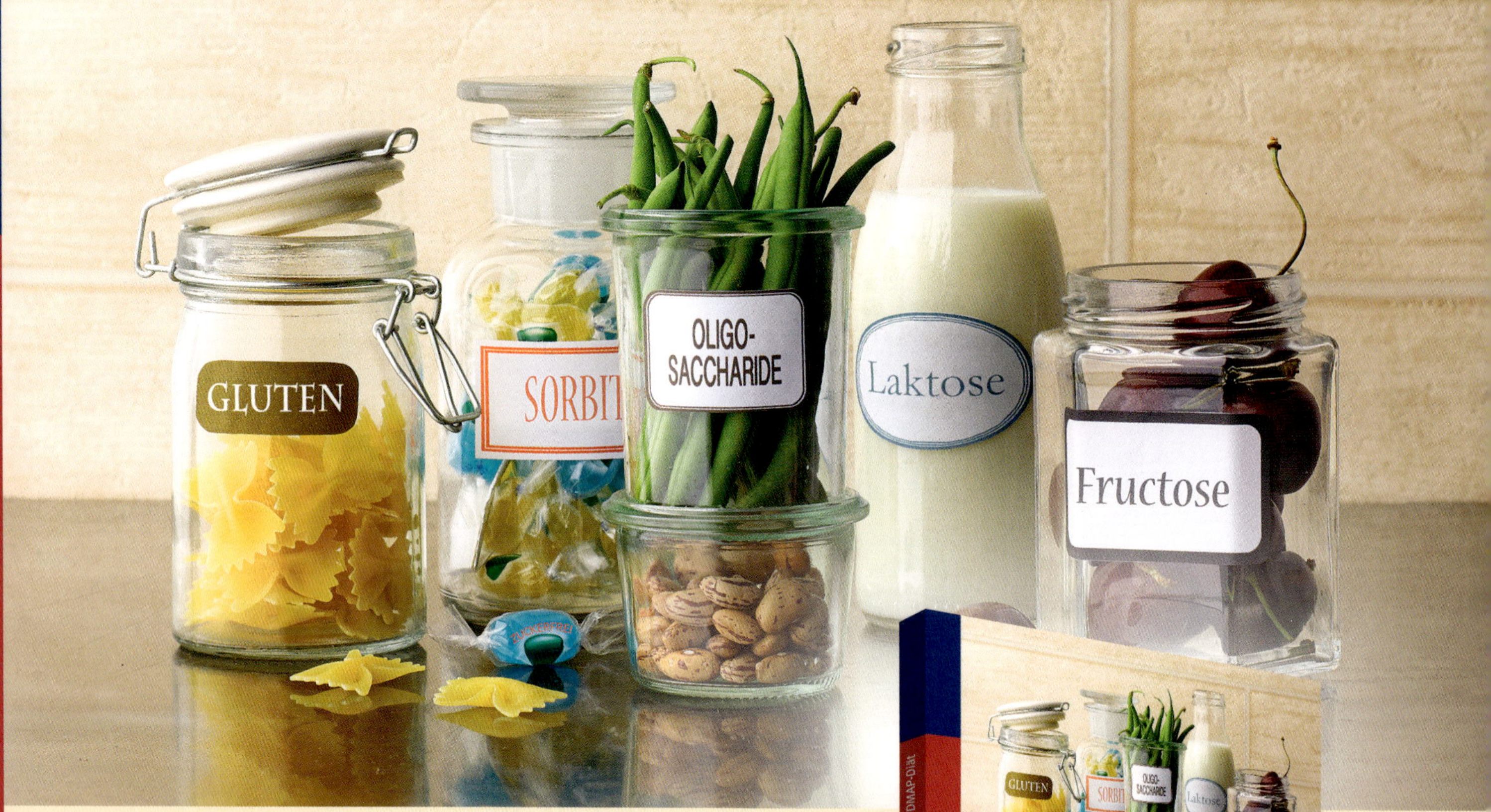

## ▸ DEN ÜBELTÄTERN AUF DIE SPUR KOMMEN

FODMAPs sind Kohlenhydrate und Zuckeralkohole, die im Dickdarm vergoren werden und so für Verdauungsprobleme und andere Beschwerden sorgen. Besonders Menschen mit Reizdarmsyndrom oder Intoleranzen reagieren empfindlich auf sie. Die gute Nachricht: Hier kommt nun endlich das erste Buch zur wissenschaftlich fundierten Low-FODMAP-Diät.

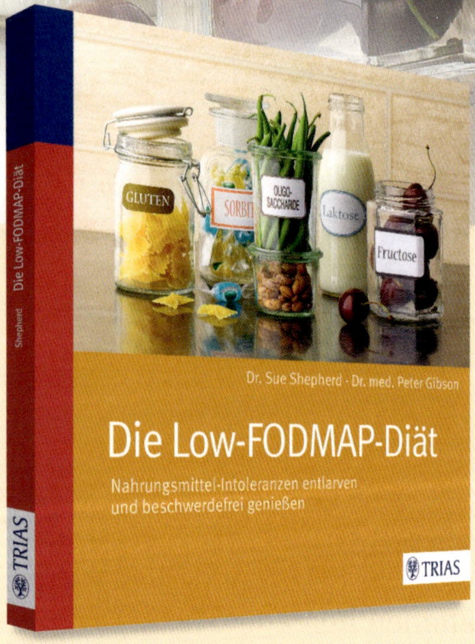

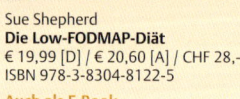

Sue Shepherd
**Die Low-FODMAP-Diät**
€ 19,99 [D] / € 20,60 [A] / CHF 28,–
ISBN 978-3-8304-8122-5
Auch als E-Book

Bequem bestellen über
**www.trias-verlag.de**
versandkostenfrei
innerhalb Deutschlands

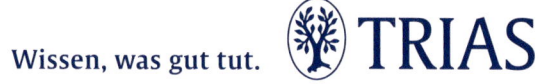

Wissen, was gut tut.

# Empfehlungen bei Histamin-Intoleranz

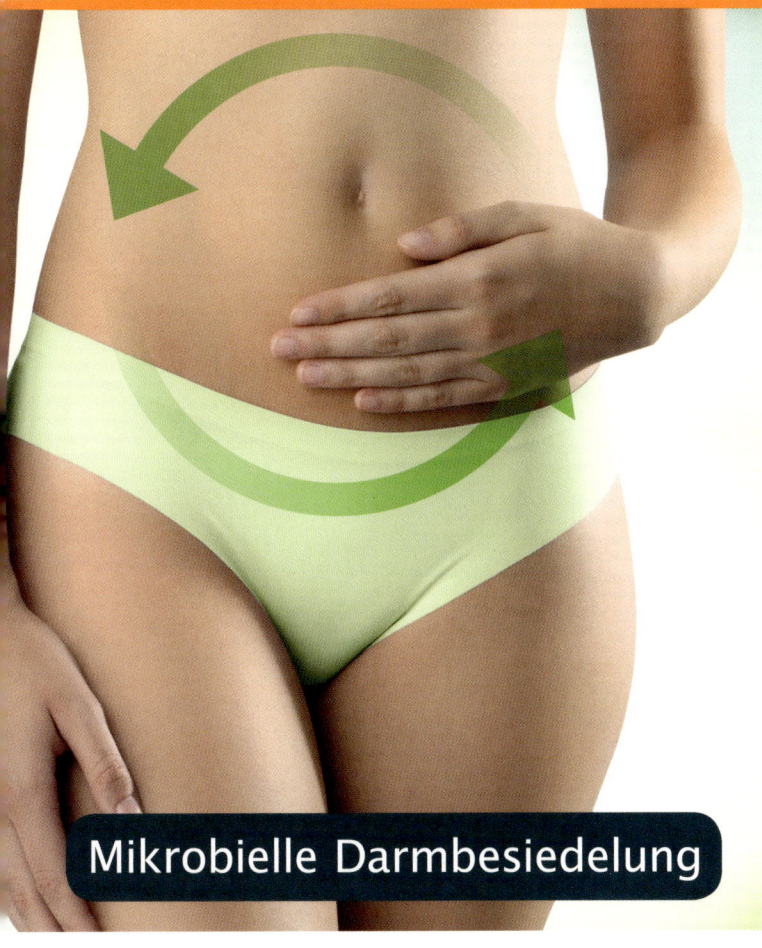

**Mikrobielle Darmbesiedelung**

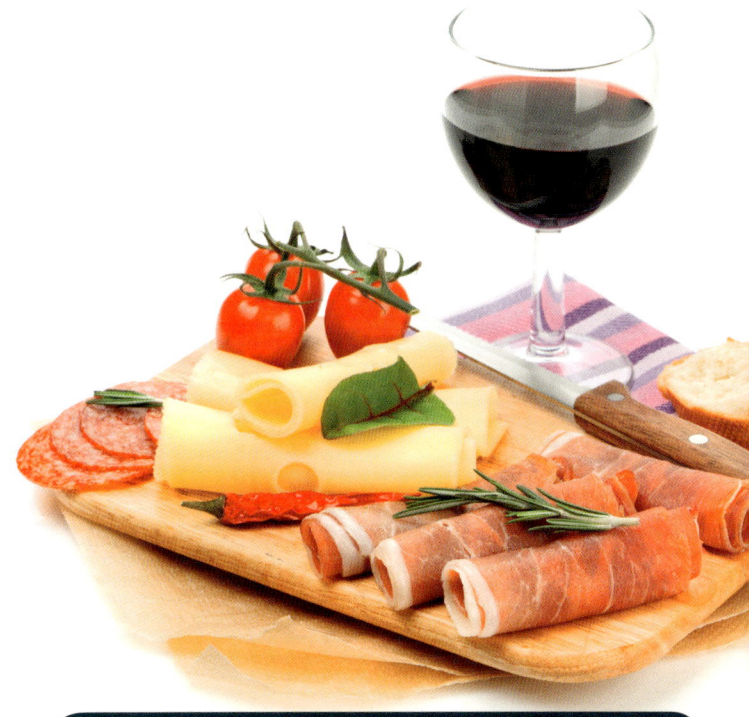

**Kofaktor und Gegenspieler bei Histamin-Intoleranz**

## Abdigest

Probiotische Darmsanierung mit 16 Mrd. Lebendkulturen pro Tag aus acht Stämmen humaner Herkunft.

Gelatinefreie Mikroverkapselung.
Geeignet bei Histamin-Intoleranz.
Inhalt: 60 Kapseln
PZN 9768760

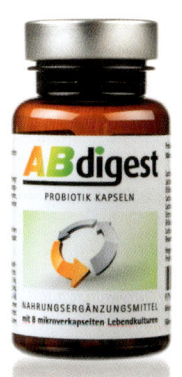

## Betacur

Ergänzt den täglichen Bedarf an Vitamin C und Vitamin B6.

Geeignet bei Histamin-Intoleranz.
Nur 1x täglich.
Inhalt: 90 Kapseln
PZN 2288235

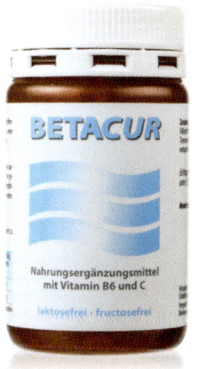

## Erhältlich in Ihrer Apotheke

Mehr Info und Bestellmöglichkeit: www.bauchvital.de

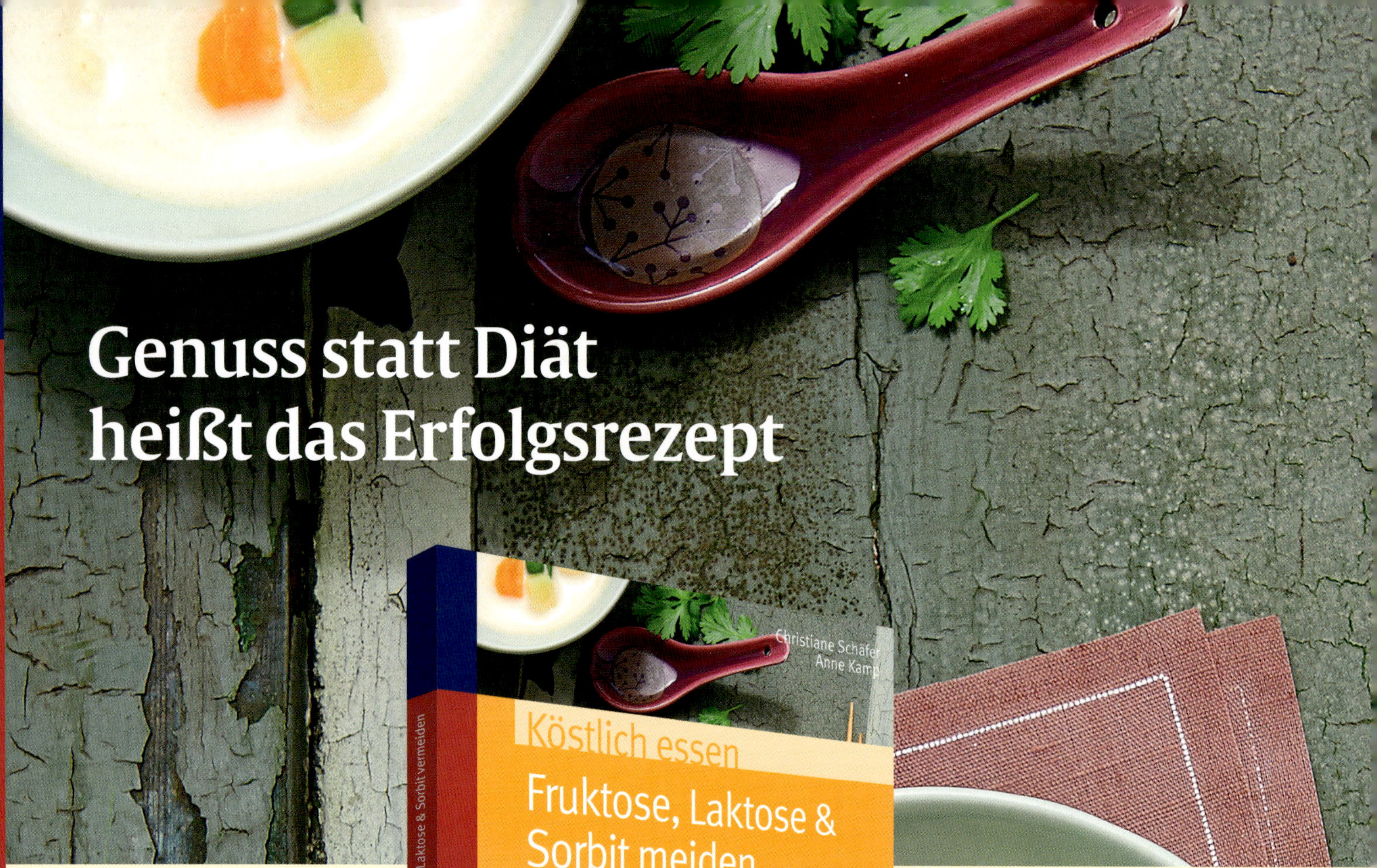

# Genuss statt Diät heißt das Erfolgsrezept

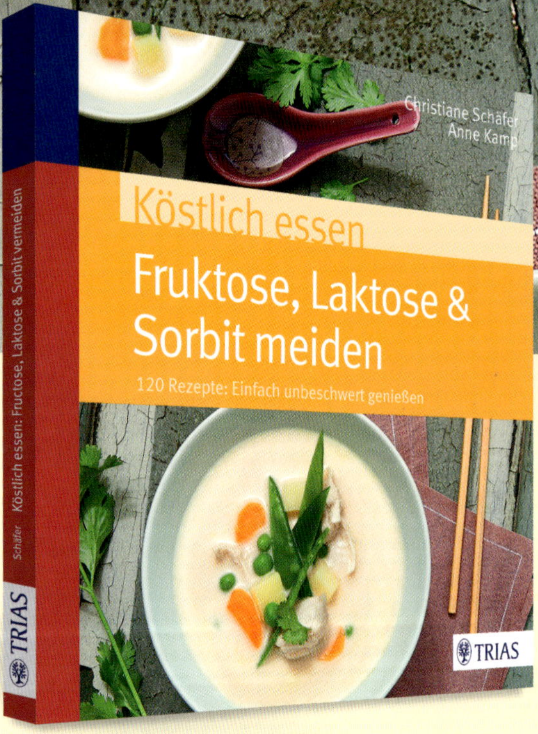

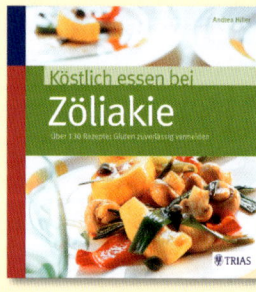

Christiane Schäfer
**Köstlich essen: Fruktose, Laktose & Sorbit vermeiden**
€ 19,99 [D] / € 20,60 [A] / CHF 28,–
ISBN 978-3-8304-8067-9

Alle Titel auch als E-Book

Andrea Hiller
**Köstlich essen bei Zöliakie**
€ 19,99 [D]
ISBN 978-3-8304-3677-5

Bequem bestellen über
**www.trias-verlag.de**
versandkostenfrei
innerhalb Deutschlands

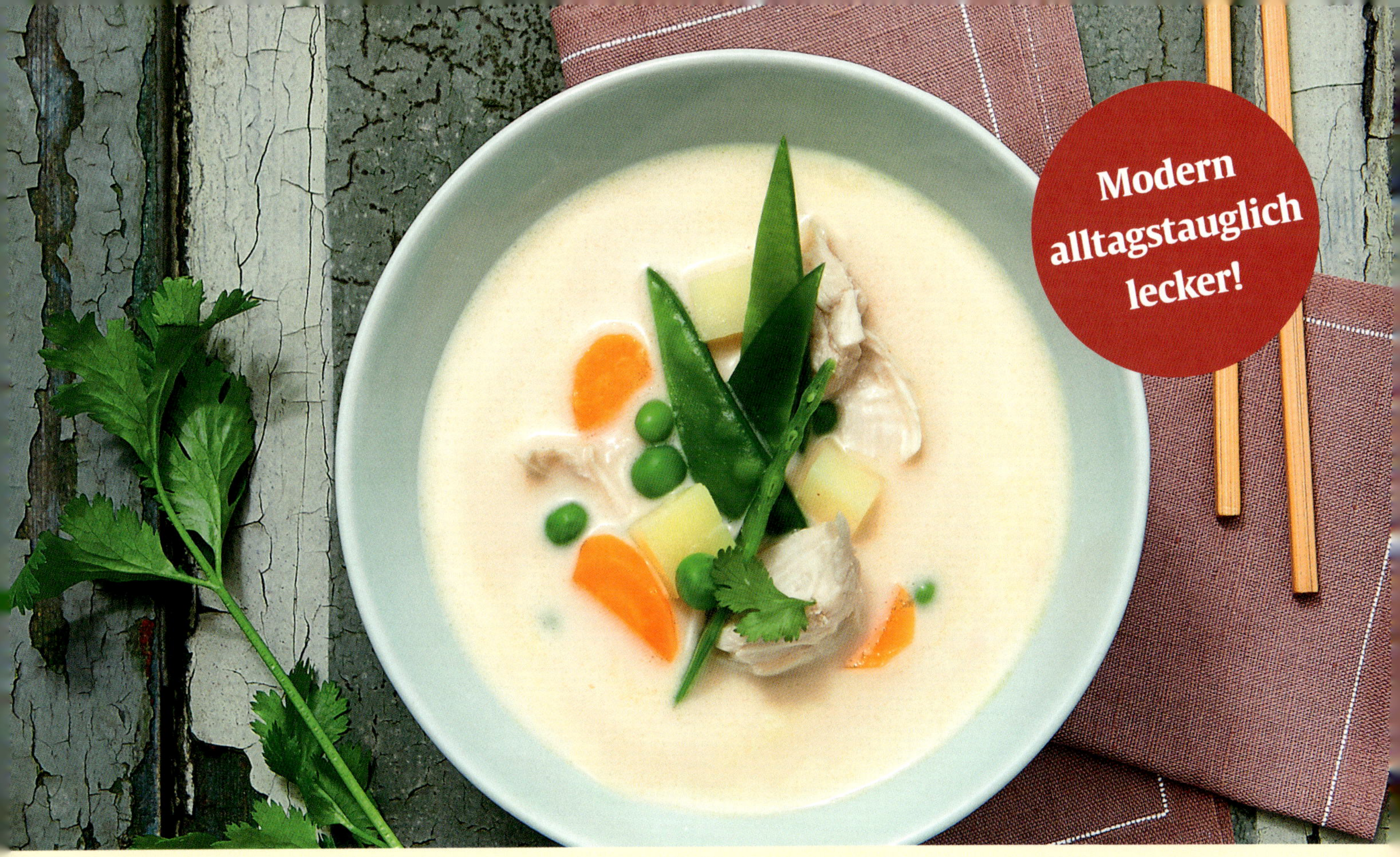

**Modern alltagstauglich lecker!**

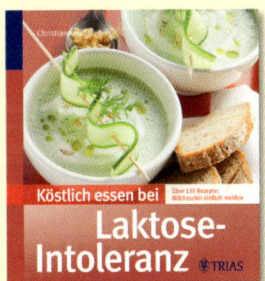

Christiane Hof
**Köstlich essen bei Laktose-Intoleranz**
€ 17,99 [D]
ISBN 978-3-8304-6061-9

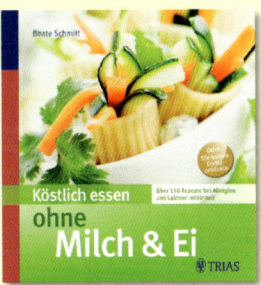

Beate Schmitt
**Köstlich essen ohne Milch & Ei**
€ 19,99 [D]
ISBN 978-3-8304-3899-1

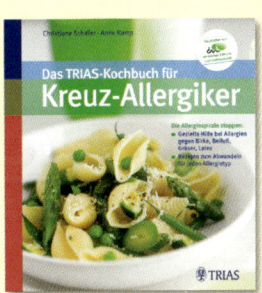

Christiane Schäfer
**Das TRIAS-Kochbuch für Kreuz-Allergiker**
€ 19,99 [D]
ISBN 978-3-8304-8067-9

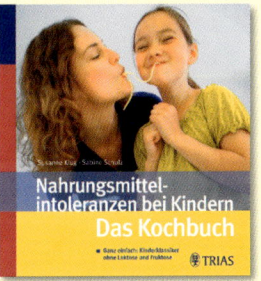

Suanne Klug
**Nahrungsmittelintoleranzen bei Kindern – Das Kochbuch**
€ 17,99 [D]
ISBN 978-3-8304-3537-2

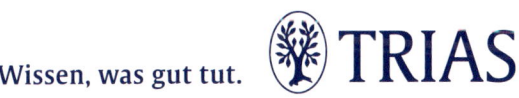

Wissen, was gut tut.